Оу Синлинь

Китайские традиционные лекарства в клинической практике

Справочник

欧杏林
古今方剂与现代研究

Издательские решения
По лицензии Ridero
2018

УДК 615.03
ББК 53.52
С-38

С-38

Синлинь Оу

Китайские традиционные лекарства в клинической практике : Справочник / Оу Синлинь. — [б. м.] : Издательские решения, 2018. — 352 с. — ISBN 978-5-4493-0713-2

242 традиционных китайских лекарства и 341 ингредиент с указанием источника первичной информации, действия на основе законов традиционной китайской медицины, показаний в виде клинической картины, результатов диагностики по пульсу и языку, перечня болезней в европейской нозологии, примеров на основе обширного статистического материала. Издание предназначено врачам и пациентам, а также всем интересующимся китайской медициной.

УДК 615.03
ББК 53.52

18+   В соответствии с ФЗ от 29.12.2010 N°436-ФЗ

БАД не является лекарственным средством

ISBN 978-5-4493-0713-2

Предисловие переводчика

Предисловие переводчика – вещь объективно неинтересная. Во-первых, как любое предисловие, а во-вторых, как предисловие вторичного рода, ведь переводчик – это не автор.

Поэтому несколько кратких рассуждений с точки зрения не столько переводчика, сколько практикующего врача традиционной китайской медицины (ТКМ), которым я являюсь.

Рассуждение первое: зачем переводить подобную книгу и именно эту книгу. Следовательно, тут два вопроса, и ответ на первый: потому что, к большому сожалению, огромная часть традиционной китайской медицины – а именно, фармакология, использование традиционных китайских лекарственных средств – крайне малознакома как специалистам, так и широкой публике.

Суть здесь, скорее всего, в том, что, как представляется многим, ТКМ – это «иголки», а «таблетки» – в обычной медицине.

Это не так, потому что применение лекарственных препаратов занимает в ТКМ не меньше места, чем в западной медицине.

Первый известный письменный источник сообщает о лекарственных формулах в Китае в конце третьего столетия до нашей эры. В современном виде – с указанием состава, способа подготовки, дозировки и прочего – формулы подробно описываются в книге, появившейся в начале третьего столетия уже нашей эры.

В начале седьмого века в свет выходит книга, описывающая около трех с половиной тысяч лекарств. Не семнадцатого века, а седьмого.

Самое интересное заключается в том, что некоторые из составленных тогда формул применяются до сегодняшних дней. И, несмотря на прошедшие сотни лет, которые подтвердили их эффективность, мало кто о них знает. Это упущение, которое хотелось бы исправить.

Ответ на второй вопрос – почему именно эта книга? – заключается в том, что автор – наш современник, составивший, на мой взгляд, очень удачную подборку, в которую включил как хорошо знакомые классические рецепты, так и отобранные более чем из тысячи современных самые эффективные.

Второе рассуждение о ценности и уникальности данной книги касается сопоставления китайских синдромологических и европейских диагнозов.

Дело в том, что описание китайских лекарств (формул) в данной книге сопровождается не только китайским диагнозом, но и соответствующими ему европейскими аналогами.

Например. Каждый из докторов ТКМ естественно и сразу же назовет следствием Внешнего синдрома Ветра-Жара (китайский диагноз) проявление острой инфекции верхних дыхательных путей (европейский диагноз). Кроме самого очевидного книга содержит перечень всех западных диагнозов, соответствующих китайскому синдрому. То есть в данном случае упоминаются также паротит, краснуха и менингит.

В книге описаны клинические проявления заболеваний, диагностика по пульсу и языку.

Возможность соотнесения китайских и европейских диагнозов является особенно важной в повседневной практике. Эффективность китайских лекарств в отношении болезней с указанным европейским диагнозом может заинтересовать в том числе неспециалистов.

Следует обратить внимание на то, что формулы ТКМ являются полноценными лекарствами (sic!) и могут применяться только по назначению врача.

Последнее рассуждение. Китайскую медицину представители медицины европейской, западной, часто критикуют за ненаучность, отсутствие твердых сведений о действии манипуляций и лекарственных средств. Упрекают в отсутствии доказательности.

Признавая естественным право пациента знать, насколько эффективно средство, которое ему назначает в том числе и врач ТКМ, сообщу, что книга содержит подробную статистику. Статистику с процентами, категориями и в отношении пациентов с установленными европейскими даигнозами, которых лечили китайскими лекарственными формулами.

Словом, эту книгу я выбрал для перевода и рекомендую для чтения в связи с отличным подбором материала и сугубо практическими особенностями в виде синтеза разных диагностических подходов и статистики.

Теперь несколько замечаний о технической стороне перевода.

В заголовке описания каждой формулы в этом переводе приводится ее китайское название, записанное транскрипцией по системе пиньинь, и английское товарное название, под которым формула известна в различных каталогах. Обычно английское название не является точным переводом китайского и может быть от него довольно далеко. Понятно также, что товарных названий, как и в случае с европейскими, может быть несколько, поэтому приведенное здесь заведомо не единственное.

В подзаголовке приводится китайское название, записанное иероглифами, и оно же в русской транскрипции по системе Палладия.

В списке ингредиентов дается название транскрипцией по системе пиньинь, затем в скобках иероглифы, русская транскрипция по системе Палладия и латинское название.

Во введениях к главам нередко в качестве примера упоминается некая формула в транскрипции по системе пиньинь. Если она описана в этой книге, то в скобках дается только ее порядковый номер для дальнейшей справки. Если же ее нет, то в скобках будет ее название иероглифами и русская транскрипция по системе Палладия, что должно помочь в самостоятельных поисках в других источниках.

Если ингредиент упоминается в книге где-то вне списков ингредиентов для формул, то приводится его название в транскрипции по системе пиньинь и в скобках латинское.

Большинство терминов ТКМ, особенно в первой части книги, при первом появлении сопровождены в скобках названием иероглифами и транскрипциями по системам пиньинь и Палладия.

Для удобства работы с книгой в ее конце размещены приложения, в которых названия формул отсортированы по английскому товарному и по транскрипции по системе пиньинь. Это поможет читателю отыскать описание формулы по названию, встретившемуся в каталоге или на упаковке лекарства. Такое же приложение есть и для ингредиентов.

Следует, однако, отметить, что в китайском языке существуют две системы иероглифов: изначальная и упрощенная, разработанная правительством КНР для облегчения изучения грамоты населением. В упрощенной системе написание 2235 наиболее сложных иероглифов изменено на схожее, но более простое. Именно она используется в Китайской Народной Республике. За пределами КНР, по идеологическим ли причинам или из-за отсутствия надобности, применяется изначальная система со сложным написанием.

В этой книге применяется упрощенная система иероглифов. Но, учитывая большое проникновение культуры и товаров Гонконга, Макао, Тайваня, Сингапура, Малайзии, а также китайских диаспор западных стран, читатель нередко может столкнуться в ином источнике с написанием в изначальной системе, которое может быть похожим, но не совсем таким. Хочется надеяться, что это не собьет его с толку.

В конце почти каждого примера использования в клинической практике дается отсылка на статью в китайском научном журнале. В одном из приложений собраны английские и китайские названия тех журналов, для которых в сети Интернет существуют сборники рефератов, они покрывают примерно половину всех примеров. В изначальном тексте такие отсылки сопровождались упоминанием фамилии автора статьи («Wu reported»); в переводе эта часть опущена по причине отсутствия какой-либо информативности для читателя.

Сокращение «ТСМ» в названиях журналов используется в книге для краткости, в действительных названиях это «Traditional Chinese Medicine».

Марк Олейник
adatuterapija.lv

Предисловие автора

Мы приложили много усилий, чтобы сделать эту книгу кратким и практическим пособием в области клинического применения китайских традиционных лекарств – далее в тексте «формул». Она состоит из 26 глав, разделенных на три части.

Первая часть содержит общее введение с историей, теорией и правилами использования китайских формул.

Во второй части мы расскажем о наиболее важных традиционных классических формулах с точки зрения ингредиентов, действия, показаний и клинического применения. Патогенез – подразумеваемый под «показаниями» – и симптомы базируются на теории традиционной китайской медицины.

Мы заменили определенные запрещенные в наше время законом вещества на другие травы в нескольких случаях. Поэтому некоторые классические формулы в этой книге содержат ингредиенты, отличающиеся от оригинальных.

В третьей части мы обсуждаем современные формулы таким же образом, как классические, но с европейскими названиями болезней в оглавлении.

Эти формулы выбраны из более чем тысячи наиболее часто встречающихся в практике и доказавших свою эффективность.

Мы верим, что эта книга станет отличным практическим руководством для изучения и клинического применения китайских формул.

Часть первая. Общие положения

В рамках метода, которым является традиционное китайское лечение травами, можно выделить теорию, стратегию, формулы и ингредиенты. Фармакология китайских формул является объектом уточнения и исследования законов сочетаемости трав и применения этих законов в клинической практике. Это знание является одним из базовых принципов в любом клиническом разделе ТКМ.

Глава 1.1.   Краткая история китайских формул

Искусство использования формул в ТКМ претерпело значительные изменения в течение веков. Будучи вначале довольно грубым и простым зельем, они развились в тонкие терапевтические инструменты. В прошлые века было много авторитетных врачевателей и книг о формулах, но далее мы ограничимся наиболее важными.

Самый ранний сборник в Китае, «Рецепты лечения пятидесяти двух заболеваний» (五十二病方, Wu Shi Er Bing Fang, у ши эр бин фан), датируется концом третьего столетия до нашей эры. В тексте приведены 240 видов трав и более 300 формул, но все они довольно несовершенны и примитивны.

В первом известном китайском фармакологическом труде, «Каноне Шэньнуна о травах» (神农本草经, Shen Nong Ben Cao Jing, шэнь нун бэнь цао цзин), утверждается, что сочетание различных лекарств как соединяет терапевтические эффекты, так и ограничивает побочные, предписывает разную дозировку разным показаниям.

К тому моменту, когда был закончен «Канон Желтого Императора о внутреннем» (黄帝内经, Huang Di Nei Jing, хуан ди нэй цзин) – по современным оценкам, между 475 годом до нашей эры и первым или вторым веком нашей, – теоретический фундамент ТКМ был уже заложен. Описаны тринадцать формул и конкретно даны различные лекарственные формы, такие как «отвар», «пилюля», «спиртовая настойка» и так далее, что показывает, что идея конкретных фитосоставов появилась в практике.

Предтечей всех авторов, писавших о формулах, является Чжан Чжунцзин (张仲景, Zhang Zhongjing), наследовавший и суммировавший опыт предшествующих лет. В его книгах «Трактат о повреждениях холодом» (伤寒论, Shang Han Lun, шан хань лунь) и «Основные формулы из золотого ларца» (金匮要略, Jin Gui Yao Lüe, цзинь гуй яо люэ) собраны в начале третьего столетия нашей эры сведения о 113 травах и 265 формулах. Каждой формуле дано название, указаны дозировка и метод обработки трав. Все формулы изящно и точно описаны и основаны на более развитой терапевтической системе. Чжан установил принцип дифференциального определения синдрома (辨证

论治研究七讲, bian zheng lun zhi, бянь чжэн лунь чжи). Эти книги являются исторической вехой и имеют огромное влияние в ТКМ и сегодня.

В эпоху династии Восточная Цзин (317–420 гг.) Гэ Хун (葛洪, Ge Hong) написал наиболее важный в то время сборник: «Полезные лекарства при чрезвычайных ситуациях» (肘后备急方, Zhou Hou Bei Ji Fang, чжоу хоу бэй цзи фан). Эта книга описывает применение простых и эффективных формул при экстренных состояниях.

Сунь Сымяо (孙思邈, Sun Simiao), 580–682 гг., наиболее выдающийся врач династии Тан (618–907 гг.), составил «Необходимые рецепты, стоящие тысячу золотых монет» (备急千金要方, Bei Ji Qian Jin Yao Fang, бэй цзи цянь цзинь яо фан) и «Приложение к рецептам, стоящим тысячу золотых монет» (千金要方, Qian Jin Yi Fang, цянь цзинь и фан). Систематически обработав медицинские достижения, предшествовавшие династии Тан, Сунь первым применил теорию о пяти Цзан-органах (脏, zang) и шести Фу-органах (腑, fu). Более 3500 формул приведены в его книге, и многие все еще используются.

Другой авторитетной фигурой был живший в восьмом веке Ван Тао (王焘, Wang Tao). Будучи секретарем императорской библиотеки, Ван смог изучить все имевшиеся собрания и составить в 752 году книгу «Медицинские секреты чиновника» (外臺秘要, Wai Tai Mi Yao, вай тай ми яо), основанную как на ранее опубликованных китайских работах, так и на некоторых иностранных. Более того, он классифицировал формулы по типу тех нарушений, которые они должны были лечить.

В эпоху династии Северная Сун (960–1127 гг.) создана государственная аптека и под эгидой императора опубликован первый официальный список лекарств: «Формулы отдела управления и обеспечения фармацевтики» (太平惠民和剂局方, Tai Ping Hui Min He Ji Ju Fang, тай пин хуэй минь хэ цзи цзюй фан). Эта книга, составленная между 1078–1085 годами, содержит 16834 статьи.

Во время династий Цин (1115–1233 гг.) и Юань (1234–1369 гг.) созданы теоретические школы, возглавляемые четырьмя выдающимися фигурами: Охлаждающая Школа Лю (寒凉派, Han Liang Pai, хань лян пай), Очищающая Школа Чжана (攻下派, Gong Xia Pai, гун ся пай), Школа Тонизации Земли Ли (补土派, Bu Tu Pai, бу ту пай) и Школа Питания Инь Чжу (滋阴派, Zi Yin Pai, цзы инь пай). Каждая создала новые методы исследования и сделала значительный вклад в изучение формул. В этот период издано бесчисленное количество книг о формулах.

В эпоху династии Мин (1368–1644 гг.) выдающимися книгами о формулах были «Собрание сочинений Цзинъюэ» (景岳全书, Jing Yue Quan Shu, цзин юэ цюань шу) и «Новые формулы восьми стратегий» (新方八阵, Xin Fang Ba Zhen, синь фан ба чжэнь), написанные Чжаном Цзинъюэ (张景岳, Zhang Jingyue), жившим в начале семнадцатого столетия.

В книге «Рецепты для лечения всех» (普济方, Pu Ji Fang, пу цзи фан), написанной в 1406 году, было суммировано почти все содержимое трудов, созданных до пятнадцатого века, и содержится 61739 формул – самый большой из подобных текстов, существующих в Китае.

Во второй половине 17-го века жил ученый Ван Ан (汪昂, Wang Ang) – еще одна влиятельная фигура в ТКМ. Его «Собрание формул с примечаниями» (医方集解, Yi Fang Ji Jie, и фан цзи цзе) стало очень популярным среди врачей, потому что было практическим и легким в использовании.

В эпоху династии Цин (1644–1911 гг.) наиболее важным достижением ТКМ было, вероятно, возникновение Школы Болезней Лихорадочного Тепла (温病派, Wen Bing Pai, вэнь бин пай). Поскольку практикующие врачи имели дело с многочисленными эпидемиями, прокатывавшимися по Китаю, они развивали новые подходы и формулы для новых заболеваний. Они верили, что эти болезни возникали благодаря Теплу или Жару (火, huo, хо), а не Холоду (寒, han, хань), которому уделялось особое внимание со времени Чжана Чжунцзина.

Двумя наиболее важными представителями этой новой практической школы были врач первой половины 18-го века Е Тяньши (叶天士, Ye Tianshi) и живший во второй половине У Цзюйтун (吴鞠通, Wu Jutong). Оба сделали ценный вклад в развитие системы дифференциальной диагностики Четырех Фаз (卫气营血辨证, wei qi ying xue bian zheng, вэй ци ин сюэ бянь чжэн) – Вэй, Ци, Ин и Сюэ – и Тройного Обогревателя (三膲, san jiao, сань цзяо) соответственно. Многие формулы, разработанные в этот период, все еще используются вплоть до сегодняшнего дня, и эти достижения не менее важны, чем полученные во время династии Тан и позже.

В наше время работа над созданием китайских формул привела к новым успехам в теории и практике. У классических формул появляется все больше показаний. Благодаря современной технике и передовым методам исследования, появилось немало новых формул и способов их применения.

Глава 1.2. Связь между формулами и стратегией

Как мы знаем, практика китайской фитомедицины содержит теорию, стратегию, формулы и ингредиенты. Формулы неотделимо связаны со стратегией, под которой здесь имеется в виду непосредственно лечебный метод, конкретный для признаков расстройства и его причин. Композиция формулы и ее выбор основаны на принципе и стратегии лечения. Таким образом, «формула выводится из стратегии, стратегия возникает из характера заболевания».

С другой стороны, так как количество формул постоянно растет, они классифицируются в несколько групп на основе их действия и показаний, которые в свою очередь отражают конкретную стратегию. Это формулируется как «стратегия объединяет формулы».

Искусство использования формул и стратегий в ТКМ также менялось со временем. Чэнь Чжунлин (程钟龄, Chen Zhongling), врач, живший в эпоху династии Цин, разделял все методы лечения на следующие восемь стратегий.

Стратегия усиления потоотделения (汗法, han fa, хань фа). Усиление потоотделения означает лечение болезней Внешнего (里, li, ли) через потение и упорядочивание Ин (营气, ying qi) – Питательной Ци – и Вэй (卫气, wei qi) – Защитной Ци. Эту стратегию представляют такие формулы как Gui Zhi Tang (2.1.1) для Внешнего синдрома (证, zheng, чжэн) Ветра-Холода (风寒, feng han, фэн хань), Yin Qiao San (2.1.4) для Внешнего синдрома Ветра-Жара (风火, feng huo, фэн хо), Jie Wei Qiang Huo Tang (九味羌活汤, цзе вэй цян хо тан) для освобождения Внешнего и удаления Влаги (湿, shi, ши) и Da Qing Long Tang (大青龙汤, да цин лун тан) для освобождения Внешнего и удаления Внутреннего (表, biao, бяо) Жара.

Стратегия очищения от Жара (清法, qing fa, цин фа). Очистить от Жара значит лечить болезни в виде Внутреннего Жара очищением от Жара Патогенного. Эту стратегию представляют такие формулы как Long Dan Xie Gan Tang (2.4.5), удаляющая избыточный (实, shi, ши) Жар и Влагу из Печени и Желчного Пузыря, Bai Tou Weng Tang (2.4.9), удаляющая Жар из Кишечника, и Dao Chi San (2.4.11) для Жара в Сердце.

Стратегия нисходящего дренирования (下法, xie fa, се фа). Нисходящее дренирование, или очищение, означает лечение Внутреннего синдрома Избытка устранением застоя или нарушения движения (пищи, крови, жидкости посредством Жара или Холода). Эта стратегия осуществляется в таких формулах как Da Cheng Qi Tang (大承气汤, да чэн ци тан), дренирующая Жар и избавляющая от запоров, Ma Zi Ren Wan (麻子仁丸, ма цзы жэнь вань), увлажняющая Кишечник, что ведет к избавлению от запоров, и Zeng Ye Cheng Qi Tang (增液承气汤, цзэн е чэн ци тан), применяемая для очищения и тонизирования.

Стратегия посредничества (和法, he fa, хэ фа). Посредничество, или гармонизация, означает лечение дисгармонии между Ин и Вэй или Цзан-органами и Фу-органами с помощью регуляции и коррекции. Эта стратегия используется в таких формулах как Xiao Chai Hu Tang (2.3.1) для регуляции расстройств канала Шаоян (少阳, shao yang, шао ян) и Si Ni San (2.3.2) для лечения дисгармонии между Печенью и Селезенкой.

Стратегия согревания (温法, wen fa, вэнь фа). Согревание означает лечение Внутреннего Холода согреванием Ян (阳, yang). Эта стратегия используется в таких формулах как Li Zhong Tang (李中汤, ли чжун тан) для повышения температуры Среднего Цзяо (中焦, zhong jiao, чжун цзяо) и удаления Холода и Zhen Wu Tang (2.5.6) для согревания Ян и удаления Влаги.

Стратегия тонизирования (补法, bu fa, бу фа). С помощью тонизирования лечат Дефицитные (虚, xu, сюй) состояния, используя методы укрепления и усиления. Эта стратегия используется в таких формулах как Bu Zhong Yi Qi Tang (2.6.3) для укрепления Ци, Gui Pi Tang (2.6.13) для питания Крови, Ba Zhen Tang (2.6.8) для питания Ци и Крови, Liu Wei Di Huang Wan (2.6.15) для питания Инь (阴, yin), а также Jin Gui Shen Qi Wan (2.6.20) для укрепления Ян.

Стратегия растворения (消法, xiao fa, сяо фа). Растворение означает лечение застоя пищи и расщепление пищевых масс усилением пищеварения, содействием Ци и циркуляции Крови и удалению Флегмы (痰, tan, тань) или Влаги. Следующие формулы используют данную стратегию: Yue Ju Wan (2.9.1) содействует циркуляции Ци, Bu Yang Huan Wu Tang (2.10.2) активирует Кровь, Bao He Wan (2.8.1) применяется при застое пищи, Zhi Sou San (止嗽散, чжи соу сань) растворяет Флегму, Huo Xiang Zheng Qi San (藿香正气散, хо сян чжэн ци сань) рассеивает Влагу.

Стратегия вызывания рвоты (吐法, tu fa, ту фа). Вызывание рвоты означает удаление Флегмы, застойной пищи или токсических субстанций из горла или желудка с помощью рвоты. В связи с возможностью раздражения или ослабления Витальной Ци (正气, zheng qi, чжэн ци), формулы, использующие эту стратегию, применяются нечасто, за исключением некоторых экстренных случаев.

Подводя итог, следует сказать, что стратегии тесно связаны с формулами, они неотделимы.

Глава 1.3.   Разработка и изменение формул

1.3.1. Разработка формул

В сравнении с простым рецептом с использованием единственного лекарственного вещества, применение формул было большим шагом вперед в истории ТКМ. На основе дифференциации характера болезни и определенных принципов смешиваются несколько ингредиентов, и это создает формулу. Первой целью является усиление действия одного конкретного ингредиента для улучшения его лечебного эффекта. Второй – уменьшение токсичности или силы действия ингредиентов для устранения или уменьшения побочных эффектов. Третьей – расширение списка возможных применений.

1.3.2. Принципы разработки формул

Следуя «Канону Желтого Императора о внутреннем», принципы разработки формул основаны на теории Государя, Министра, Помощника и Советника.

Ингредиент Государь (君, jun, цзюнь) – главный, ядро формулы, наиболее специфический в отношении главного симптома. Например, Gui Zhi (Ramulus Cinnamomi Cassiae) в Gui Zhi Tang (2.1.1).

Ингредиент Министр (臣, chen, чэнь) усиливает действие Государя, помогает лечить главный симптом, а также некоторые сопутствующие нарушения. Например, Bai Shao (Radix Albus Paeoniae Lactiflorae) в Gui Zhi Tang (2.1.1).

Ингредиент Помощник (佐, zuo, цзо) выполняет три функции. Во-первых, усиливает действие Государя и Министра или самостоятельно лечит вторичные симптомы. Например, Niu Bang Zi (Fructus Arctii Lappae) и Jie Geng (Radix Platycodi Grandiflori) в Yin Qiao San (2.1.4). Во-вторых, убирает или уменьшает токсический эффект Государя и Министра или ограничивает силу их действия. Например, Dang Gui (Radix Angelicae Sinensis) в Long Dan Xie Gan Tang (2.4.5). В-третьих, Помощник задействуется, когда пациент неспособен принимать главные составляющие по некоторым причинам. В этом случае его свойства и тип находятся в противоположности к главным ингредиентам, но его эффект поддерживает их действие. Например, Huang Lian (Rhizoma Coptidis) в Zuo Jin Wan (2.4.7).

Ингредиент Советник [使, shi, ши] известен также как проводящий или направляющий. Он смягчает действие формулы или направляет ее к пострадавшему каналу. Например, Chai Hu (Radix Bupleuri) в Fu Yuan Huo Xue Tang [复原活血汤, фу юань хо сюэ тан] и Zhi Gan Cao (Radix Glycyrrhizae Uralensis Praeparata) в Gui Zhi Tang (2.1.1).

1.3.3. Изменение формул

Как мы знаем, разработка формул основана на определенных принципах, однако на практике для получения ожидаемого результата нужны гибкие изменения для того, чтобы подстроиться к возрасту, стилю жизни и конституции больного. Есть три следующие возможные модификации.

Изменение ингредиентов

Это происходит в случае, когда главные ингредиенты и симптомы не меняются, но вспомогательные ингредиенты могут быть изменены для лечения вторичных симптомов или осложнений. «Изменение» означает, что некоторые препараты добавляются или убираются, чтобы формула лучше соответствовала условиям.

Например, когда нарушения в виде Дефицита Внешнего при синдроме Холода-Ветра осложняются одышкой и кашлем, к Gui Zhi Tang (2.1.1) добавляются Hou Po (Cortex Magnoliae Officinalis) и Xing Ren (Semen Pruni Armeniacae).

Когда нарушения в виде Дефицита Внешнего при синдроме Холода-Ветра осложняются быстрым пульсом и чувством переполненности груди из-за ошибочного назначения слабительного, удаляется Bai Shao (Radix Albus Paeoniae Lactiflorae). Это делается для содействия поднятию и распространению Ян-Ци, что ведет к облегчению груди.

Когда осложнения или патогенез меняются, Помощник или Советник тоже модифицируются. Более того, меняются показания к применению этой формулы. К примеру, Da Chai Hu Tang (2.4.10) получается из Xiao Chai Hu Tang (2.3.1) добавлением Zhi Shi (Fructus Immaturus Citri Aurantii), Bai Shao (Radix Albus Paeoniae Lactiflorae) и Da Huang (Radix et Rhizoma Rhei) и удалением Dang Shen (Radix Codonopsis Pilosulae) и Zhi Gan Cao (Radix Glycyrrhizae Uralensis Praeparata). Da Chai Hu Tang (2.4.10) показана при расстройствах канала Шаоян. Xiao Chai Hu Tang (2.3.1) используется при расстройствах каналов как Шаоян, так и Янмин [阳明, yang ming, ян мин), проявляющихся чувством переполнения эпигастрия, болью и запором.

Изменение дозировки

Формула остается прежней, но меняется дозировка, посредством чего сила действия и диапазон показаний становятся другими. Например, в Si Ni Tang (四逆汤, сы ни тан) и Tong Mai Si Ni Tang (通脉四逆汤, тун май сы ни тан) одинаковые ингредиенты, но в последней больше дозы Zhi Fu Zi (Radix Lateralis Aconiti Carmichaeli Praeparata) и Gan Jiang (Rhizoma Zingiberis), поэтому ее восстановление падающего Ян сильнее.

Изменение лекарственной формы

Основано на фазе заболевания (хроническая или острая), а не на показаниях по патогенезу. Возьмем для примера Bu Zhong Yi Qi Tang (2.6.3), предназначенную для лечения расстройств Дефицита Желудка и Селезенки. В виде таблеток она назначается при легких и хронических состояниях, потому что в этой форме обладает мягким и медленным действием, а как отвар применяется в тяжелых и острых случаях, таких как пролапс матки или желудка, потому что тогда ее действие быстрое и интенсивное.

Глава 1.4. Классификация и лекарственные формы

1.4.1. Классификация формул

С целью упрощения клинической практики доктора ТКМ всегда пытались каким-либо образом классифицировать формулы. Можно сказать, что есть следующие основные способы: по типу излечиваемого синдрома, действию формулы, ее типу, лекарственной форме и клиническому подразделению (внутренняя медицина, хирургия, гинекология и так далее). Однако в этом труде мы будем группировать формулы согласно применяемой стратегии, то есть «стратегия объединяет формулы». Именно используя этот подход, формулы будут объединяться в главы. Их много, и они разного типа, но одна стратегия и понятная концепция внутри главы сделают поиск удобным.

1.4.2. Лекарственные формы

В клинической практике лечебный эффект применения формул может меняться в зависимости от лекарственной формы. За столетия медицинской практики ТКМ создала различные виды лекарственных форм: отвар, порошок, пилюля, лечебная паста, спиртовая настойка, неспиртовая настойка, дистиллят, пастилка (леденец), лечебный пластырь, окуривание, смачивание, клизма и так далее. Однако наиболее употребляемыми сегодня являются следующие формы.

Отвар (汤剂, tang ji, тан цзи). Преимущество отвара заключается в том, что травы быстро всасываются и сильно действуют. По причине гибкости в выборе ингредиентов рецепты в этой форме можно подобрать под точные потребности пациента в конкретной ситуации.

Пилюля (丸剂, wan ji, вань цзи). Пилюли небольшие, их легко применять и носить с собой, они обладают пролонгированным действием. Поэтому они больше подходят для хронических или стабилизировавшихся состояний или для периода восстановления.

Порошок [散剂, san ji, сань цзи). Порошок не только быстро всасывается, его легко принимать, носить с собой, хранить, но он также и проще производится и требует меньше исходного материала. Это делает его популярной среди пациентов лекарственной формой.

Лечебная паста [膏剂, gao ji, гао цзи). Существует два вида лечебной пасты: для внутреннего применения и для наружного. Первый может применяться в течение длительного времени (тонизирующие средства обычно производятся как паста), второй показан при язвах, отеках, карбункулах, фурункулах, болезненности в суставах, то есть Би-синдроме [痹证, bi zheng, би чжэн), или травмах.

Спиртовая настойка [酒剂, jiu ji, цзю цзи). Спирт, включая производимый из рисового вина и пшена, используется как растворитель, в котором травы обычно вымачивают или кипятят, после чего их удаляют. Так получается лечебная настойка. Обычно она применяется для подкрепления и питания при слабости пациента, избавления от боли при Би-синдроме и лечения травм.

Таблетка [片剂, pian ji, пянь цзи). Таблетки имеют точную дозировку, небольшой размер, их легко принимать и носить с собой. Их автоматическое производство высокоэффективно и снижает себестоимость. Таблетки сегодня широко производятся и применяются в Китае.

Инъекция [针剂, zhen ji, чжэнь цзи). Инъекции – это экстракт очищенного фармакологического материала. Стерилизованный раствор используется для введения внутримышечно, внутрикожно или внутривенно. Он быстро всасывается, эффективен и не подвержен влиянию пищеварения.

Глава 1.5. Применение формул

Применение формул включает два аспекта: приготовление и прием. Оба могут повлиять на лечебный эффект.

1.5.1. Способы приготовления отвара

Для приготовления отвара предпочтительно использовать посуду, изготовленную из керамики, нежели из олова или железа, для исключения возможных химических реакций, из-за которых могут возникнуть побочные эффекты.

Всегда следует использовать чистую воду, кроме случаев, когда требуется оговоренная в рецепте особая жидкость – например, рисовая вода. Уровень воды должен быть примерно на три сантиметра выше уровня трав.

Перед отвариванием травы вымачивают в воде в течение 10–30 минут, что приводит к тому, что активные элементы готовы к вывариванию.

Интенсивность огня или источник нагревания должны быть отрегулированы согласно требованиям. Смесь должна сильно закипеть, а после вариться на медленном огне. Держите посуду закрытой во время всего процесса, чтобы свести до минимума потерю ароматических и летучих элементов. Нагревание не должно быть настолько сильным, чтобы приводить к интенсивному испарению отвара.

Обычно после закипания необходимо готовить отвар 20–25 минут для получения первого уровня по силе воздействия и 15–20 минут для второго. Однако в случае приготовления согласно формуле, усиливающей потоотделение, отвар первого уровня готовится 10–15 минут после закипания, второго – 10 минут. Для тонизации отвар первого уровня готовится 30–40 минут после закипания, второго – 25–30 минут. Отвар должен был отфильтрован сразу после приготовления.

Согласно современным исследованиям, рекомендуется также отваривать травы для одного и того же рецепта два или три раза и смешивать отвары перед употреблением.

Для гарантии качества и лечебного эффекта отвара требуется различное время или метод приготовления с помощью различных особых субстанций.

Например, раковины и минералы измельчаются и затем отвариваются в течение 10–20 минут, прежде чем добавить другие составляющие (травы).

Ароматические вещества, такие как Bo He (Herba Menthae Haplocalycis), Sha Ren (Fructus Amomi) и так далее, добавляются в последние 5–10 минут приготовления отвара, таким образом сохраняются их летучие элементы.

Некоторые субстанции обладают раздражающим действием на горло и должны быть обернуты в тонкую ткань во время приготовления отвара.

Некоторые дорогие или ценные субстанции должны приготавливаться отдельно с целью предотвратить их потери впустую и полностью сохранить их эффект. Также есть субстанции, не предназначенные для готовки, – их следует добавлять в уже готовый отвар.

1.5.2. Способы приема лекарств

Результат лечения может очевидно зависеть от способа приема лекарств. В общем случае рекомендуется принимать лекарство за один час до еды, однако если оно обладает раздражающим действием на желудок, то его, конечно, принимают после еды. Лекарства против паразитов принимаются на пустой желудок. Антималярийные препараты – за два часа до приступа. Седативные препараты рекомендуется принимать перед сном. В экстренных случаях травы принимаются так быстро, как это только возможно.

Примечания

Обычно отвар в количестве одной полной дневной дозы разделяется на две или три порции. В некоторых особых условиях полная порция отвара может быть разлита или разделена на маленькие порции для частого употребления.

Отвары обычно принимаются теплыми, но в случае расстройств, связанных с Жаром, которые лечат лекарствами, по природе своей связанными с Холодом, отвары также принимают холодными. Наоборот действуют в случае расстройств, связанных с Холодом.

При приеме сильнодействующих лекарств безусловно разумным будет начинать с маленького количества при приеме, затем постепенно повышая его. Для детей лекарства назначаются в малых количествах, но часто. В случае, если эффект достигнут, прием прекращается.

При назначении препаратов из трав желательно исключить некоторые виды продуктов, способные снижать эффект назначенных лекарств.

Глава 1.6.   Важные замечания

Обращаем внимание на то, что все приводимые формулы переведены с китайского и взяты из оригинальных текстов, поэтому большинство даются в форме отвара, порошка или пилюли. В настоящее время все они, за исключением Ku Shen Wan (2.13.9), выпускаются также в виде таблеток.

Сравнивая наше время с прошлым, мы обнаруживаем, что сегодня некоторые травы запрещены к применению, и в формулах, содержавших эти ингредиенты, они исключены или заменены на другие с такими же функциями.

Результаты исследований цитируются по нескольким академическим публикациям и журналам ТКМ. Возможные ошибки и пропуски поэтому не являются виной автора этой книги.

Так как названия внутренних органов имеют разный смысл в европейской и китайской традициях, европейские даются со строчной буквы, китайские с заглавной.

Часть вторая. Классические формулы

Глава 2.1. Формулы, освобождающие Внешнее

Формулы для освобождения Внешнего в основном содержат травы, вызывающие потоотделение для изгнания Патогенных Факторов и очищения кожи.

Они известны как формулы для освобождения Внешнего или потогонные формулы и показаны при расстройствах на уровне Внешнего. Подбор их ингредиентов основывается на стратегии усиления потоотделения.

Когда тело подвергается атаке Патогенными Факторами, кожа и мускулы страдают первыми и развивается расстройство Внешнего, проявляющееся такими симптомами как озноб, лихорадка, головная боль, боли в мышцах, потливость или отсутствие пота, плавающий пульс. В связи с тем что Патогенные Факторы находятся на самом поверхностном уровне, потогонные формулы применяются при расстройствах Внешнего, способствуя потоотделению. Они также показаны для лечения начальной стадии кори или крапивницы, карбункулов и язв, отеков, сопровождаемых ознобом и лихорадкой. Подобное применение обусловлено тем, что на ранней стадии корь должна лечиться изгнанием высыпаний, карбункулов, язвочек или отеков посредством рассеяния токсинов. Поверхностная отечность как результат задержки Жидкостей Тела под кожей за счет инвазии Патогенного Ветра или Влаги может быть излечена через потоотделение и мочеиспускание, также помощью Легким в рассредоточении и нисхождении Ци.

Расстройства Внешнего подразделяются на Ветер-Холод и Ветер-Жар, а на физическом уровне можно различать синдромы Дефицита и Избытка. Поэтому формулы для освобождения Внешнего делятся на следующие три группы.

Освобождающие от Внешнего синдрома Ветра-Холода. Содержат травы со жгучим вкусом и согревающими свойствами.

Освобождающие от Внешнего синдрома Ветра-Жара. Содержат травы со жгучим вкусом, но по природе своей холодные.

Укрепляющие сопротивляемость организма и освобождающие от Внешнего синдрома.

Примечания

Так как главные ингредиенты являются острыми на вкус и обладают эффектом рассеивания, отваривание не должно быть длительным, потому что активные ингредиенты трав могут испариться и эффект снизится. После приема таких препаратов пациент должен позаботиться о защите от Ветра или Холода и одеться достаточно тепло, чтобы слегка пропотеть, но при этом избежать сильного потоотделения.

Для получения наилучшего результата дозировка должна изменяться согласно индивидуальным условиям, окружающей среде, климату и сезону. Например, в жаркую погоду или для детей и ослабленных пациентов дозировка должна быть небольшой.

В случае, если Внешний синдром сопровождается Внутренними симптомами, Внешний синдром нужно лечить первым или, в некоторых случаях, одновременно с Внутренними симптомами.

Формулы, освобождающие Внешнее, противопоказаны в случаях чистых Внутренних синдромов, таких как отеки по причине Дефицита, рвота, понос, поздняя стадия кори.

Принимая этот вид препаратов, пациент должен отказаться от сырой, холодной и тяжелой пищи.

2.1.1. Gui Zhi Tang, Cinnamon Form

桂枝汤, гуй чжи тан

Источник

«Трактат о повреждениях холодом» (伤寒论, Shang Han Lun, шан хань лунь), 196–204 гг.

Ингредиенты

Gui Zhi (桂枝, гуй чжи, Ramulus Cinnamomi Cassiae)
Bai Shao (白芍, бай шао, Radix Albus Paeoniae Lactiflorae)
Zhi Gan Cao (炙甘草, чжи гань цао, Radix Glycyrrhizae Uralensis Praeparata)
Sheng Jiang (生姜, шэн цзян, Rhizoma Zingiberis Officinalis Recens)
Da Zao (大枣, да цзао, Fructus Ziziphi Jujubae)

Действие

Удаляет Патогенные Факторы с уровня мышц и кожи, способствуя потоотделению, гармонизирует Ин (Питательную Ци) и Вэй (Защитную Ци).

Показания
Дефицитный тип Внешних синдромов в виде Ветра-Холода по причине инвазии Патогенных Ветра и Холода, проявляющихся лихорадкой, ознобом после потоотделения, головной болью, заложенностью носа, тошнотой, отсутствием жажды, беловатым налетом на языке, плавающим медленным пульсом.

Применение
Болезни с вышеперечисленными симптомами: простуда, грипп, лихорадка без определенных причин, паралич, болезни кожи – экзема, обморожение, зуд, мультиформная эритема.

Примеры
43 случая обморожения лечились этой формулой в сочетании с рисовым вином, в котором отваривались травы. Один курс лечения проводился пятью дозами, каждая отваривалась три раза, из них первые два предназначались для питья, а третий для пропаривания и ополаскивания поврежденной кожи. После первого, второго и третьего курса излечены 13, 25 и пять случаев соответственно. Уровень эффективности более 90% *(Sichuan Journal of TCM, 1985, (1): 12).*

24 случая паралича лечились приемом от 14 до 103 порций этой формулы, в среднем 58. Результат: 15 случаев полного выздоровления, шесть заметного улучшения, в трех случаях улучшение *(Henan TCM, 1986, (2): 36).*

31 случай старческой крапивницы (16 испытывали частые рецидивы более трех лет, восемь – более двух лет, семь – в пределах 10-30 дней) лечились этой формулой в сочетании с Fang Feng (Radix Ledebouriellae Divaricatae) и Dang Gui (Radix Angelicae Sinensis). После 15 дней в 19 случаях произошло полное исчезновение симптомов и при контрольном обследовании через год наблюдалось отсутствие рецидивов, в девяти исчезновение симптомов с последующим рецидивом, в трех случаях достигнуть лечебного эффекта не удалось. Общий уровень эффективности 90,3% *(Shandong Journal of TCM, 1988, 7 (6): 23).*

301 случай шейной спондилопатии лечился этой формулой в сочетании с Dan Shen (Radix Salviae Miltiorrhizae) и Shen Jin Cao (Herba Lycopodii). Курс состоял из одной дозы в день в течение 15 дней, потребовалось от двух до 10 курсов лечения. Результат: выздоровление в 258 случаях (симптомы и признаки полностью исчезли), значительное улучшение в 24, улучшение в 12, отсутствие результата в семи случаях. Общий уровень эффективности 97,5% *(Forum on TCM, 1991, (6): 18).*

2.1.2. Cang Er Zi San, All-Clear Form

苍耳子散, цан эр цзы сань

Источник

«Книга оздоровляющих формул» (济生方, Ji Sheng Fang, цзи шэн фан), 1253 г.

Ингредиенты

Cang Er Zi (苍耳子, цан эр цзы, Fructus Xanthii)
Xin Yi Hua (辛夷花, синь и хуа, Flos Magnoliae Liliflorae)
Bai Zhi (白芷, бай чжи, Radix Angelicae Dahuricae)
Bo He (薄荷, бо хэ, Herba Menthae Haplocalycis)

Действие

Удаляет Патогенные Ветер и Холод, открывает заложенность носа.

Показания

Синуситы, проявляющиеся ознобом, лихорадкой, насморком и заложенностью носа, болью во лбу, тонким белым или желтым налетом в средней части языка, плавающим пульсом.

Применение

Болезни с вышеперечисленными симптомами: синусит, начальные стадии ринита в сочетании с симптомами Внешнего синдрома.

Примеры

1259 случаев синусита (742 мужчины и 517 женщин, возраст 13–64 лет, длительность болезни от одного месяца до 25 лет) проходили лечение модифицированной формулой. Результат: излечение в 627 случаях (симптомы и отек слизистой носа исчезли, выделения из носа прекратились), улучшение в 428 случаях (симптомы исчезли, в основном рассосался отек слизистой, обильные гнойные выделения заметно уменьшились), в 204 случаях эффекта не было. Общий уровень эффективности 84% (Shandong Journal of TCM, 1992, 11, (1): 32).
183 случая ринита в начальной стадии с симптомами Внешнего синдрома (112 мужчин и 71 женщина, возраст 11–47 лет, длительность болезни от трех дней до трех месяцев) проходили лечение модифицированной формулой. После двух-трех дней излечены 77,6% пациентов, 16,4% испытали значительное облегчение, положение еще 6% не улучшилось. Общий уровень эффективности 94% (Journal of Anhui University of TCM, 1993, 12 (2): 21).

2.1.3.   Chai Ge Jie Ji Tang, Pura Form
柴葛解肌汤, чай гэ цзе цзи тан

Источник

«Шесть книг о болезнях Холода» (伤寒六书, Shang Han Liu Shu, шан хань лю шу), 196–204 гг.

Ингредиенты

Chai Hu (柴胡, чай ху, Radix Bupleuri)
Ge Gen (葛根, гэ гэнь, Radix Puerariae)
Gan Cao (甘草, гань цао, Radix Glycyrrhizae Uralensis)
Huang Qin (黄芩, хуан цинь, Radix Scutellariae Baicalensis)
Qiang Huo (羌活, цян хо, Rhizoma Notopterygii)
Bai Zhi (白芷, бай чжи, Radix Angelicae Dahuricae)
Bai Shao (白芍, бай шао, Radix Albus Paeoniae Lactiflorae)
Jie Geng (桔梗, цзе гэн, Radix Platycodi Grandiflori)

Действие

Удаляет Патогенные Факторы с уровня мышц и кожи, убирает Жар.

Показания

Синдром, возникающий из-за экзогенных Ветра-Холода, которые застоялись и превратились в Жар, проявляющийся несильным ознобом, высокой температурой, отсутствием потоотделения, головной болью, болью в глазах, сухостью слизистой носа, беспокойством, бессонницей, болью в глазных орбитах, плавающим, слегка увеличившим наполнение пульсом, тонким желтоватым налетом на языке.

Применение

Болезни с вышеперечисленными симптомами: грипп, пародонтит, острый конъюнктивит.

Примеры

Модифицированная формула применялась в 393 случаях гриппа. Все пациенты испытывали выраженные общие и местные симптомы инфекции верхних дыхательных путей. Результат: в 378 случаях (96%) температура спала, головная боль, боль в горле и другие общие симптомы исчезли полностью или в основном в течение 48 часов; в 15 случаях (4%) температура упала в течение 48 часов, но другие симптомы не исчезли. Лучший результат (более быстрое облегчение симптомов и редкий возврат температуры) наблюдался среди пациентов, пропотевших после формулы. Таким образом, потоотделение имело прямое влияние на лечебный эффект *(Hubei Journal of TCM, 1984, 3)*.

Модифицированная формула применялась в лечении 874 случаев детской простуды, сопровождавшейся лихорадкой (383 мальчика и 491 девочка, 187 младше года, 581 между годом и десятью, 106 старше 10 лет). Температура тела 38–39 °C в 212 случаях, 39,1–40 °C в 526 случаях и выше 40 °C в 136 случаях. Результат: в 492, 277 и 99 случаях температура снизилась на первый, второй и третий день соответственно, в шести случаях улучшения не было. Общий уровень эффективности 99,3% *(Zhejiang Journal of TCM, 1984, 3)*.

2.1.4. Yin Qiao San, Silver Form

银翘散, инь цяо сань

Источник

«Трактат о диагностике и лечении болезней Тепла» (温病条辨, Wen Bing Tiao Bian, вэнь бин тяо бянь), 1798 г.

Ингредиенты

Lian Qiao (连翘, лянь цяо, Fructus Forsythiae Suspensae)
Jin Yin Hua (金银花, цзинь инь хуа, Flos Lonicerae Japonicae)
Jie Geng (桔梗, цзе гэн, Radix Platycodi Grandiflori)
Bo He (薄荷, бо хэ, Herba Menthae Haplocalycis)
Dan Zhu Ye (淡竹叶, дань чжу е, Herba Lophatheri Gracilis)
Gan Cao (甘草, гань цао, Radix Glycyrrhizae Uralensis)
Jing Jie (荆芥, цзин цзе, Herba seu Flos Schizonepetae Tenuifoliae)
Dan Dou Chi (淡豆豉, дань доу чи, Semen Sojae Praeparata)
Niu Bang Zi (牛旁子, ню бан цзы, Fructus Arctii Lappae)

Действие

Способствует потоотделению и освобождению Внешнего, очищает от Жара и освобождает от токсинов.

Показания

Внешний синдром по типу Ветра-Жара в начальной стадии лихорадочных состояний, сопровождаемый температурой, небольшой непереносимостью ветра и/или холода, жаждой, головной болью, болью в горле, кашлем, красным языком с тонким белым или желтым налетом, плавающим быстрым пульсом.

Применение

Болезни с вышеперечисленными симптомами: простуда, острая инфекция верхних дыхательных путей, краснуха, паротит, менингит.

Примеры

50 случаев инфекции верхних дыхательных путей (31 мужчина и 19 женщин, возраст 3–71 года) лечились этой формулой. После трех–пяти дней уровень достигнутого эффекта составил 88%, в 12% случаев лечение было неэффективным (температура не снизилась после трех дней, не исчезли другие местные признаки). В других 25 случаях инфекции верхних дыхательных путей пациенты лечились с помощью модифицированной формулы, упакованной в пакетики по 2 г, содержащие порошок, который нужно было поместить в воду и пить как чай. Два–четыре пакетика употреблялись за прием три раза в день. Результат: в 23 (90,2%) случаях достигнуто излечение, температура снизилась в течение 8–72 часов, в среднем за 35 часов *(Sichuan Journal of TCM, 1986, 4, (1): 15; Chinese Traditional Patent Medicine, 1986, (4): 21)*.

Модифицированная формула использовалась в лечении 445 случаев молниеносной тяжелой краснухи (151 мужчина и 294 женщины). Большинство пациентов испытали выраженное облегчение симптомов после приема первой дозы, все симптомы исчезли после приема двух-трех доз *(Journal of TCM, 1987, (4): 273)*.

Модифицированная формула применялась для лечения 25 случаев детской пневмонии. В 17 и восьми случаях температура снизилась в пределах двух и четырех дней соответственно, в девяти и 16 случаях хрипы исчезли на третий и пятый день соответственно; 12 пациентов обследованы с помощью радиологических методов, показавших исцеляющий эффект со стороны легких, возникший в течение пяти дней *(Hubei Journal of TCM, 1982, (1))*.

2.1.5. Zheng Chai Hu Yin, Corrective Form

正柴胡饮, чжэн чай ху инь

Источник

«Собрание сочинений Цзинъюэ» (景岳全书, Jing Yue Quan Shu, цзин юэ цюань шу), 1624 г.

Ингредиенты

Chai Hu (柴胡, чай ху, Radix Bupleuri)
Fang Feng (防风, фан фэн, Radix Ledebouriellae Divaricatae)
Chen Pi (陈皮, чэнь пи, Pericarpium Citri Reticulatae)

Bai Shao (白芍, бай шао, Radix Albus Paeoniae Lactiflorae)
Sheng Jiang (生姜, шэн цзян, Rhizoma Zingiberis Officinalis Recens)
Gan Cao (甘草, гань цао, Radix Glycyrrhizae Uralensis)

Действие
Освобождает Внешнее, гармонизирует Питательную Ци.

Показания
Синдром, соответствующий экзогенному Ветру и Холоду, дисгармонии между Питательной Ци и Защитной Ци, проявляющийся лихорадкой, ознобом, головной болью, ломотой в теле, тонким белым налетом на языке, плавающим пульсом.

Применение
Болезни с вышеперечисленными симптомами: простуда, Холод во время беременности, послеродовой Холод, грипп, начальная стадия малярии.

Примеры
Эта формула применялась в лечении 666 случаев простуды, проявлявшейся заложенностью носа, насморком, чиханием, сухостью и болями в груди, головной болью. Результат: уровень достигнутой эффективности 79% (526 случаев), а в контрольной группе, где применялся Ban Lan Gen (Radix Isatidis seu Baphicacanthi), — 54% (130 из 238 случаев). Разница в терапевтическом эффекте статистически значима (Journal of TCM, 1986, 27 (2): 18).
30 случаев послеродового Холода лечились этой формулой. Прием одной дозы ежедневно проводился в среднем в течение трех с половиной дней. Результат: выздоровление в 20 случаях, облегчение в восьми, в двух случаях лечение неэффективно. Уровень эффективности 93,3% (Collective Edition of Clinical Experiences, 1988, 6).

2.1.6.   Shen Su Yin, Resist Form
参苏饮, шэнь су инь

Источник
«Формулы отдела управления и обеспечения фармацевтики» (太平惠民和剂局方, Tai Ping Hui Min He Ji Ju Fang, тай пин хуэй минь хэ цзи цзюй фан), 1078–1085 гг.

Ингредиенты

Dang Shen (党参, дан шэнь, Radix Codonopsis Pilosulae)
Zi Su Ye (紫苏叶, цзы су е, Folium Perillae)
Ge Gen (葛根, гэ гэнь, Radix Puerariae)
Zhi Ban Xia (制半夏, чжи бань ся, Rhizoma Pinelliae Ternatae Praeparata)
Fu Ling (茯苓, фу лин, Sclerotium Poriae Cocos)
Chen Pi (陈皮, чэнь пи, Pericarpium Citri Reticulatae)
Jie Geng (桔梗, цзе гэн, Radix Platycodi Grandiflori)
Zhi Ke (枳壳, чжи кэ, Fructus Citri Aurantii)
Qian Hu (前胡, цянь ху, Radix Peucedani)
Gan Cao (甘草, гань цао, Radix Glycyrrhizae Uralensis)

Действие

Освобождает Внешнее и тонизирует Ци, способствует дисперсии Легких и растворяет Флегму.

Показания

Синдром, соответствующий экзогенному Ветру-Холоду у ослабленных пациентов с застоем Флегмы, проявляющийся отвращением к холоду, температурой, отсутствием потоотделения, головной болью, заложенностью носа и насморком, вязкой мокротой, чувством переполнения в груди, белым налетом на языке, слабым пульсом.

Применение

Болезни с вышеперечисленными симптомами: простуда у пожилых или ослабленных пациентов, инфекция верхних дыхательных путей.

Примеры

150 случаев простуды у пожилых людей были разделены на две группы случайным образом в отношении возраста, пола и тяжести состояния. В группе А из 100 пациентов лечение проводилось с помощью этой формулы, в группе В из 50 пациентов – формулой Xiang Su San (香苏散, сян су сань). Лечение длилось два дня. В группе А и В излечены 49 и 12 случаев соответственно, очевидное облегчение произошло в 33 и 11, облегчение в девяти и 18, в девяти и девяти случаях результат достигнут не был. Общий уровень эффективности составил 91% и 82% соответственно (Journal of New TCM, 1987, (8): 54).

Модифицированная формула применялась в 39 случаях (15 мужчин и 24 женщины) инфекции верхних дыхательных путей, из них 34 случая соответствовали вирусной природе заболевания, а пять бактериальной. Результат: 33 и шесть пациентов излечены через 4–16 и 17–20 дней соответственно (Liaoning Journal of TCM, 1987, (12): 48).

2.1.7. Chuan Xiong Cha Tiao San, Wallichi Form

川芎茶调散, чуань сюн ча тяо сань

Источник

«Формулы отдела управления и обеспечения фармацевтики» (太平惠民和剂局方, Tai Ping Hui Min He Ji Ju Fang, тай пин хуэй минь хэ цзи цзюй фан), 1078-1085 гг.

Ингредиенты

Bo He (薄荷, бо хэ, Herba Menthae Haplocalycis)
Chuan Xiong (川芎, чуань сюн, Rhizoma Ligustici Chuanxiong)
Jing Jie (荆芥, цзин цзе, Herba seu Flos Schizonepetae Tenuifoliae)
Fang Feng (防风, фан фэн, Radix Ledebouriellae Divaricatae)
Bai Zhi (白芷, бай чжи, Radix Angelicae Dahuricae)
Qiang Huo (羌活, цян хо, Rhizoma Notopterygii)
Gan Cao (甘草, гань цао, Radix Glycyrrhizae Uralensis)

Действие

Рассеивает Ветер и Холод, уменьшает боль.

Показания

Головная боль, соответствующая экзогенному Ветру, проявляющаяся мигренью или болью в верхней части головы, непереносимостью холода, температурой, головокружением, заложенностью носа, тонким белым налетом на языке, плавающим пульсом.

Применение

Болезни с вышеперечисленными симптомами: сосудистые или нейрогенные головные боли, мигрень.

Примеры

42 случая сосудистой и нейрогенной головной боли (19 мужчин и 23 женщины, возраст 19-65 лет, длительность болезни от двух месяцев до трех лет) лечились с помощью модифицированной формулы. Результат: в 34 случаях (81%) наступило выздоровление, в четырех (9,5%) облегчение, в четырех (9,5%) случаях эффекта не было. Общий уровень эффективности 90,5% *(Modern TCM, 1990, 3 (1): 33).*

45 случаев простуды, в основном выраженной головной болью (23 мужчины и 22 женщины, возраст 18-55 лет, длительность болезни пять–семь дней), лечились с помощью модифицированной формулы. Результат: головная боль полностью исчезла во всех случаях после двух–десяти дней *(TCM Correspondence, 1990, (4): 15).*

Глава 2.2. Очищающие формулы

Формулы этой группы состоят в основном из очищающих ингредиентов, обладающих действием разблокирования пищеварительного тракта, расщепления и изгнания внутреннего скопления Жара, Холода или избыточных Жидкостей Тела во Внутреннем. Они назначаются для лечения Внутреннего Избытка. Структура этих формул основывается на стратегии очищения. Очищающие формулы делятся на пять типов согласно их показаниям.

Удаляющие Жар и избавляющие от запора. Содержащие ингредиенты, имеющие холодную природу, эти формулы показаны для лечения Избытка Внутреннего Жара. Примеры: Da Cheng Qi Tang (大承气汤, да чэн ци тан), Da Huang Mu Dan Pi Tang (2.2.1).

Согревающие Внутреннее и избавляющие от запора. Содержащие ингредиенты, имеющие теплую природу, эти формулы показаны для лечения Избытка Внутреннего Холода. Примеры: Da Huang Fu Zi Tang (大黄附子汤, да хуан фу цзы тан), Wen Pi Tang (温脾汤, вэнь пи тан).

Увлажняющие кишечник и избавляющие от запора. Содержащие смягчающее слабительное и относительно мягко продуцирующие дефекацию посредством увлажнения Кишечника, эти формулы показаны для лечения запора из-за общего Дефицита Ци. Примеры: Ma Zi Ren Wan (麻子仁丸, ма цзы жэнь вань), Wu Ren Wan (五仁丸, у жэнь вань).

Уменьшающие объем Жидкостей Тела. Резко сокращая объем Жидкостей Тела, эти формулы используются для лечения порожденного задержкой воды синдрома Внутреннего Избытка. Пример: Shi Zao Tang (十枣汤, ши цзао тан).

Укрепляющие и очищающие. Обладая действием укрепления Витальной Ци и дренирования, эти формулы лечат запоры, связанные с Внутренним Избытком, осложненным Дефицитом Витальной Ци. Пример: Zeng Ye Cheng Qi Tang (增液承气汤, цзэн е чэн ци тан).

Примечания

Очищение для удаления Патогенных Факторов применяется только в экстренных состояниях. Для достижения быстрого и успешного результата необходимо правильное применение очищающих формул, в противном случае Витальная Ци может быть ослаблена или повреждена.

Не рекомендуется использовать эти формулы, когда Внутренний синдром не стал Избыточным и Внешнее не было освобождено. Когда Внешний синдром еще не излечен, но формируется Внутренний, сначала необходимо лечить Внешний, либо же оба одновременно.

Когда синдром Внутреннего Избытка сопровождается другими осложнениями, необходимо применять соответствующие им лекарства. Например, в случае застоя Крови должны быть добавлены травы, активизирующие Кровь и удаляющие ее застой.

В случае кровопотери или ослабления Жидкостей Тела у беременной или только что родившей пациентки, а также в случае пожилых или восстанавливающихся после болезни пациентов очищающие формулы должны применяться с осторожностью. Если требуется, восстановление и очищение могут применяться одновременно, либо же восстановление может следовать за очищением.

Очищающие формулы не должны использоваться после того, как эффект достигнут, по причине их побочного эффекта расходования или ослабления Желудочной Ци. В некоторых случаях также могут быть добавлены лекарства, восстанавливающие Селезенку и Желудок.

2.2.1. Da Huang Mu Dan Pi Tang, Rhubarb Form
大黄牡丹皮汤, да хуан му дань пи тан

Источник

«Основные формулы из золотого ларца» (金匱要略, Jin Gui Yao Lüe, цзинь гуй яо люэ), 196–204 гг.

Ингредиенты

Da Huang (大簧, да хуан, Radix et Rhizoma Rhei)
Mu Dan Pi (牡丹皮, му дань пи, Cortex Moutan Radicis)
Tao Ren (桃仁, тао жэнь, Semen Persicae)
Dong Gua Zi (冬瓜子, дун гуа цзы, Semen Benincasae Hispidae)
Mang Xiao (芒硝, ман сяо, Natrium Sulfuricum)

Действие

Удаляет Жар и застой, рассасывает опухоли и снимает отеки.

Показания

Начальная стадия кишечного абсцесса, проявляющегося болями в нижней правой части живота, или же твердыми опухолевидными образованиями, или же затрудненным выпрямлением правой ноги, температурой и ознобом, желтым, тонким, липким налетом на языке, проволочным и частым пульсом.

Применение

Как основное средство при хроническом и остром аппендиците, эта формула имеет проверенный терапевтический эффект и нередко делает хирургическое вмешательство ненужным, в чем и есть преимущество ТКМ в случае синдрома острого живота. Но нежелательно использовать ее в случае тяжелого гнойного или гангренозного аппендицита, или осложненного перитонитом аппендицита, или токсического шока. Также хороший результат получен в лечении воспаления матки, придатков и воспалительных процессов таза.

Примеры

224 случая острого аппендицита (121 мужчина и 103 женщины, возраст 7–84 лет) лечились этой формулой. Результат: 206 случаев полного излечения, 18 случаев отсутствия эффекта, общий уровень эффективности 90,3%. Средняя продолжительность лечения 12 дней *(Guangxi Journal of TCM, 1986, 9 (3): 10)*.

Модифицированная формула использовалась для лечения 104 случаев синдрома острого живота, из них 20 случаев острого аппендицита, 20 инкапсулированного аппендицита, 20 непроходимости по причине спаек кишечной стенки, 10 непроходимости из-за аскаридоза, 10 аскаридоза желчевыводящих путей, 15 острого холецистита, пять холангита из-за осложненной болевым шоком желчекаменной болезни, четыре случая острого панкреонекроза. Результат: излечение в 100 случаях, в четырех понадобилась хирургическая операция. Таким образом, ожидаемые результаты достигнуты использованием формулы в лечении синдрома острого живота с патогенезом в виде Внутреннего Жара *(Yunnan Journal of TCM, 1983, (6): 20)*.

60 случаев хронического простатита (возраст 16–52 года) лечились формулой, вводимой ректально в виде клизмы. После 7–50 дней полное излечение наблюдалось в 47 случаях, то есть симптомы исчезли. Физическое обследование через анус обнаружило нормальный размер простаты, два лабораторных исследования секрета простаты подряд показали отсутствие патологии. В 13 оставшихся случаях наблюдалось улучшение, то есть симптомы и признаки болезни уменьшились *(Zhejiang Journal of TCM, 1993, 28 (8): 369)*.

2.2.2. Run Chang Wan, Regularity Form
润肠丸, жунь чан вань

Источник

«Трактат о повреждениях холодом» (伤寒论, Shang Han Lun, шан хань лунь), 196–204 гг.

Ингредиенты

Huo Ma Ren (火麻仁, хо ма жэнь, Semen Cannabis)
Tao Ren (桃仁, тао жэнь, Semen Persicae)
Qiang Huo (羌活, цян хо, Rhizoma Notopterygii)
Dang Gui (当归, дан гуй, Radix Angelicae Sinensis)
Da Huang (大黄, да хуан, Radix et Rhizoma Rhei)

Действие

Увлажняет Кишечник и изгоняет Жар, удаляет застой Ци, стимулирует работу кишечника.

Показания

Синдром Сухости-Жара в ЖКТ и Дефицита Жидкостей Тела, проявляемый запором, чувством переполнения и вздутия желудка и всего живота, сухостью во рту, жаждой, частым мочеиспусканием, красным языком с липким налетом в середине, быстрым и тонким пульсом.

Применение

Болезни с вышеперечисленными симптомами: привычный запор, хронический колит, запор по причине геморроя или после оперативного вмешательства в районе ануса.

Примеры

48 случаев привычного запора (29 мужчин и 19 женщин, средний возраст 49,6 лет) лечились с помощью модифицированной формулы в течение в среднем 8,6 дней. Результат: выздоровление зафиксировано в 20 случаях, улучшение в 23, отсутствие результата в пяти случаях, общий уровень эффективности 89,58% *(Zhejiang Selective Edition of Clinical Material. 1988, (3): 270)*.

37 случаев геморроя с запорами (21 мужчина и 16 женщин, возраст 26–49 лет) лечились с помощью модифицированной формулы. После приема семи-восьми доз в 15 случаях произошло выздоровление, в 17 улучшение, общий уровень эффективности 91% *(Journal of TCM And Pharmacy, 1991, (2): 15)*.

10 случаев лейкоза с илеоцекальным синдромом лечились с помощью модифицированной формулы. После девяти дней температура нормализовалась, боли в животе уменьшились. Дополнительно принимались три–пять доз препарата для закрепления терапевтического эффекта *(Journal of TCM, 1993, 34 (2): 76)*.

Глава 2.3. Гармонизирующие формулы

Под формулами-посредниками подразумевают те, что основаны на принципе гармонизации и показаны для лечения дисгармонии между органами и системами, Внешним и Внутренним, Питательной и Защитной Ци.

Прежде формулы-посредники использовались для лечения синдромов дисгармонии канала Шаоян. Однако в наши дни показания расширены до синдромов дисгармонии между Печенью и Селезенкой, Селезенкой и Желудком, Питательной и Защитной Ци, Внешним и Внутренним. В подобных случаях наблюдается не только Дефицит Витальной Ци, но и инвазия Патогенных Факторов; не только Влага из-за задержки Жидкостей Тела, но и Жар из-за застоя. Эти расстройства не относятся к простым расстройствам Внешнего или Внутреннего. Поэтому терапевтические методы и составление формулы не так просты, как в случае формул для потоотделения или очищения. Для восстановления равновесия часто требуется лечить два органа одновременно, удалять Патогенные Факторы, одновременно укрепляя Витальную Ци, гармонизировать сразу и Питательную, и Защитную Ци.

Формулы-посредники делятся на три следующие группы.

Для гармонизации канала Шаоян. Показаны при расстройствах на уровне этого канала, проявляющихся перемежающимися эпизодами озноба и лихорадки, чувством переполнения в груди и подреберьях, беспокойством, сильными позывами к рвоте, горьким вкусом во рту, сухостью в горле, головокружением, проволочным пульсом. Пример: Xiao Chai Hu Tang (2.3.1).

Для гармонизации Печени и Селезенки. Показаны при нарушении гармонии между Печенью и Селезенкой, что проявляется чувством переполненности в груди, болями в области подреберий, распирающими болями в животе, потерей аппетита, неоформленным стулом или поносом, нерегулярными менструациями. Примеры: Si Ni San (2.3.2), Xiao Yao San (2.3.3).

Для гармонизации Желудка и Кишечника. Показаны для дисфункции Желудка и Селезенки в связи с атакой Патогенных Факторов на ЖКТ и сочетанием Патогенного Жара с Холодом, проявляющимся чувством переполнения в эпигастрии, тошнотой, распирающими болями в животе, урчанием в животе и неоформленным стулом. Пример: Ban Xia Xie Xin Tang (2.3.5).

Примечания

Хотя формулы-посредники имеют обширные показания, нежелательно использовать их при наличии следующих условий:

— когда Патогенные Факторы найдены на уровне Внешнего или на уровне Внутреннего с Избыточным Жаром канала Янмин;

— когда перемежающиеся эпизоды озноба или температуры являются следствием переутомления, истощения, неправильной диеты или Дефицита Ци или Крови;

— неправильное применение формул-посредников может препятствовать своевременному излечению, превращать болезнь в хроническую и трудноисцеляемую и даже способствовать проникновению Патогенных Факторов во Внутреннее или вызывать другой синдром.

2.3.1. Xiao Chai Hu Tang, Minor Bupleurum Form
小柴胡汤, сяо чай ху тан

Источник

«Трактат о повреждениях холодом» (伤寒论, Shang Han Lun, шан хань лунь), 196–204 гг.

Ингредиенты

Chai Hu (柴胡, чай ху, Radix Bupleuri)
Huang Qin (黄芩, хуан цинь, Radix Scutellariae Baicalensis)
Dang Shen (党参, дан шэнь, Radix Codonopsis Pilosulae)
Zhi Ban Xia (制半夏, чжи бань ся, Rhizoma Pinelliae Ternatae Praeparata)
Zhi Gan Cao (炙甘草, чжи гань цао, Radix Glycyrrhizae Uralensis Praeparata)
Sheng Jiang (生姜, шэн цзян, Rhizoma Zingiberis Officinalis Recens)
Da Zao (大枣, да цзао, Fructus Ziziphi Jujubae)

Действие

Гармонизирует канал Шаоян.

Показания

Синдром, возникающий в связи с атакой Патогенных Факторов на канал Шаоян, проявляющийся перемежающимися приступами озноба и температуры, чувством переполнения в груди и эпигастрии, беспокойством, сильными позывами к рвоте, горьким вкусом во рту, сухостью в горле, головокружением и проволочным пульсом.

Применение

Болезни с вышеперечисленными симптомами: простуда, малярия, хронический гепатит, туберкулез, плеврит, хронический холецистит, лихорадка в связи с простудой во время менструального периода.

Примеры

31 переносчик гепатита Б лечился вливаниями этой формулы (по одной упаковке три раза в день). После четырех месяцев анализ на поверхностный антиген HBsAg стал отрицательным в 21,9%. 307 случаев гепатита разного типа лечились таким же образом. Результат: 268 случаев клинически излечены, 32 улучшения, в семи случаях лечение неэффективно, общий уровень эффективности 87,75%. В 23 из 29 случаев маркер HBsAg (+) стал отрицательным *(Hunan Journal of TCM, 1987, (3): 5).*

61 случай острого холецистита и 224 случая хронического холецистита (134 мужчины и 151 женщина, средний возраст 40,1 года, средняя длительность болезни 2,7 года) лечились этой формулой. Один курс длился 15 дней при приеме одной дозы ежедневно. Результат: 273 случая выздоровления, девять улучшения, три случая без положительного результата, общий уровень эффективности 98,9% *(Practical Journal of Integrated TCM And Western Medicine, 1993, 6 (4): 218).*

78 случаев эзофагита с рефлюксом (40 мужчин и 38 женщин, возраст 38–65 лет, длительность болезни от четырех месяцев до трех лет) лечились с помощью модифицированной формулы. Один курс длился 30 дней при приеме одной дозы ежедневно. Гастроскопия проводилась до и после лечения. Результат: в 69 случаях полное исчезновение симптомов с отсутствием рецидивов в течение трех месяцев, гастроскопия показала по сути полное излечение, шесть случаев улучшения, три отсутствия улучшения. Общий уровень эффективности 96,2% *(Chinese Journal of Integrated Traditional And Western Medicine, 1992, 12, (4): 202).*

40 случаев синдрома Меньера (10 мужчин и 30 женщин, возраст 30–50 лет, длительность болезни два–семь дней) лечились с помощью этой формулы. После приема двух доз препарата симптомы исчезли в 35 случаях, а после приема еще одной дозы исчезли еще в трех случаях. Общий уровень эффективности 95% *(Hubei Journal of TCM, 1993, (4): 13).*

2.3.2. Si Ni San, Angel Form

四逆散, сы ни сань

Источник

«Трактат о повреждениях холодом» (伤寒论, Shang Han Lun, шан хань лунь), 196–204 гг.

Ингредиенты

Chai Hu (柴胡, чай ху, Radix Bupleuri)
Zhi Gan Cao (炙甘草, чжи гань цао, Radix Glycyrrhizae Uralensis Praeparata)
Bai Shao (白芍, бай шао, Radix Albus Paeoniae Lactiflorae)
Zhi Shi (枳实, чжи ши, Fructus Immaturus Citri Aurantii)

Действие

Изгоняет Патогенные Факторы и удаляет застой, регулирует Ци Печени и Селезенки.

Показания

Холодные конечности в связи с застоем Ян-Ци во Внутреннем, либо же синдром, соответствующий дисгармонии между Печенью и Селезенкой, проявляющийся холодными конечностями, эпигастральными и/или подреберными болями, неоформленным стулом, снижением аппетита, проволочным пульсом.

Применение

Болезни с вышеперечисленными симптомами: хронический или острый гепатит, начальная стадия цирроза, расстройства гепатобилиарной системы, хронический гастрит, межреберная невралгия, панкреатит, плеврит, невротическое расстройство ЖКТ.

Примеры

70 случаев функциональной гипотонии (15 мужчин и 55 женщин, средний возраст 29 лет, длительность болезни один–три года) лечились с помощью этой формулы в сочетании с Huang Qi (Radix Astragali Membranacei) и Chuan Xiong (Rhizoma Ligustici Chuanxiong). Один курс лечения длился 10 дней по одной дозе в день. После трех курсов наблюдались 63 случая выздоровления, пять улучшения, два случая отсутствия эффекта. Общий уровень эффективности 97,1% *(Practical Journal of Integrated TCM And Western Medicine, 1992, 5 (1): 35)*.
65 случаев язвы желудка (40 мужчин и 25 женщин, возраст 24–70 лет) лечились с помощью этой формулы. После 30 дней констатировано заметное улучшение в 46 (57%) случаях, просто улучшение в 14 (21,5%) случаях. Уровень эффективности 92,3% *(Tianjin Journal of TCM, 1987, (5): 18)*.
115 случаев непроходимости фаллопиевых труб лечились с помощью модифицированной формулы. Одна доза концентрированного отвара (200 млл, температура 39 °C) вводилась ежедневно в виде клизмы. После каждых десяти дней делался перерыв в три–четыре дня, во время менструации лечение не проводилось. Результат: 63 случая выздоровления, 27 улучшения. Общий уровень эффективности 84,3% *(Journal of TCM, 1987, (9): 681)*.

2.3.3. Xiao Yao San, Ease Form

逍遥散, сяо яо сань

Источник
«Формулы отдела управления и обеспечения фармацевтики» (太平惠民和剂局方, Tai Ping Hui Min He Ji Ju Fang, тай пин хуэй минь хэ цзи цзюй фан), 1078–1085 гг.

Ингредиенты
Chai Hu (柴胡, чай ху, Radix Bupleuri)
Dang Gui (当归, дан гуй, Radix Angelicae Sinensis)
Bai Shao (白芍, бай шао, Radix Albus Paeoniae Lactiflorae)
Bai Zhu (白术, бай чжу, Rhizoma Atractylodis Macrocephalae)
Fu Ling (茯苓, фу лин, Sclerotium Poriae Cocos)
Zhi Gan Cao (炙甘草, чжи гань цао, Radix Glycyrrhizae Uralensis Praeparata)
Sheng Jiang (生姜, шэн цзян, Rhizoma Zingiberis Officinalis Recens)
Bo He (薄荷, бо хэ, Herba Menthae Haplocalycis)

Действие
Смягчает застоявшуюся Ци Печени и удаляет застой, укрепляет Селезенку и гармонизирует систему Питательной Ци.

Показания
Синдром, возникающий в связи с дисгармонией между Печенью и Селезенкой (застой Ци Печени в сочетании с Дефицитом Крови), характеризующийся болями в подреберьях, чувством переполнения и вздутия в грудной клетке и животе, перемежающимися ознобом и температурой, сухостью во рту и горле, головной болью, головокружением, чувством усталости, нерегулярными менструациями, чувством переполнения в грудных железах, белым налетом на языке, проволочным и слабым пульсом.

Применение
Болезни с вышеперечисленными симптомами: хронический гепатит, хронический гастрит, неврастения, гиперплазия простаты, первичная дисменорея, нейроретинит.

Примеры
75 случаев хронического гепатита (42 мужчины и 33 женщины, возраст 12–61 лет, все с нарушенной функцией Печени) лечились с помощью модифицированной формулы. После двух месяцев заметное улучшение произошло в 30

случаях, улучшение в 36, неудача в девяти случаях. Общий уровень эффективности 88%. Хороший эффект формулы зафиксирован в виде снижения повышенных GPT, TTT и CFT (индикаторов, отражающих работу печени) *(Guangxi Journal of TCM, 1979, (1): 18)*.

50 случаев хронического гастрита лечились с помощью этой формулы в течение одного месяца с употреблением одной дозы ежедневно. Гастроскопия через месяц показала обратное развитие местных отеков и застоя в 18 случаях, улучшение в 30, отсутствие результата в двух случаях. Общий уровень эффективности 96% *(Shandong Journal of TCM, 1993, 12 (1): 40)*.

Модифицированная формула применялась для лечения 42 случаев гиперплазии простаты (возраст 22–42 года, длительность болезни от трех месяцев до восьми лет). В 28 (66,6%) случаях узлы на обеих сторонах, в 14 (33,3%) с одной стороны, размеры узлов от 0,5×0,5 см до 3,0×2,0 см. Результат: 28 случаев излечения (боль и узлы исчезли, нет рецидива в течение шести месяцев), 12 улучшения (боль уменьшилась, узлы стали меньше и менее плотными), неудачный результат в двух случаях. Общий уровень эффективности 95% *(Chinese Journal of Integrated Traditional And Western Medicine, 1990, 10, (12): 731)*.

52 случая первичной дисменореи лечились с помощью модифицированной формулы. Лечение проводилось в течение трех–пяти дней до начала менструации, один курс включал употребление пяти–семи доз. Результат: в 14 случаях излечение, улучшение в 32, отсутствие результата в шести случаях. Общий уровень эффективности 88,4% *(Practical Journal of Integrated TCM And Western Medicine, 1993, 6, (6): 374)*.

2.3.4. Jia Wei Xiao Yao San, Easeplus Form

加味逍遥散, цзя вэй сяо яо сань

Источник

«Основы внутренних болезней» (内科摘要, Nei Ke Zhai Yao, нэй кэ чжай яо), 1545 г.

Ингредиенты

Chai Hu (柴胡, чай ху, Radix Bupleuri)
Dang Gui (当归, дан гуй, Radix Angelicae Sinensis)
Bai Shao (白芍, бай шао, Radix Albus Paeoniae Lactiflorae)
Bai Zhu (白术, бай чжу, Rhizoma Atractylodis Macrocephalae)
Fu Ling (茯苓, фу лин, Sclerotium Poriae Cocos)
Zhi Gan Cao (炙甘草, чжи гань цао, Radix Glycyrrhizae Uralensis Praeparata)
Sheng Jiang (生姜, шэн цзян, Rhizoma Zingiberis Officinalis Recens)

Bo He (薄荷, бо хэ, Herba Menthae Haplocalycis)
Mu Dan Pi (牡丹皮, му дань пи, Cortex Moutan Radicis)
Zhi Zi (栀子, чжи цзы, Fructus Gardeniae Jasminoidis)

Действие
Очищает Жар Печени и удаляет застой, укрепляет Селезенку и регулирует менструации.

Показания
Синдромы, соответствующие Жару из-за застоя Ци Печени и расстройства движения Ци, характеризующиеся головной болью, сухостью слизистой глаз, горьким вкусом во рту, жаждой, беспокойством, болями в подреберье, нерегулярными менструациями, болями в животе во время менструаций, обильными менструальными кровотечениями ярко-красного цвета или со сгустками, красным языком с желтым налетом, проволочным и тонким пульсом.

Применение
Болезни с вышеперечисленными симптомами: хронический холецистит, холелитиаз, хронические болезни печени, температура тела 37–38,2 °C, расстройство во время менопаузы, неврит глазного нерва.

Примеры
Эта формула применялась для лечения в 45 случаях хронического холецистита и желчнокаменной болезни (16 мужчин и 29 женщин, возраст 30–49 лет, длительность болезни от шести месяцев до 16 лет). Во всех случаях основной жалобой были боли в животе, но при этом случаи с обструкцией желчевыводящего протока исключались. Результат: в 10 (22,2%) и 31 (68,89%) случаях боль полностью исчезла в течение двух и четырех дней соответственно. Общий уровень эффективности 91,11% *(Journal of Chengdu University of TCM, 1993, (2): 34)*.

Формула применялась для лечения 102 случаев синдрома менопаузы (возраст 37–56 лет). Лечебный курс длился 15–62 дня, одна доза ежедневно. В 92 случаях все симптомы исчезли, в восьми исчезло большинство симптомов, в двух пациенты отказались продолжать лечение. Общий уровень эффективности 98,2% *(Modern TCM, 1990, 3 (1): 17)*.

Модифицированная формула применялась для лечения 45 случаев острого неврита глазного нерва (19 мужчин и 26 женщин, возраст 14–48 лет, в 34 случаях вовлечены оба глаза, в 11 один). Средний курс лечения 30,5 дней. Результат: 59 отдельных глаз достигли полного излечения, то есть зрение улучшилось заметно или нормализовалось без рецидивов в течение трех месяцев после лечения, состояние 12 глаз заметно улучшилось, у шести улучшилось, в двух случаях изменения не произошло. Общий уровень эффективности 97,5% *(Ophthalmology Chinese Journal of Integrated Traditional And Western Medicine, 1990, 8 (2): 78)*.

2.3.5. Ban Xia Xie Xin Tang, Full Form
半夏泻心汤, бань ся се синь тан

Источник
«Трактат о повреждениях холодом» (伤寒论, Shang Han Lun, шан хань лунь), 196–204 гг.

Ингредиенты
Zhi Ban Xia (制半夏, чжи бань ся, Rhizoma Pinelliae Ternatae Praeparata)
Gan Jiang (干姜, гань цзян, Rhizoma Zingiberis)
Huang Qin (黄芩, хуан цинь, Radix Scutellariae Baicalensis)
Huang Lian (黄连, хуан лянь, Rhizoma Coptidis)
Dang Shen (党参, дан шэнь, Radix Codonopsis Pilosulae)
Da Zao (大枣, да цзао, Fructus Ziziphi Jujubae)
Gan Cao (甘草, гань цао, Radix Glycyrrhizae Uralensis)

Действие
Гармонизирует Желудок и опускает аномально поднимающуюся Ци вниз, рассеивает застойные скопления, переполнение и вздутие.

Показания
Синдромы, соответствующие накоплению Патогенных Холода и Жара в Желудке и Кишечнике, характеризующиеся чувством переполнения в эпигастрии и вздутием, рвотными позывами и рвотой, урчанием в животе, неоформленным стулом, маслянистым желтым налетом на языке и быстрым проволочным пульсом.

Применение
Болезни с вышеперечисленными симптомами: острый или хронический гастрит, язва желудка, несварение у младенцев.

Примеры
Эта формула использовалась для лечения 85 случаев болезней пищеварительной системы (возраст 22–60 лет, длительность болезни от восьми дней до

21 года). 30 из 37 случаев язвы желудка излечены, гастроскопия показала, что язва зажила; в шести констатировано улучшение. Уровень эффективности 97,3%. 26 пациентов из 48 с хроническим гастритом излечены, в 13 случаях произошло заметное улучшение, в шести улучшение. Уровень эффективности 89,6% *(Forum on TCM, 1992, (6): 14)*.

Эта формула использовалась для лечения 80 случаев атрофического гастрита и 38 случаев гастрита с эрозией внутренней стенки желудка (70 мужчин и 48 женщин, средний возраст 39,7 года, длительность болезни от 15 дней до 20 лет, в среднем 3,5 года). Результат: в 63 из 80 случаев атрофического гастрита значительное улучшение, проявившееся в изменении состояния внутренней стенки желудка; 28 из 38 случаев излечены, что проявлялось в исчезновении всех симптомов и восстановлении желудочной стенки. Общий уровень эффективности 92,7% *(Journal of New TCM, 1988, (7): 35)*.

41 случай спазма привратника желудка (19 мужчин и 22 женщины) лечились с помощью этой формулы. Результат: в 29 случаях выздоровление наступило после приема от пяти до 30 доз препарата, в среднем 17,5 доз. 50 случаев непроходимости пилорического отдела желудка также лечились с ее помощью. Выздоровление в семи случаях, все симптомы исчезли после недельного курса, рецидива не было в течение одного года. Значительное улучшение в 38 случаях, пилорическая проходимость значительно улучшилась. Общий уровень эффективности 92% *(Zhejiang Journal of TCM, 1987, (2): 61; Journal of Gansu University of TCM, 1993, 10 (3): 21)*.

2.3.6. Dang Gui Shao Yao San, Angel Peony Form
当归芍药散, дан гуй шао яо сань

Источник

«Основные формулы из золотого ларца» (金匱要略, Jin Gui Yao Lüe, цзинь гуй яо люэ), 196–204 гг.

Ингредиенты

Dang Gui (当归, дан гуй, Radix Angelicae Sinensis)
Bai Shao (白芍, бай шао, Radix Albus Paeoniae Lactiflorae)
Bai Zhu (白术, бай чжу, Rhizoma Atractylodis Macrocephalae)
Fu Ling (茯苓, фу лин, Sclerotium Poriae Cocos)
Ze Xie (泽泻, цзэ се, Rhizoma Alismatis)
Chuan Xiong (川芎, чуань сюн, Rhizoma Ligustici Chuanxiong)

Действие

Расслабляет Печень и питает Кровь, укрепляет Селезенку и рассеивает Влагу.

Показания

Синдромы, соответствующие застою Ци Печени и задержке Влаги по причине Дефицита Селезенки, характеризующиеся тупыми болями в нижней части живота во время беременности, облегчающимися надавливанием, землистым цветом лица, головокружением, сердцебиением, отеком нижних конечностей, затрудненным мочеиспусканием, невынашиванием плода, спонтанным абортом, бесплодием, серым цветом языка, тонким слабым пульсом.

Применение

Болезни с вышеперечисленными симптомами: нерегулярные менструации, отеки во время беременности, отеки в связи с недостаточным питанием, воспаление в области малого таза и в фаллопиевых трубах, анемия, воспаление шейки матки.

Примеры

83 случая дисфункционального маточного кровотечения лечились с помощью этой формулы в виде капсул по 6,4 г, дважды в день по шесть капсул. Один курс длился три–шесть месяцев без перерыва во время менструального цикла. Результат: 12 случаев полного выздоровления, 20 выздоровления в виде исчезновения основных симптомов, 26 значительного улучшения, 18 улучшения, семь случаев без эффекта. Общий уровень эффективности 91,6%. В 47 случаях с овуляторными кровотечениями уровень эффективности составил 51,1% *(Journal of TCM, 1983, (6): 425)*.

Модифицированная формула использовалась при лечении 49 случаев воспаления придатков матки (возраст 24–48 лет, первая степень эрозии шейки матки в 14 случаях, третья степень в четырех, киста яичника с левой стороны в 11, трихомонадный вагинит в семи, узелковые утолщения левой стороны малого таза неясной этиологии в двух, закупорка маточной трубы в одном случае). Результат: в 34 случаях выздоровление, в 11 улучшение, в четырех случаях отсутствие эффекта; уровень эффективности 91,8% *(Hubei Journal of TCM, 1988, (4): 25)*.

Эта формула в сочетании с Sang Ji Sheng (Ramulus Sangjisheng) и Zi Su Ye (Folium Perillae) применялась для лечения 217 случаев неправильного положения плода при отсутствии реакции на другую терапию. Были применены три дозы. Если состояние не улучшалось через два дня, назначались дополнительные три дозы. Как неудачное лечение расценивалось, если не было реакции после девяти доз. Результат: коррекция состояния произошла во всех 87 случаях первичной беременности и в 128 из 130 случаев повторной беременности, неудачным лечение было в двух случаях *(Fujian Journal of TCM, 1984, (4): 18)*.

2.3.7. Tong Xie Yao Fang, Morning Form
痛泻要方, тун се яо фан

Источник
«Основные методы Даньси» (丹溪心法, Dan Xi Xin Fa, дань си синь фа), 1347 г.

Ингредиенты
Bai Shao (白芍, бай шао, Radix Albus Paeoniae Lactiflorae)
Bai Zhu (白术, бай чжу, Rhizoma Atractylodis Macrocephalae)
Fang Feng (防风, фан фэн, Radix Ledebouriellae Divaricatae)
Chen Pi (陈皮, чэнь пи, Pericarpium Citri Reticulatae)

Действие
Расслабляет Печень и укрепляет Селезенку.

Показания
Синдром в связи с дисгармонией между Печенью и Селезенкой (застой Ци Печени и Дефицит Селезенки), проявляющийся урчанием в животе, неоформленным стулом, не уходящими после дефекации болями в животе, тонким белым налетом на языке и проволочным пульсом.

Применение
Болезни с вышеперечисленными симптомами: острый или хронический энтерит, аллергический энтерит, неврогенная диарея.

Примеры
50 случаев синдрома раздраженного кишечника (29 мужчин и 21 женщина, возраст 17–54 года, длительность болезни от 20 дней до 40 лет) лечились с помощью модифицированной формулы. Одна доза отвара принималась ежедневно. После двух недель в 35 случаях наступило выздоровление, в 15 улучшение, три случая, где наблюдался рецидив в течение года, также излечены с помощью той же формулы (*Practical Journal of TCM Internal Medicine, 1991, 5 (4): 174*).

Модифицированная формула применялась для лечения 65 случаев младенческой диареи, из них 25 случаев относились к простой диарее, 15 осложнялись дизентерией, 11 астмой, 14 соответствовали синдромам Летнего Жара и Влаги. Результат: улучшение во всех случаях после приема двух-трех доз, максимум семи (*Zhejiang Journal of TCM, 1984, (7)*).

37 случаев повторных изъязвлений полости рта (16 мужчин и 21 женщина, у 18 длительность болезни пять лет, у 14 пять-десять лет) лечились с помощью мо-

дифицированной формулы приемом внутрь. При этом пораженные области наружно обрабатывались в течение трех–пяти дней Qing Dai (Indigo Pulverata Levis). Результат: изъязвления быстро зажили, интервал между рецидивами увеличился. После дальнейшего лечения в течение шести месяцев обследование через два года не выявило рецидива ни у одного из пациентов *(Guangming Journal of TCM, 1993, (4): 20)*.

2.3.8. Chai Hu Shu Gan Pian, Auranti Form
柴胡疏肝丸, чай ху шу гань пянь

Источник
«Собрание сочинений Цзинъюэ» (景岳全书, Jing Yue Quan Shu, цзин юэ цюань шу), 1624 г.

Ингредиенты
Chai Hu (柴胡, чай ху, Radix Bupleuri)
Zhi Gan Cao (炙甘草, чжи гань цао, Radix Glycyrrhizae Uralensis Praeparata)
Bai Shao (白芍, бай шао, Radix Albus Paeoniae Lactiflorae)
Zhi Ke (枳壳, чжи кэ, Fructus Citri Aurantii)
Chen Pi (陈皮, чэнь пи, Pericarpium Citri Reticulatae)
Chuan Xiong (川芎, чуань сюн, Rhizoma Ligustici Chuanxiong)
Xiang Fu (香附, сян фу, Rhizoma Cyperi Rotundi)

Действие
Успокаивает Печень и снимает застой, регулирует поток Ци для облегчения боли.

Показания
Синдромы в связи с застоем Ци Печени, характеризующиеся болями в подреберьях, чувством переполнения и вздутия в груди и животе, перемежающимися ознобом и лихорадкой, плохим аппетитом, тонким белым налетом на языке и проволочным пульсом.

Применение
Болезни с вышеперечисленными симптомами: хронический холецистит, хронические болезни печени, синдром менопаузы, феминизация (увеличение мужской груди), воспаление яичек, хориодит.

Примеры

Модифицированная формула применялась для лечения 116 случаев холангита и холелитиаза (34 мужчины и 82 женщины, в 82 случаях средний возраст 30–50 лет, все с длительностью болезни больше одного года). После двух месяцев лечения одной дозой ежедневно выздоровление наблюдалось в 27 случаях (все симптомы и признаки исчезли, камни отошли или состояние желчных протоков значительно улучшилось), заметное улучшение в 68 (симптомы и признаки болезни исчезли, камни частично отошли или же состояние желчных протоков улучшилось), улучшение в 16, отсутствие результата в пяти случаях. Общий уровень эффективности 95,5% *(Practical Journal of Integrated TCM And Western Medicine, 1991, 4 (10): 618)*.

Модифицированная формула использовалась для лечения 62 случаев синдрома менопаузы (возраст 42–54 года, средний 48,6), 54 случая (87%) связаны с застоем Ци Печени, восемь (13%) с застоем Печени и Дефицитным Огнем. Результат: все пациентки выздоровели. В случаях застоя Ци Печени и Печени-Огня курс лечения составил в среднем пять (три-семь) и 14 (7–35) дней соответственно *(Journal of TCM And Pharmacy, 1988, (1): 39)*.

Глава 2.4.   Формулы, очищающие от Жара

Формулы, в основном содержащие очищающие от Жара компоненты, действующие посредством очищения от Жара, удаления Огня, охлаждения Крови, выведения токсинов и применяющиеся для лечения Внутреннего Жара, называются формулами, очищающими от Жара.

В зависимости от уровня нахождения Внутреннего Жара (на уровне Ци, Крови или внутренних органов), эти формулы классифицируются следующим образом.

Очищающие от Жара и способствующие детоксикации. Показаны для лечения серьезного токсического Жара: эпидемических заболеваний с лихорадкой, вирулентного Патогенного Жара, кожных заболеваний и болезней Внешнего по причине токсического Жара во Внутреннем и атаки эпидемических возбудителей в направлении головы или лица. Примеры: Huang Lian Jie Du Tang (2.4.1), Wu Wei Xiao Du Yin (2.4.2), Pu Ji Xiao Du Yin (普济消毒饮, пу цзи сяо ду инь).

Очищающие от Жара и удаляющие Огонь Легких. Показаны для синдромов, связанных с задержкой Флегмы, Влаги, Жара и Огня в Легких. Пример: Xie Bai San (泻白散, се бай сань).

Очищающие от Жара и рассеивающие Влагу. Показаны для лечения накопления Влаги и Жара в Среднем Цзяо. Пример: отвар прострела (2.4.9), Yu Nu Jian (2.4.8), Qing Wei San (清胃散, цин вэй сань).

Удаляющие Влагу-Жар. Показаны для лечения задержки Влаги и Избыточного Огня в Печени и Желчном Пузыре. Примеры: Long Dan Xie Gan Tang (2.4.5), Zuo Jin Wan (2.4.7).

Очищающие от Жара и удаляющие Огонь. Показаны для Жара в Сердце. Пример: Dao Chi San (2.4.11).

Очищающие от Дефицитного Жара и питающие Инь. Показаны для лечения лихорадки, связанной с Дефицитом Инь. Пример: Dang Gui Liu Huang Tang (2.4.12).

Очищающие от Летнего Жара. Показаны при внутреннем Жаре, связанном с Летним Жаром. Пример: Qing Shu Yi Qi Tang (清暑益气汤, цин шу и ци тан).

Кроме представленных выше семи типов также имеются формулы для очищения от Жара на уровне Ци, охлаждения Крови, открытия физиологических отверстий и успокоения Ветра. Все они тоже широко применяются в клинической практике.

Примечания

Когда используются формулы этой группы, прежде всего необходимо распознать локализацию Жара.

В случае когда Внешний синдром удален и Внутренний Жар чрезмерен, но еще не накапливается, показано применение формул из этой группы.

Необходима дифференциация природы Жара, то есть Дефицит или Избыток. В случае Избытка необходимо очищать от Жара или удалять Огонь использованием трав, холодных по своей природе. В случае с Дефицитом — очищать Жар, питая Инь.

Необходимо дифференцировать истинный Жар от ложного, поскольку если Жар истинный, то лечение дает быстрый ответ. Если же имеет место ложный Жар, то состояние пациента только ухудшается в результате очищения от Жара. В случае лихорадки, связанной с Дефицитом Ци или Дефицитом из-за истекания Ян из Крови, очищение от Жара может ухудшить состояние пациента.

Дифференциация необходима в зависимости от конституции пациента. Если имеется внутренний Жар, связанный с конституциональным Дефицитом Ян, важно не перестараться с очищением от Жара. Если имеется конституциональный Дефицит Инь, очищение от Жара следует совмещать с питанием Инь.

Продолжительный прием трав, очищающих от Жара, может нарушить работу Желудка, поэтому использование этих трав должно быть прекращено, как только результат лечения достигнут.

2.4.1. Huang Lian Jie Du Tang, Four Yellow Form
黄连解毒汤, хуан лянь цзе ду тан

Источник
«Полезные лекарства при чрезвычайных ситуациях» (肘后备急方, Zhou Hou Bei Ji Fang, чжоу хоу бэй цзи фан), 363 г.

Ингредиенты
Huang Lian (黄连, хуан лянь, Rhizoma Coptidis)
Huang Qin (黄芩, хуан цинь, Radix Scutellariae Baicalensis)
Huang Bai (黄柏, хуан бай, Cortex Phellodendri)
Zhi Zi (栀子, чжи цзы, Fructus Gardeniae Jasminoidis)

Действие
Удаляет Огонь и производит детоксикацию.

Показания
Синдром, связанный с сильным Жаром в Тройном Обогревателе без повреждений Жидкости Тела, характеризующийся лихорадкой с температурой выше 40 °C, пониженным и раздраженным настроением, сухостью во рту и горле, бредом, бессонницей или же кровохарканьем, кожными высыпаниями, темной мочой, красным языком с желтоватым налетом, быстрым и сильным пульсом.

Применение
Болезни с вышеперечисленными симптомами: желтуха, дизентерия, септицемия, пиемия (форма сепсиса при поступлении в кровь патогенных микроорганизмов из гнойного очага), пневмония, гепатит, гипертония.

Примеры
50 случаев хронического энтерита лечились с помощью этой формулы в виде клизм. После двух курсов 30 случаев излечены, что проявилось исчезновением симптомов и наблюдаемой при фиброскопии кишечника нормализацией поврежденных прежде участков. В 15 случаях констатировано улучшение, в пяти без улучшения. Общий уровень эффективности 90% *(Journal of New TCM, 1984, (9): 36)*.

Эта формула применялась для лечения 40 случаев гастрита антрального отдела (26 мужчин и 14 женщин, возраст 25–50 лет). Один курс лечения длился семь дней, одна доза ежедневно. Результат: излечение в 22 (55%) случаях с отсутствием рецидивов в течение шести месяцев, в 16 (40%) отсутствие рецидивов в течение трех месяцев, неудача в двух случаях после десяти дней лечения. Общий уровень эффективности 95% *(Zhejiang Journal of TCM And Pharmacy, 1993, 28 (9): 393)*.

Модифицированная формула применялась для лечения 65 случаев (50 мужчин и 15 женщин) миокардита с сопутствующими эктопическими систолами (возбуждение возникает не в синусовом узле, как при норме, но и в любом отделе проводящей системы миокарда). Один курс лечения длился семь дней. Результат: значительное улучшение в 31 (47,7%) случае, то есть эктопические систолы понизились на более чем 75%, улучшение в 13 (20,2%), отсутствие результата в 21 случае (эктопические систолы снизились менее чем на 50%). Общий уровень эффективности 67,7% *(Chinese Journal of Integrated Traditional And Western Medicine, 1993, 13 (11): 35)*.

2.4.2. Wu Wei Xiao Du Yin, Five Form
五味消毒饮, у вэй сяо ду инь

Источник
«Золотое зеркало традиционной медицины» (医宗金鉴, Yi Zong Jin Jian, и цзун цзинь цзянь), 1742 г.

Ингредиенты
Jin Yin Hua (金银花, цзинь инь хуа, Flos Lonicerae Japonicae)
Ye Ju Hua (野菊花, е цзюй хуа, Flos Chrysanthemi Indici)
Pu Gong Ying (蒲公英, пу гун ин, Herba Taraxaci Mongolici cum Radice)
Zi Hua Di Ding (紫花地丁, цзы хуа ди дин, Herba cum Radice Violae Yedoensis)
Zi Bei Tian Kui (紫背天葵, цзы бэй тянь куй, Herba Begoniae Fimbristipulatae)

Действие
Очищает от Жара и проводит детоксикацию, снимает опухоли и облегчает карбункулы.

Показания
Синдром, связанный с накоплением токсического Жара, характеризующийся разнообразными местными отеками, болезненной местной чувствительностью, нарывами, карбункулами и фурункулами, красным языком и быстрым пульсом.

Применение
Заболевания с вышеперечисленными симптомами: острый лимфангит, рожистое воспаление, острая флегмона, острый мастит, воспаление респираторной системы и желчные протоки.

Примеры
58 случаев инфекционных болезней (33 мужчины и 25 женщин) лечились с помощью этой формулы. Результат: выздоровление зафиксировано во всех 18 случаях флегмоны и 21 острого тонзиллита; из 19 случаев острого пиелонефрита в 15 наступило выздоровление, улучшение в трех, неудача в одном случае. Общий уровень эффективности 98% *(Hubei Journal of TCM, 1983, (2): 26)*.
103 случая кожных заболеваний, таких как карбункулы, нарывы и фурункулы, лечились с помощью этой формулы. После трех-пяти дней в 97 случаях произошло выздоровление, в четырех улучшение, в двух случаях лечение неэффективно. Общий уровень эффективности 99% *(Guangxi Journal of TCM, 1985, (4): 45)*.

60 случаев острого холецистита (21 мужчина и 39 женщин, средний возраст 38,7 лет) лечились с помощью этой формулы в среднем 10,5 дней. Результат: уровень общей эффективности составил 96% *(Research on Shizhen National Medicine, 1993, 4 (2): 7)*.

122 случая болезней, сопровождавшихся лихорадкой, из них 70 с лейкоцитозом, лечились с помощью этой формулы. Результат: выздоровление наступило в 81 случае, заметное улучшение в 18, улучшение в 16 случаях, уровень эффективности 81,1%. В 40 из 70 случаев лейкоцитоза количество лейкоцитов нормализовалось, в 13 стало близко к норме, уровень эффективности 75,7% *(Hubei Journal of TCM, 1989, (4): 13)*.

2.4.3. Qing Fei Jie Du Tang, Lung-Cool Form
清肺救肺汤, цин фэй цзе ду тан

Источник

«Трактат о тифоидной лихорадке» (伤寒类方, Shang Han Lei Fang, шан хань лэй фан), 1759 г.

Ингредиенты

Da Qing Ye (大青叶, да цин е, Folium Isatidis)
Ban Lan Gen (板蓝根, бань лань гэнь, Radix Isatidis seu Baphicacanthi)
Zi Cao Gen (紫草根, цзы цао гэнь, Radix Arnebiae seu Lithospermi)
Bai Bu (百部, бай бу, Radix Stemonae)
Guan Zhong (贯众, гуань чжун, Rhizoma Dryopteris)
Yin Chen Hao (茵陈蒿, инь чэнь хао, Herba Artemisiae Scopariae)
Jie Geng (桔梗, цзе гэн, Radix Platycodi Grandiflori)

Действие

Очищает от Жара и проводит детоксикацию, расправляет Легкие и рассеивает мутные субстанции.

Показания

Синдромы, связанные с различными видами токсического Жара, проявляющиеся головной болью, лихорадкой, болью в горле, понижением голоса, кашлем, иногда с кровью в мокроте, опуханием околоушных слюнных желез или же опоясывающими пузырьковыми высыпаниями, красным языком и быстрым пульсом.

Применение
Воспаление верхних дыхательных путей и пневмония по причине вирусов, паротита, ветрянки, опоясывающего лишая.

Примеры
Модифицированная формула применялась для лечения 76 случаев долевой пневмонии (43 мужчины и 33 женщины, возраст 16–87 лет). Рентген грудной клетки показал наличие выпота в 75% случаев, 13 сопровождались шоком. Результат: 62 случая выздоровления, четыре заметного улучшения, десять без эффекта. Общий уровень эффективности 86,6% (*Chinese Herbal Medicine, 1980, 11 (3): 122*).

Эта формула использовалась для лечения 50 случаев детской бронхопневмонии (27 мальчиков и 23 девочки, возраст от шести месяцев до 12 лет). После четырех–восьми дней в 45 (90%) случаях констатировано излечение, то есть все симптомы и признаки исчезли, радиоскопия и стандартный анализ крови показали отсутствие патологии. После десяти дней в четырех из оставшихся случаев наблюдалось улучшение и в одном лечение оказалось неэффективным (*Hunan Journal of TCM, 1989, (2): 24*).

2.4.4. Qing Fei Yi Huo Pian, Polar Form
清肺抑火丸, цин фэй и хо пянь

Источник
«Краткое руководство по эпидемическим лихорадкам» (温热经纬, Wen Re Jing Wei, вэнь жэ цзин вэй], 1852 г.

Ингредиенты
Huang Qin (黄芩, хуан цинь, Radix Scutellariae Baicalensis)
Huang Bai (黄栢, хуан бай, Cortex Phellodendri)
Zhi Zi (栀子, чжи цзы, Fructus Gardeniae Jasminoidis)
Da Huang (大簧, да хуан, Radix et Rhizoma Rhei)
Zhi Mu (知母, чжи му, Rhizoma Anemarrhenae Asphodeloidis)
Qian Hu (前胡, цянь ху, Radix Peucedani)
Jie Geng (桔梗, цзе гэн, Radix Platycodi Grandiflori)
Ku Shen (苦参, ку шэнь, Radix Sophorae Flavescentis)
Tian Hua Fen (天花分, тянь хуа фэнь, Radix Trichosanthis Kirilowii)

Действие
Удаляет Жар Легких и очищает от Огня, увеличивает объем Жидкостей Тела.

Показания

Синдромы, связанные с накоплением Жара в Легких и Кишечнике, характеризующиеся горьким вкусом во рту, болью в горле, кашлем, эпигастральным и распространяющимся на весь живот вздутием, сухим стулом, быстрым и тонким пульсом, красным языком с липким налетом.

Применение

Болезни с вышеперечисленными симптомами: язвы слизистой оболочки рта, острый бронхит, хронический гастрит антрального отдела, хронический колит.

Примеры

Модифицированная формула применялась для лечения 48 случаев острого и хронического бронхита (37 мужчин и 11 женщин, возраст 5–78 лет, длительность болезни от двух дней до четырех лет). Результат: 30 случаев выздоровления, 15 улучшения, в трех случаях нет эффекта. Уровень эффективности 93,7% *(Yunnan Journal of TCM, 1993, 14 (6): 7)*.

36 случаев язв слизистой оболочки рта (21 мужчина и 15 женщин, возраст 6–18 лет, длительность болезни один–три дня) лечились с помощью модифицированной формулы. После пяти–семи дней 24 пациента (66,7%) излечены, у девяти (25%) наступило улучшение, в трех случаях лечение неэффективно. Уровень эффективности 91,7% *(Shanxi Journal of TCM, 1990, 6 (9): 14)*.

2.4.5. Long Dan Xie Gan Tang, Gentiana Form
龙胆泻肝汤, лун дань се гань тан

Источник

«Собрание формул с примечаниями» (医方集解, Yi Fang Ji Jie, и фан цзи цзе), 1682 г.

Ингредиенты

Huang Qin (黄芩, хуан цинь, Radix Scutellariae Baicalensis)
Chai Hu (柴胡, чай ху, Radix Bupleuri)
Zhi Zi (栀子, чжи цзы, Fructus Gardeniae Jasminoidis)
Long Dan Cao (龙胆草, лун дань цао, Radix Gentianae Longdancao)
Sheng Di Huang (生地黄, шэн ди хуан, Radix Rehmanniae Glutinosae)
Chuan Mu Tong (川木通, чуань му тун, Caulis Clematidis Armandii)
Ze Xie (泽泻, цзэ се, Rhizoma Alismatis)
Dang Gui (当归, дан гуй, Radix Angelicae Sinensis)
Che Qian Zi (车前子, чэ цянь цзы, Semen Plantaginis)
Gan Cao (甘草, гань цао, Radix Glycyrrhizae Uralensis)

Действие

Очищает от Избыточного Огня в Печени и Желчном Пузыре, удаляет Влагу-Жар с уровня Нижнего Цзяо.

Показания

Синдром, связанный с Избыточным Огнем в Печени и Желчном Пузыре или опусканием Влаги-Жара в Нижнем Цзяо, характеризующийся головной болью, покрасневшими глазами, болями в подреберьях, горьким вкусом во рту, раздражительностью, тугоухостью, опуханием век или же мутной мочой и капельным мочеиспусканием, лейкореей по типу Влаги-Жара, красным языком с желтоватым налетом, быстрым и проволочным или мягким пульсом.

Применение

Болезни с вышеперечисленными симптомами: постоянная головная боль, повышение уровня гормонов щитовидной железы, повышенное давление, острый конъюнктивит, острый гепатит, наружный отит, острый холецистит, опоясывающий лишай, острый простатит, воспаления мочеиспускательного тракта.

Примеры

Эта формула применялась для лечения 67 случаев острого гепатита, из них 35 диагностированы как острый гепатит с желтухой. После в среднем восьми дней лечения анализ на поверхностный антиген HBsAg стал отрицательным, симптомы исчезли, индекс желтушности и аланинаминотрансфераза нормализовались после 8,5, 11,4 и 13,3 дня соответственно. Другие 32 случая более длительной продолжительности, с увеличенной печенью или селезенкой и более тяжелыми симптомами и нарушенными функциями Печени лечились таким же образом в среднем 62 дозами. Результат: 27 случаев выздоровления, четыре заметного улучшения, один случай без эффекта *(Shanxi Journal of TCM, 1989, 10 (10): 465; Journal of New Medicine, 1978, (10): 49).*

Эта формула применялась для лечения 40 случаев повышенного давления. Результат: из 21 случая, связанного с гиперактивностью Ян Печени и Дефицитом Инь, в пяти констатировано заметное улучшение, в 13 улучшение, в трех случаях отсутствие эффекта. Из девяти случаев, связанных с застоем Флегмы, в двух отмечено значительное улучшение, в пяти улучшение, в двух случаях отсутствие эффекта. В десяти случаях, связанных с гиперактивностью Ян Печени, в двух наблюдалось значительное улучшение, в семи улучшение, один случай остался без эффекта. Общий уровень эффективности 85% (Journal of TCM, 1983, 6 (2): 33).

65 случаев опоясывающего лишая (35 мужчин и 30 женщин, длительность болезни от двух до 30 дней) лечились с помощью этой формулы. После 5–15 дней (одна доза отвара ежедневно) в 55 случаях найдено значительное улучшение, то есть боль исчезла, пузырьки высохли и покрылись коркой, в двух случаях произошло улучшение *(Journal of Shaanxi University of TCM, 1983, 6 (2): 33)*.

102 случая остроконечной кондиломы лечились с помощью этой формулы. Один курс лечения длился семь дней, одна доза на два дня; кроме того, наружно применялся Ming Fan Ye (Alumen). Результат: 81 случай (79,4%) излечен, у 14 (13,7%) констатировано заметное улучшение, в семи случаях лечение неэффективно. Уровень эффективности 93% *(Yunnan Journal of TCM And Pharmacy, 1991, 12 (5): 9)*.

2.4.6. Qing Wei Huang Lian Wan, Trisant Form
清胃黄连丸, цин вэй хуан лянь вань

Источник
«Трактат о Селезенке и Желудке» (脾胃论, Pi Wei Lun, пи вэй лунь), 1249 г.

Ингредиенты
Huang Lian (黄连, хуан лянь, Rhizoma Coptidis)
Huang Qin (黄芩, хуан цинь, Radix Scutellariae Baicalensis)
Huang Bai (黄柏, хуан бай, Cortex Phellodendri)
Zhi Zi (栀子, чжи цзы, Fructus Gardeniae Jasminoidis)
Lian Qiao (连翘, лянь цяо, Fructus Forsythiae Suspensae)
Sheng Di Huang (生地黄, шэн ди хуан, Radix Rehmanniae Glutinosae)
Mu Dan Pi (牡丹皮, му дань пи, Cortex Moutan Radicis)
Tian Hua Fen (天花分, тянь хуа фэнь, Radix Trichosanthis Kirilowii)
Xuan Shen (玄参, сюань шэнь, Radix Scrophulariae Ningpoensis)
Jie Geng (桔梗, цзе гэн, Radix Platycodi Grandiflori)
Zhi Mu (知母, чжи му, Rhizoma Anemarrhenae Asphodeloidis)
Chi Shao (赤芍, чи шао, Radix Paeoniae Rubra)
Shi Gao (石膏, ши гао, Gypsum Fibrosum)
Gan Cao (甘草, гань цао, Radix Glycyrrhizae Uralensis)

Действие
Очищает от Жара в Желудке, снимает отеки и боль.

Показания

Синдромы, связанные с накоплением Жара в Желудке, характеризующиеся сухостью во рту и сухим языком, болью в горле, отеками и язвами десен, или же их атрофией с кровоточивостью, или же жарким зловонным дыханием, или же опуханием и болями в щеках, покрасневшим языком с отсутствующим или желтоватым налетом, быстрым и проволочным пульсом.

Применение

Болезни с вышеперечисленными симптомами: периодонтальный абсцесс, атрофический периодонтит, острый фарингит, тонзиллит, гастрит, язва желудка.

Примеры

Эта формула применялась для лечения 49 случаев периодонтита (10 мужчин и 39 женщин, возраст 18–42 лет, длительность болезни от трех месяцев до четырех лет, обычно 6–18 месяцев). В 45 случаях культивация в течение 24 часов бактериальной культуры выявила стрептококковую инфекцию. После приема последовательно 10–15 доз выздоровление имело место в 19 случаях (38,77%), то есть все местные и общие симптомы исчезли. Заметное улучшение констатировано в 22 случаях, то есть местные симптомы исчезли, а выраженность общих уменьшилась. Улучшение найдено в пяти случаях, неудача в трех. Общий уровень эффективности 93,86% *(Liaoning Journal of TCM, 1993, (12): 25).*

50 случаев хронического гастрита (33 мужчины и 17 женщин, возраст 25–67 лет, длительность болезни от пяти месяцев до 20 лет) лечились с помощью этой формулы. Во всех случаях результат посева на спириллы положительный. Результат: эффективность наблюдалась в 20 (66,7%) из 30 случаев лечебной группы, общий уровень эффективности 80%; для 20 случаев в контрольной группе 77,6% *(Journal of Zhejiang University of TCM, 1992, 16 (2): 15).*

2.4.7. Zuo Jin Wan, Stomach Form
左金丸, цзо цзинь вань

Источник

«Основные методы Даньси» (丹溪心法, Dan Xi Xin Fa, дань си синь фа), 1347 г.

Ингредиенты

Huang Lian (黄连, хуан лянь, Rhizoma Coptidis)
Wu Zhu Yu (吴茱萸, у чжу юй, Fructus Evodiae Rutaecarpae)

Действие

Очищает от Огня в Печени, опускает патологически направленную Ци с целью прекращения рвоты.

Показания

Синдромы с дисгармонией между Печенью и Желудком, то есть когда Желудок атакуется Огнём Печени, что характеризуется вздутием и болями в подреберье, изжогой, рвотой, горьким вкусом во рту, отрыжкой, покрасневшим языком с желтоватым налётом, проволочным быстрым пульсом.

Применение

Болезни с вышеперечисленными симптомами: хронический гастрит, гастродуоденальная язва, хронический гепатит.

Примеры

24 случая язвы (17 мужчин и 7 женщин, возраст 28–50 лет, длительность болезни от трех месяцев до двух лет) лечились с помощью модифицированной формулы. После приема 7–20 доз заметное облегчение симптомов наблюдалось в более чем 90% случаев *(Correspondence of New Medicine, 1997, (1): 36)*. Модифицированная формула применялась для лечения 47 случаев хронических печеночных болезней (22 мужчины и 25 женщин, возраст 25–61 год), в основном характеризовавшихся изжогой и дискомфортом в желудке. Лечебный курс длился пять дней, одна доза ежедневно. После одного–двух курсов симптомы исчезли в большинстве случаев.

2.4.8. Yu Nu Jian, Jade Woman

玉女煎, юй ну цзянь

Источник

«Собрание сочинений Цзинъюэ» (景岳全书, Jing Yue Quan Shu, цзин юэ цюань шу), 1624 г.

Ингредиенты

Shi Gao (石膏, ши гао, Gypsum Fibrosum)
Zhi Mu (知母, чжи му, Rhizoma Anemarrhenae Asphodeloidis)
Shu Di Huang (熟地黄, шу ди хуан, Radix Rehmanniae Glutinosae Praeparata)
Mai Dong (麦冬, май дун, Radix Ophiopogonis Japonici)
Niu Xi (牛膝, ню си, Radix Achyranthis Bidentatae)

Действие

Очищает от Жара Желудка и питает Инь.

Показания

Синдром, связанный с Жаром в Желудке и Дефицитом Инь, характеризующийся горьким вкусом во рту, зловонным дыханием, зубной болью, шатающимися зубами, отечностью или кровоточивостью десен, беспокойством, жаждой, сухим и покрасневшим языком с желтоватым налетом, плавающим и проволочным пульсом.

Применение

Болезни с вышеперечисленными симптомами: стоматит, глоссит, периодонтит, невротическая зубная боль.

Примеры

Эта формула применялась для лечения 102 случаев зубной боли, включая 73 случая острого пульпита, 21 хронического пульпита, восемь случаев перикоронита (50 мужчин и 52 женщины). Лечебный курс длился три дня, одна доза ежедневно. После одного курса зубная боль и остальные симптомы исчезли во всех случаях. Отсутствие рецидивов в течение последующих пяти–семи месяцев констатировано у 68 пациентов (66,7%) и в течение месяца по одному–два рецидива у 34 (33,3%) *(Chinese Journal of Integrated Traditional And Western Medicine, 1989, 9 (3): 182)*.

Эта формула применялась для лечения рецидивирующих язв полости рта (19 мужчин и 13 женщин, возраст 17–56 лет, длительность болезни от одного года до трех лет). Результат: в 15 случаях язвы излечены и в течение трех последующих месяцев рецидивов не наблюдалось. В десяти случаях промежуток между рецидивами увеличился, размер и число язв уменьшились. Неудача констатирована в семи случаях *(Fujian Journal of TCM, 1983, 14 (2): 24)*.

2.4.9. Bai Tou Weng Tang, Pulsatilla Form

白头翁汤, бай тоу вэн тан

Источник

«Трактат о повреждениях холодом» (伤寒论, Shang Han Lun, шан хань лунь), 196–204 гг.

Ингредиенты

Bai Tou Weng (白头翁, бай тоу вэн, Radix Pulsatillae Chinensis)

Huang Bai (黄柏, хуан бай, Cortex Phellodendri)
Huang Lian (黄连, хуан лянь, Rhizoma Coptidis)
Qin Pi (秦皮, цинь пи, Cortex Fraxini)

Действие
Очищает от Жара и проводит детоксикацию, охлаждает Кровь и облегчает дизентерию.

Показания
Дизентерия как следствие токсического Жара, характеризующаяся болями в животе, стулом с кровью и гноем, тенезмами (болезненными ложными позывами к дефекации), ощущением жжения в области ануса, лихорадкой, жаждой, красным языком с желтоватым налетом, проволочным и быстрым пульсом.

Применение
Болезни с вышеперечисленными симптомами: острая бациллярная дизентерия, амебная дизентерия, острый энтерит, абсцесс печени, острый конъюнктивит, связанный с потоком вниз Влаги-Жара в Толстом Кишечнике и застоем Крови.

Примеры
49 случаев типичной бациллярной дизентерии лечились с помощью этой формулы назначением двух доз ежедневно. Все пациенты взрослые. Результат: 79,6% излечились, 14,3% испытали улучшение, эффективность составила 93,9% в сравнении с 81% в контрольной группе, где применялись антибиотики *(Guangdong Medical Journal, 1965, (2): 16)*.

60 случаев хронического язвенного колита лечились с помощью модифицированной формулы. Кроме того, 2,5–5 г Qing Dai (Indigo Pulverata Levis) растворялись в 40 мл 0,9% физраствора и применялись с помощью клизмы один раз в день на ночь. Результат: общий уровень эффективности составил 96,7% *(Chinese Journal of Integrated Traditional And Western Medicine, 1985, (8): 474)*.

62 случая кишечного расстройства у детей лечились с помощью этой формулы посредством клизмы по 10 мл четыре раза в день. Среди них 49 относились к острым энтеритам, 19 к бациллярной дизентерии. После лечения в течение трех дней уровень эффективности составил 93,3% *(Chinese Materia Medica, 1989, 14 (1): 55)*.

2.4.10. Da Chai Hu Tang, Major Bupleurum Form
大柴胡汤, да чай ху тан

Источник
«Основные формулы из золотого ларца» (金匱要略, Jin Gui Yao Lüe, цзинь гуй яо люэ), 196–204 гг.

Ингредиенты
Chai Hu (柴胡, чай ху, Radix Bupleuri)
Huang Qin (黄芩, хуан цинь, Radix Scutellariae Baicalensis)
Bai Shao (白芍, бай шао, Radix Albus Paeoniae Lactiflorae)
Zhi Ban Xia (制半夏, чжи бань ся, Rhizoma Pinelliae Ternatae Praeparata)
Zhi Shi (枳实, чжи ши, Fructus Immaturus Citri Aurantii)
Sheng Jiang (生姜, шэн цзян, Rhizoma Zingiberis Officinalis Recens)
Da Zao (大枣, да цзао, Fructus Ziziphi Jujubae)
Da Huang (大簧, да хуан, Radix et Rhizoma Rhei)

Действие
Регулирует канал Шаоян и очищает от накопленного Жара во Внутреннем.

Показания
Синдром каналов Шаоян и Янмин (чрезмерный Жар в Печени и Желчном Пузыре), характеризующийся перемежающимися лихорадкой и ознобом, болями в подреберье и вздутием, неостановимой рвотой, чувством переполнения и ригидности в эпигастрии, запором или поносом, желтым налетом на языке, проволочным сильным пульсом.

Применение
Болезни с вышеперечисленными симптомами: острый холецистит, холелитиаз, острый панкреатит.

Примеры
88 случаев холецистита и камней в желчном пузыре (28 мужчин и 60 женщин, возраст 20–54 года) лечились с помощью этой формулы. Ультразвуковое сканирование в В-режиме показало камни в желчном пузыре в 38 случаях. В результате симптомы и признаки болезни значительно уменьшились во всех случаях, в 27 камни вышли в срок от 15 до 45 дней. Общий уровень эффективности 94,6% *(Correspondence of TCM Internal Medicine, 1986, (1): 30)*.
216 случаев острого панкреатита лечились с помощью этой формулы в сочетании с Xuan Ming Fen (Mirabilitum Purum) и Zi Su Geng (Caulis Perillae). Ре-

зультат: выздоровление в 210 случаях, протекавших по отечному типу, и в трех из шести случаев, сопровождавшихся кровотечениями; в трех случаях пациенты умерли. Уровень лечебного эффекта 98,5%. Она же применялась для лечения 132 случаев панкреатита, из них 129 сопровождались отеками и три некрозом. Результат: выздоровление во всех случаях, общий уровень эффективности 97,7%. В 92, 31 и шести случаях наблюдалось уменьшение болей в животе в течение одного–трех, четырех–пяти и шести–семи дней соответственно, в среднем 4,2 дня. Время нормализации уровня амилазы в среднем составило 3,9 дня *(Zhejiang Journal of TCM And Pharmacy, 1988, (6): 252; Liaoning Journal of TCM, 1986, (2): 21).*

324 случая билиарных колик (90 мужчин и 234 женщины) лечились с помощью этой формулы. Результат: в 306 (94,5%) случаях боль уменьшилась после применения только этого рецепта, в 13 пришлось использовать комбинацию с лекарствами западной медицины, в пяти случаях потребовалось хирургическое вмешательство *(Journal of TCM, 1986, 27 (10): 24).*

2.4.11. Dao Chi San, Scarlet Form
导赤散, дао чи сань

Источник
«Руководство по терапии в педиатрии» (小儿药証直诀, Xiao Er Yao Zheng Zhi Jue, сяо эр яо чжэн чжи цзюэ), 1119 г.

Ингредиенты
Sheng Di Huang (生地黄, шэн ди хуан, Radix Rehmanniae Glutinosae)
Chuan Mu Tong (川木通, чуань му тун, Caulis Clematidis Armandii)
Dan Zhu Ye (淡竹叶, дань чжу е, Herba Lophatheri Gracilis)
Gan Cao (甘草, гань цао, Radix Glycyrrhizae Uralensis)

Действие
Очищает от Жара в Сердце и питает Инь, способствует мочеотделению.

Показания
Синдром, связанный с Жаром, скопившимся в Сердце и Тонком Кишечнике, характеризующийся беспокойством и чувством жара в груди, жаждой, покраснением лица, язвами полости рта и языка, темной мочой с затрудненным болезненным мочеиспусканием, покрасневшим языком и быстрым пульсом.

Применение
Острые инфекции мочевого тракта, простатит, изъязвления полости рта.

Примеры

Эта формула применялась для лечения 43 случаев хронического простатита и везикулита (возраст 23–42 года). Все пациенты испытывали боль в пояснице, болезненность при мочеиспускании, сопровождаемом белыми выделениями, боль и опухание промежности. Анализ секрета простаты показал следующие результаты: лейкоциты более 15 в поле зрения или же следы гноя в мазке, количество лецитина меньше 50%. После лечения в течение 15 дней симптомы исчезли, анализ секрета простаты показал отсутствие лейкоцитов в поле зрения и количество лецитина больше 80% в 28 случаях, лейкоциты меньше 10 в поле зрения и количество лецитина 60–80% в 10 случаях. Общий уровень эффективности 95,35% *(Journal of Jiangxi University of TCM, Edition of Male Disease, 1983: 19)*.

76 случаев изъязвления полости рта (35 мужчин и 41 женщина) лечились с помощью этой формулы с добавлением Zi Su Geng (Flos Lonicerae Japonicae) и Lian Qiao (Fructus Forsythiae Suspensae). После применения в среднем одной-четырех доз в 61 случае наступило выздоровление, в 12 улучшение; уровень эффективности 96% *(Journal of Henan University of TCM, 1978, (4): 23)*.

60 случаев стоматита у детей, из них 30 лечились с помощью этой формулы с добавлением Mai Dong (Radix Ophiopogonis Japonici), а 30 с помощью антибиотиков. После двух-четырех дней в группе, где применялась формула, и во второй группе выраженное улучшение наблюдалось у 20 и шести пациентов соответственно, улучшение у восьми и шести, лечение признано неудачным в двух и 18 случаях. Общий уровень эффективности 93,3% и 40% соответственно *(Chinese Journal of Integrated Traditional And Western Medicine, 1987, (2): 118)*.

2.4.12. Dang Gui Liu Huang Tang, No-Sweat Form
当归六黄汤, дан гуй лю хуан тан

Источник

«Секреты из комнаты с орхидеями» (兰室秘藏, Lan Shi Mi Cang, лань ши ми цан), 1251 г.

Ингредиенты

Dang Gui (当归, дан гуй, Radix Angelicae Sinensis)
Sheng Di Huang (生地黄, шэн ди хуан, Radix Rehmanniae Glutinosae)
Shu Di Huang (熟地黄, шу ди хуан, Radix Rehmanniae Glutinosae Praeparata)
Huang Lian (黄连, хуан лянь, Rhizoma Coptidis)
Huang Qi (黄芪, хуан ци, Radix Astragali Membranacei)
Huang Bai (黄柏, хуан бай, Cortex Phellodendri)

Действие

Питает Инь и очищает от Огня, усиливает поверхностную сопротивляемость для прекращения потоотделения.

Показания

Лихорадка и ночная потливость, связанные с Дефицитом Инь и разгоранием Огня, характеризующиеся покрасневшим лицом, раздражительностью, жаждой, сухими губами, запором, темной мочой или же спонтанным потоотделением, покрасневшим языком и быстрым пульсом.

Применение

Болезни с вышеперечисленными симптомами: лихорадка с температурой 37,5–38,2 °С, лихорадка с температурой 37,2–37,4 °С по причине различных хронических инфекций, расстройства вегетативной нервной системы.

Примеры

50 случаев расстройства потоотделения (32 мужчины и 18 женщин, возраст 13–61 года, длительность болезни от десяти дней до трех лет) лечились с помощью модифицированной формулы. После 5–12 дней лечения в 43 случаях произошло выздоровление, в пяти выраженное улучшение, в двух случаях улучшение. Уровень эффективности 100% *(Hubei Journal of TCM, 1991, (6): 22)*.

Модифицированная формула применялась для лечения 68 случаев лихорадки с температурой 37,2–37,4 °С, связанной с хроническими инфекциями, из них 27 случаев хронического холецистита, 23 хронической инфекции мочевыделительного тракта, шесть хронического тонзиллита, 12 неопределенных случаев. После приема 7–15 доз выздоровление наблюдалось в 25 случаях, заметное улучшение в 22, улучшение в 15, отсутствие эффекта в шести. Общий уровень эффективности 91,2% *(Edition of Clinical Material, 1988, (6): 12)*.

Глава 2.5. Формулы, согревающие Внутреннее

Формулы, содержащие лекарственные ингредиенты, обладающие по своей природе свойствами тепла или Жара, имеют своим действием согревание Внутреннего с целью поддержать Ян и рассеять Холод и применяются для лечения Внутреннего Холода. Они известны как согревающие Внутреннее или рассеивающие Холод формулы.

Так как внутренний Холод различается по степени тяжести и пораженным частям тела, согревающие Внутреннее формулы соответственно делятся на три группы.

Согревающие Средний Цзяо и рассеивающие Холод. Действие этой группы направлено на согревание Среднего Цзяо для рассеивания Холода. Они показаны при Холоде и Дефиците Среднего Цзяо, что характеризуется усталостью, холодными конечностями, распирающими болями в желудке, или же отрыжкой с кислым содержимым, слабым аппетитом, рвотой, или же болями в животе, неоформленным стулом, отсутствием вкусовых ощущений, отсутствием жажды, белым скользким налетом на языке, глубоким тонким или глубоким медленным пульсом. Примеры: Li Zhong Wan (2.5.1), Wu Zhu Yu Tang (2.5.2), Xiao Jian Zhong Tang (2.5.3).

Восстанавливающие Ян и спасающие пациента от коллапса. Обладают действием восстановления Ян и спасения пациента в опасной ситуации. Они показаны для лечения расстройств в виде коллапса Ян Почки с накоплением Внутреннего Холода, проявляющихся холодными конечностями, отвращением к холоду, позой лежания с приведенными к животу конечностями, рвотой, болями в животе, поносом с частицами непереваренной пищи, вялостью или же профузным потоотделением, серым цветом лица, глубоким тонким или глубоким слабым пульсом. Примеры: Si Ni Tang (四逆汤, сы ни тан), Zhen Wu Tang (2.5.6).

Согревающие каналы и рассеивающие Холод. Эта группа обладает действием согревания каналов для удаления Холода и тонизирования Крови, способствуя циркуляции Крови. Они показаны для лечения каналов, заблокированных в связи со скоплением Холода и вялым потоком Крови, что характеризуется холодными конечностями и генерализованными болями. Примеры: Dang Gui Si Ni Tang (2.5.4), Yang He Tang (阳和汤, ян хэ тан).

Примечания

В связи с тем, что формулы этого вида в основном состоят из лекарств, острых на вкус и теплых, сухих и содержащих по своей природе Жар, они противопоказаны при синдроме Жара с симптомами ложного Холода. Поэтому перед их применением необходима дифференциация настоящего синдрома Холода от ложного.

В случае чрезмерного накопления Инь-Холода и рвоты после приема теплых по природе трав может быть рекомендовано добавление в небольших количествах холодных по природе трав или питье отвара в холодном виде.

Дозировка этого вида формул должна быть отрегулирована согласно месту применения, четырем сезонам и конституции пациента. В теплых местах или в течение лета доза должна быть уменьшена, также эти формулы не могут быть назначены сверх нормы для пациентов с Инь-Дефицитной конституцией или Инь-Дефицитом в связи с потерей крови.

2.5.1. Li Zhong Wan, Midrif Form
李中丸, ли чжун вань

Источник
«Трактат о повреждениях холодом» (伤寒论, Shang Han Lun, шан хань лунь), 196–204 гг.

Ингредиенты
Dang Shen (党参, дан шэнь, Radix Codonopsis Pilosulae)
Bai Zhu (白术, бай чжу, Rhizoma Atractylodis Macrocephalae)
Gan Jiang (干姜, гань цзян, Rhizoma Zingiberis)
Gan Cao (甘草, гань цао, Radix Glycyrrhizae Uralensis)

Действие
Согревает Средний Цзяо и рассеивает Холод, укрепляет Селезенку и Желудок.

Показания
Синдромы, связанные с Дефицитом и Холодом в Среднем Цзяо, характеризующиеся неоформленным стулом, отсутствием жажды, рвотой, болью или чувством переполнения в животе, анорексией, бледным языком с беловатым на-

летом и глубоким медленным пульсом или же потерей крови с Дефицитом Ян, профузным слюноотделением, Би-синдромом грудной клетки.

Применение

Болезни с вышеперечисленными симптомами: острый или хронический гастрит, гастродуоденальная язва, хронический энтерит, гастрэктазия (растяжение желудка), гастроптоз, дисфункциональные маточные кровотечения.

Примеры

30 случаев хронического гастрита по типу Холода и Дефицита лечились с помощью этой формулы в сочетании с Huang Qi (Radix Astragali Membranacei) и Chen Pi (Pericarpium Citri Reticulatae). Результат: в пяти и 20 случаях боли в желудке исчезли в течение одного и трех месяцев соответственно, в других пяти случаях боль уменьшилась. Общий уровень эффективности 96,3% (Journal of TCM, 1980, (2): 28).

34 случая осенней диареи у детей (27 мальчиков и семь девочек, возраст 4–20 месяцев) лечились с помощью этой формулы. Применялась одна доза ежедневно, три–шесть раз в день. После приема трех–пяти доз все случаи излечены (Journal of Chengdu University of TCM, 1987, (1): 29).

42 случая детского профузного слюноотделения (38 мальчиков и четыре девочки, возраст 3,5–9 лет, длительность болезни от 20 дней до трех лет) лечились с помощью этой формулы и Yi Zhi Ren (Fructus Alpiniae Oxyphyllae). Результат: в 40 случаях профузное слюноотделение прекратилось, обследование через четыре месяца показало отсутствие рецидивов; в двух случаях улучшение (Guangxi Journal of TCM, 1992, 15, (2): 15).

2.5.2.　Wu Zhu Yu Tang, Evodia Form

吴茱萸汤, у чжу юй тан

Источник

«Трактат о повреждениях холодом» (伤寒论, Shang Han Lun, шан хань лунь), 196–204 гг.

Ингредиенты

Wu Zhu Yu (吴茱萸, у чжу юй, Fructus Evodiae Rutaecarpae)
Dang Shen (党参, дан шэнь, Radix Codonopsis Pilosulae)

Sheng Jiang (生姜, шэн цзян, Rhizoma Zingiberis Officinalis Recens)
Da Zao (大枣, да цзао, Fructus Ziziphi Jujubae)

Действие
Согревает и тонизирует Селезенку и Желудок, проводит обратное течение Ци вниз для прекращения рвоты.

Показания
Синдром, возникающий в связи с Дефицитом-Холодом в Желудке и Селезенке, характеризующимся тошнотой после приема пищи, чувством переполнения в груди и животе, дискомфортом в желудке с отрыжкой кислым, бледным языком с беловатым налетом, проволочным и медленным пульсом, или же в связи с нарушениями в канале Цзюэинь, характеризующимися болью в верхней части головы, рвотой с выраженным слюноотделением или же раздражительностью, поносом.

Применение
Болезни с вышеперечисленными симптомами: острый или хронический гастрит, невротическая головная боль, рвота во время беременности, невротическая рвота, синдром Меньера.

Примеры
Эта формула применялась для лечения 100 случаев невроза, из них 42 с длительностью болезни от двух недель до месяца, 49 от месяца до года и девять больше года. Проводился прием одной дозы ежедневно, курс лечения 9–84 дней, в среднем 21 день. Результат: излечение в 52 случаях, заметное улучшение в 20, улучшение в 18, отсутствие результата в 11 случаях. Общий уровень эффективности 89% (TCM Correspondence, 1986, (6): 816).
В случае головной боли, связанной с восхождением патологической Ци из-за Холода и Дефицита в Среднем Цзяо, а также с застоем мутных Инь-субстанций, дозировка может варьироваться от 15 г до 30 г. В случае тошноты после еды, рвоты с обильным слюноотделением наиболее подходящей является доза в 4,5–9 г. Доза Sheng Jiang (Rhizoma Zingiberis Officinalis Recens) может доходить до 15–45 г, потому что действием этого компонента является согревание Желудка и прекращение рвоты. В случае диареи лучший результат может быть достигнут за счет увеличения дозы до 15–30 г и замены Sheng Jiang (Rhizoma Zingiberis Officinalis Recens) на Gan Jiang (Rhizoma Zingiberis) (Journal of New TCM, 1982, (1): 38).

2.5.3. Xiao Jian Zhong Tang, Thermal Form
小建中汤, сяо цзянь чжун тан

Источник
«Трактат о повреждениях холодом» (伤寒论, Shang Han Lun, шан хань лунь), 196–204 гг.

Ингредиенты
Gui Zhi (桂枝, гуй чжи, Ramulus Cinnamomi Cassiae)
Bai Shao (白芍, бай шао, Radix Albus Paeoniae Lactiflorae)
Zhi Gan Cao (炙甘草, чжи гань цао, Radix Glycyrrhizae Uralensis Praeparata)
Sheng Jiang (生姜, шэн цзян, Rhizoma Zingiberis Officinalis Recens)
Da Zao (大枣, да цзао, Fructus Ziziphi Jujubae)
Yi Tang (飴糖, и тан, Saccharum Granorum)

Действие
Согревает и укрепляет Средний Цзяо, рассеивает Холод и облегчает боль.

Показания
Синдром болей в животе, связанных с Холодом и Дефицитом в Среднем Цзяо, характеризующийся приступообразными болями в животе, облегчающимися при согревании и надавливании, или же сердцебиением и раздражительностью, или же матовым цветом лица и лихорадкой в связи с Дефицитом Ян, бледным языком с беловатым налетом, проволочным тонким и медленным пульсом.

Применение
Болезни с вышеперечисленными симптомами: гастродуоденальная язва, неврастения, хронические болезни печени.

Примеры
48 случаев болей в желудке (36 мужчин и 12 женщин, возраст 20–67 лет) лечились с помощью модифицированной формулы. Проводился прием одной дозы ежедневно. Результат: боль исчезла в 44 случаях (92%), заметное облегчение боли в трех (6%), неудача в одном случае (2%) *(Forum on TCM, 1988, (4): 22)*.
83 случая возвращающихся болей живота у детей (36 мальчиков и 47 девочек, возраст 4–12 лет, длительность болезни от шести месяцев до пяти лет) лечились с помощью модифицированной формулы. Лечебный курс длился семь дней, прием одной дозы дважды в день. После одного курса наблюдалось 59 случаев выздоровления, 21 явного улучшения, три случая без эффекта. Общий уровень эффективности 98,1% *(Shanxi Journal of TCM, 1992, 13 (12): 537)*.

2.5.4. Dang Gui Si Ni Tang, Jujube Form
当归四逆汤, дан гуй сы ни тан

Источник

«Трактат о повреждениях холодом» (伤寒论, Shang Han Lun, шан хань лунь), 196–204 гг.

Ингредиенты

Dang Gui (当归, дан гуй, Radix Angelicae Sinensis)
Gui Zhi (桂枝, гуй чжи, Ramulus Cinnamomi Cassiae)
Bai Shao (白芍, бай шао, Radix Albus Paeoniae Lactiflorae)
Zhi Gan Cao (炙甘草, чжи гань цао, Radix Glycyrrhizae Uralensis Praeparata)
Tong Cao (通草, тун цао, Medulla Tetrapanacis Papyriferi)
Da Zao (大枣, да цзао, Fructus Ziziphi Jujubae)

Действие

Согревает каналы с целью рассеивания Холода, питает Кровь и активирует ее движение.

Показания

Синдром, связанный с Дефицитом Крови и воздействием Холода, характеризующийся холодными конечностями, болями в теле, или же диареей, или же болями в яичках с иррадиацией в нижнюю часть живота, бледным языком с беловатым налетом, глубоким тонким или нечетким пульсом.

Применение

Болезни с вышеперечисленными симптомами: болезнь Рейно, тромбангиит, мигрень, ишиас, ревматический артрит, нерегулярные менструации, дисменорея, обморожение.

Примеры

Модифицированная формула применялась для лечения сенильной хронической головной боли в 76 случаях (28 мужчин и 48 женщин, возраст 60–83 года, средний возраст 65 лет, 15 с длительностью болезни более восьми лет, 28 более пяти лет, 18 более двух лет, 15 более шести месяцев). Результат: 24 случая в основном излечены, в 29 заметное улучшение, в 16 улучшение, в семи случаях отсутствие эффекта. Уровень эффективности 90,8% (*Journal of Nanjing University of TCM, 1992, (3): 158*).

Модифицированная формула применялась для лечения 43 случаев тромбангиита. Один курс длился 10–15 дней при приеме одной дозы ежедневно. Результат: 31 случай излечен, в десяти улучшение, два случая без эффекта; уровень эффективности 95,3% *(Hebei Journal of TCM, 1987, (3): 4)*.

Модифицированная формула применялась наружно для лечения 100 случаев обморожения (первой и второй степени). Вначале пострадавшая область окуривалась и омывалась отваром, затем пострадавшие конечности погружали в отвар на 15–20 минут дважды в день. После шести–восьми раз все случаи излечены *(Shandong Journal of TCM, 1984, (2): 37)*.

2.5.5. Huang Qi Jian Zhong Tang, Astragali Form
黄耆建中汤, хуан ци цзянь чжун тан

Источник
«Основные формулы из золотого ларца» (金匱要略, Jin Gui Yao Lüe, цзинь гуй яо люэ), 196–204 гг.

Ингредиенты
Huang Qi (黄芪, хуан ци, Radix Astragali Membranacei)
Gui Zhi (桂枝, гуй чжи, Ramulus Cinnamomi Cassiae)
Bai Shao (白芍, бай шао, Radix Albus Paeoniae Lactiflorae)
Zhi Gan Cao (炙甘草, чжи гань цао, Radix Glycyrrhizae Uralensis Praeparata)
Sheng Jiang (生姜, шэн цзян, Rhizoma Zingiberis Officinalis Recens)
Da Zao (大枣, да цзао, Fructus Ziziphi Jujubae)
Yi Tang (飴糖, и тан, Saccharum Granorum)

Действие
Согревает Средний Цзяо и тонизирует Ци, укрепляет Селезенку для облегчения боли.

Показания
Синдром, связанный с Холодом и Дефицитом Среднего Цзяо, характеризующийся землистым цветом лица, сухими губами и ртом, раздражительностью и сердцебиением, утомляемостью, вздутием или болями в животе, плохим аппетитом, спонтанным или ночным потоотделением после продолжительной болезни, тонким пульсом и бледным языком.

Применение
Болезни с вышеперечисленными симптомами: гастродуоденальная язва, хронический перитонит, апластическая анемия, неврастения, хронические болезни печени.

Примеры

70 случаев язвы двенадцатиперстной кишки в стадии обострения лечились с помощью этой формулы. Все пациенты мужского пола, все обследованы с помощью эндоскопии. После лечения в течение 30 дней в шести случаях (8,57%) констатировано наступление фазы залечивания, в 63 (90%) произошло рубцевание, в одном случае изменения не обнаружены. В 40 случаях уменьшились базовое выделение кислоты (БВК), максимальное выделение кислоты (МВК) и пиковое выделение кислоты (ПВК), при этом БВК снизилось в 31 случае (77,57%), МВК в 25 (62,5%), ПВК в 31 случае (77,57%) *(Chinese Journal of Integrated Traditional And Western Medicine, 1986, 6 (1): 33)*.

101 случай хронического атрофического гастрита (85 мужчин и 16 женщин, возраст 30–60 лет, длительность болезни 1–20 лет) лечились с помощью этой формулы, применявшейся по одной дозе в день в два приема. Лечебный курс длился четыре недели, проводилось три курса. Эндоскопия в сочетании с биопсией проводились во всех случаях. Результат: все симптомы исчезли в 59 случаях, эндоскопия показала нормализацию слизистой желудка; в 38 случаях симптомы облегчились, кровотечение и эрозирование слизистой остановилось, гиперемия уменьшилась, изъязвление минимизировалось. Общий уровень эффективности 96% *(Hubei Journal of TCM, 1991, (1): 12)*.

2.5.6. Zhen Wu Tang, Zingiberis Form

真武汤, чжэнь у тан

Источник

«Трактат о повреждениях холодом» (伤寒论, Shang Han Lun, шан хань лунь), 196–204 гг.

Ингредиенты

Zhi Fu Zi (制附子, чжи фу цзы, Radix Lateralis Aconiti Carmichaeli Praeparata)
Bai Zhu (白术, бай чжу, Rhizoma Atractylodis Macrocephalae)
Fu Ling (茯苓, фу лин, Sclerotium Poriae Cocos)
Bai Shao (白芍, бай шао, Radix Albus Paeoniae Lactiflorae)
Sheng Jiang (生姜, шэн цзян, Rhizoma Zingiberis Officinalis Recens)

Действие

Согревает Ян и удаляет Влагу.

Показания

Синдромы задержки Влаги во Внутреннем, связанные с Дефицитом Ян Селезенки и Почки, характеризующиеся дизурией (затрудненным мочеиспусканием), тяжестью и болезненностью конечностей, отеками, или же рвотой, диареей, болями в животе, или же сердцебиением, чувством вздутия и переполнения грудной клетки, одышкой и кашлем, бледным и увеличенным языком с беловатым налетом и глубоким слабым пульсом, или же лихорадкой, не спадающей после появления пота, подрагиванием тела с тенденцией к падению, головокружением.

Применение
Болезни с вышеперечисленными симптомами: хронический нефрит, застойная сердечная недостаточность, гипотиреоидизм, хронический энтерит, хронические расстройства печени.

Примеры
Эта формула использовалась для лечения 15 случаев застойной сердечной недостаточности, из них семь пациентов с сердечной недостаточностью класса IV по шкале Killip, семь класса III, один класса II. В трех случаях пациенты испытали приступ в первый раз, девять имели два-три рецидива, трое имели более четырех рецидивов в анамнезе. Курс лечения длился пять-семь дней, по одной дозе ежедневно. Результат: в одном случае коррекция, в шести заметное улучшение, в пяти улучшение, три случая остались без эффекта. Неудачи объяснялись продолжительной сердечной недостаточностью и коротким сроком лечения *(Journal of TCM, 1980, 3)*.

12 случаев хронической почечной недостаточности лечились с помощью этой формулы назначением одной дозы в день. После пяти–семи дней заметная эффективность наблюдалась в пяти случаях, эффективность в двух, неудача в двух случаях. Общий уровень эффективности 83,33% *(China Journal of Medicine And Pharmacy, 1991, 6 (4): 10)*.

Эта формула применялась для лечения 162 случаев головокружения (35 мужчин и 127 женщин). Результат: все симптомы исчезли в 102 случаях (61,7%), отсутствие рецидивов констатировалось на протяжении полутора лет; в 35 случаях (21,6%) симптомы уменьшились, однако отмечались рецидивы в течение полугода. Неудача в 25 случаях (15%) *(Journal of New TCM, 1991, (9): 26)*.

Глава 2.6.   Тонизирующие формулы

Формулы, содержащие тонизирующие составляющие для лечения Дефицитных расстройств, известны как тонизирующие.

Так как расстройства на основе Дефицита и подобных ухудшений делятся по типу на Дефицит Ци, Крови, Инь, Ян и сочетанный Дефицит Ци и Крови, тонизирующие формулы соответственно классифицируются следующим образом.

Укрепляющие Ци. Состоят в основном из оживляющих Ци компонентов. Показаны для лечения синдромов, связанных с Дефицитом Ци Селезенки и Легких, характеризующихся чувством усталости, одышкой, тихим голосом, апатией, бледным цветом лица, потерей аппетита, бледным языком с беловатым налетом, плавающим или слабым большим пульсом. Примеры: Si Jun Zi Tang (2.6.1), Bu Zhong Yi Qi Tang (2.6.3).

Питающие Кровь. В основном содержат компоненты, пополняющие Кровь. Показаны для лечения синдромов, связанных с Дефицитом Крови, характеризующихся головокружением, землистым цветом лица, бледностью ногтей рук или ног, сердцебиением, бессонницей, скудными или светлоокрашенными менструациями, тонким быстрым пульсом. Примеры: Si Wu Tang (2.6.7), Dang Gui Bu Xue Tang (2.6.11).

Укрепляющие одновременно Ци и Кровь. Преимущественно содержат тонизирующие Ци компоненты совместно с компонентами, питающими Кровь. Применяются для лечения синдромов, связанных с Дефицитом как Ци, так и Крови, характеризующихся матовым цветом лица, головокружением, расплывчатым зрением, сердцебиением, одышкой, чувством утомления, потерей аппетита, бледным языком, слабым и тонким пульсом. Примеры: Ba Zhen Tang (2.6.8), Zhi Gan Cao Tang (2.6.12).

Питающие Инь. В основном содержат питающие Инь компоненты. Показаны для лечения синдромов, связанных с Дефицитом Инь, характеризующихся похуданием, головокружением, звоном в ушах, гектической лихорадкой, ощущением жара в ладонях и ступнях, ночной потливостью и поллюцией, бессонницей, гиперемией щек, покрасневшим язык с уменьшенным или отсутствующим налетом, быстрым и тонким пульсом. Примеры: Liu Wei Di Huang Wan (2.6.15), Zuo Gui Wan (左归丸, цзо гуй вань).

Укрепляющие Ян. В основном содержат укрепляющие Ян компоненты. Показаны для лечения синдромов, связанных с Дефицитом Ян Почки, характеризующихся болезненностью поясницы и коленных суставов, холодными и слабыми конечностями, усталостью, ощущениями Холодовой по своему характеру боли и напряжения в нижней части живота, частым и обильным мочеиспусканием, импотенцией, преждевременной эякуляцией, бледным, увеличенным, со следами зубов языком с беловатым толстым налетом, тонким и глубоким пульсом. Примеры: Jin Gui Shen Qi Wan (2.6.20), You Gui Wan (右归丸, ю гуй вань).

Примечания

Регуляция функций Селезенки и Желудка. Так как в ТКМ Селезенка и Желудок являются фундаментом возобновления жизни, источником Ци и Крови, их состояние всегда следует учитывать во время применения тонизирующих формул. И только при их полноценном действии переноса и усвоения может быть достигнута цель укрепляющего воздействия тонизирующих формул и получен наилучший результат. В случае общего Дефицита Селезенки и Желудка формулы для укрепления Селезенки и Желудка обязательно должны назначаться вместе с питающими Инь препаратами, в противном случае ожидаемый эффект не может быть достигнут.

Определение истинного и ложного синдрома Дефицита. Тонизирующие формулы предназначены для лечения Дефицита и поэтому противопоказаны для лечения мнимого Дефицита, являющегося по сути синдромом Избытка. Ошибочное применение может ухудшить состояние.

Тонизирование радикально или мягко. Большинство Дефицитных состояний требуют бережного и медленного регулирования. При легком или хроническом состоянии следует усиливать нежно; при тяжелом или остром состоянии следует усиливать радикально; в случае Дефицита Витальной Ци и избытка Патогенных Факторов следует использовать тонизацию совместно с избавляющими от Патогенных Факторов лекарствами.

Укрепление, но не застой. По причине важности беспрепятственного потока Ци и Крови в теле человека следует избегать застоя, иногда вызываемого тонификацией. Так как тонизирующие Ци вещества по большей части имеют сладкий вкус и склонны вызывать застой, необходимо применение небольшого количества содействующих движению Ци компонентов. Например, Chen Pi (Pericarpium Citri Reticulatae) в Bu Zhong Yi Qi Tang (2.6.3). В случае тонизирующих Кровь формул, относящихся к мягкой Инь по своей природе, для предупреждения застоя добавляются небольшие количества веществ, способствующих движению потока Крови. Например, Chuan Xiong (Rhizoma Ligustici Chuanxiong) в Si Wu Tang (2.6.7).

Прием. Составляющие для тонизирующих формул должны отвариваться на небольшом огне в течение более длительного времени, и принимать эти отвары лучше на пустой желудок или перед едой.

2.6.1. Si Jun Zi Tang, Four Nobles
四君子汤, сы цзюнь цзы тан

Источник
«Формулы отдела управления и обеспечения фармацевтики» (太平惠民和剂局方, Tai Ping Hui Min He Ji Ju Fang, тай пин хуэй минь хэ цзи цзюй фан), 1078–1085 гг.

Ингредиенты
Dang Shen (党参, дан шэнь, Radix Codonopsis Pilosulae)
Bai Zhu (白术, бай чжу, Rhizoma Atractylodis Macrocephalae)
Fu Ling (茯苓, фу лин, Sclerotium Poriae Cocos)
Gan Cao (甘草, гань цао, Radix Glycyrrhizae Uralensis)

Действие
Укрепляет Ци и Селезенку.

Показания
Синдром, связанный с Дефицитом Ци Селезенки и Желудке, характеризующийся потерей аппетита, бледным цветом лица, тихим голосом, слабостью в конечностях или же ощущением переполненности в груди и животе, неоформленным стулом, бледным языком, тонким и слабым пульсом.

Применение
Болезни с вышеперечисленными симптомами: гипофункция Желудка и Кишечника, хронический гастрит, гастродуоденальная язва.

Примеры
126 случаев язвы желудка лечились с помощью модифицированной формулы. Результат: уровень эффективности составил 78,5%, общий уровень эффективности 97,6%. Лучший результат обнаружен при Дефиците Селезенки, что проявилось не только уменьшением симптомов, но и урегулированием уровня ацетилхолина (*Journal of New TCM, 1982, (11): 12*).

13 случаев миомы матки лечились с помощью этой формулы. Применялось от 20 до 125 доз, в среднем 58,4 дозы. Результат: в десяти случаях излечение, из них у девяти отсутствие рецидива в течение двух лет (*Zhejiang Journal of TCM, 1979, (10): 376*).

Эта формула применялась для лечения лихорадки с температурой 37,2–37,4 °C у детей. После пяти–семи дней лечения большинство симптомов в основном исчезли, общий уровень эффективности составил 96% (*Zhejiang Journal of TCM, 1979, (10): 376*).

2.6.2. Shen Ling Bai Zhu San, Dolichos Form

参苓白术散, шэнь лин бай чжу сань

Источник

«Формулы отдела управления и обеспечения фармацевтики» (太平惠民和剂局方, Tai Ping Hui Min He Ji Ju Fang, тай пин хуэй минь хэ цзи цзюй фан), 1078–1085 гг.

Ингредиенты

Dang Shen (党参, дан шэнь, Radix Codonopsis Pilosulae)
Bai Zhu (白术, бай чжу, Rhizoma Atractylodis Macrocephalae)
Fu Ling (茯苓, фу лин, Sclerotium Poriae Cocos)
Zhi Gan Cao (炙甘草, чжи гань цао, Radix Glycyrrhizae Uralensis Praeparata)
Lian Zi (莲子, лянь цзы, Semen Nelumbinis Nuciferae)
Yi Yi Ren (薏苡仁, и и жэнь, Semen Coicis Lachryma-Jobi)
Bai Bian Dou (白扁豆, бай бянь доу, Semen Dolichoris Lablab Album)
Shan Yao (山药, шань яо, Radix Dioscoreae Oppositae)
Jie Geng (桔梗, цзе гэн, Radix Platycodi Grandiflori)
Sha Ren (砂仁, ша жэнь, Fructus Amomi)

Действие

Укрепляет Ци и Селезенку, регулирует Желудок, выводит Влагу.

Показания

Синдром, связанный с Дефицитом Ци в Селезенке и Желудке и сопровождаемый задержкой Влаги, характеризующийся сниженным аппетитом, неоформленным стулом, истощением, слабостью конечностей, чувством угнетения и распухания в грудной клетке и животе, бледным языком с беловатым налетом, тонким и медленным пульсом.

Применение

Болезни с вышеперечисленными симптомами: хронический гастроэнтерит, хроническая диарея, анемия, хронический нефрит, расстройство желудка у детей, хронический бронхит, туберкулез и схожие с туберкулезом болезни.

Примеры

Модифицированная формула применялась для лечения 56 случаев хронической диареи, из них 16 имели длительность болезни один год, 24 от одного года до пяти лет, семь более десяти лет. Лабораторные исследования, бариевая клизма и сигмоидоскопия не показали причин. После лечения в среднем 42 дозами в 29 случаях стул нормализовался, остальные симптомы исчезли, рецидивов не было в течение одного года; в 15 случаях стул нормализовался, остальные симптомы в основном исчезли, рецидивов не было в течение полугода; неудача констатирована в пяти случаях *(Hubei Journal of TCM, 1986, (3): 21)*.

78 случаев легочного сердца (cor pulmonale) в состоянии ремиссии (51 мужчина и 27 женщин, возраст 23–91 год) лечились модифицированной формулой, применявшейся в течение одного месяца. Заметное улучшение возникло в 34 случаях (главные симптомы и признаки исчезли), улучшение в 31 (главные симптомы и признаки уменьшились, рецидивы случались менее часто), неудача констатирована в 13 случаях. Общий уровень эффективности 83,3% *(Journal of Nanjing University of TCM, 1987, (4): 25)*.

30 случаев несварения желудка у детей (17 мальчиков и 13 девочек, 20 в возрасте одного-тех лет, десять в возрасте трех-семи лет) лечились модифицированной формулой. После приема в течение четырех недель в 28 случаях наблюдалось улучшение аппетита, повышение веса на 1 кг и роста на 2 см. Общий уровень эффективности 93,3% *(Journal of TCM, 1988, 29 (8): 599)*.

2.6.3. Bu Zhong Yi Qi Tang, Middle Form

补中益气汤, бу чжун и ци тан

Источник

«Трактат о Селезенке и Желудке» (脾胃论, Pi Wei Lun, пи вэй лунь), 1249 г.

Ингредиенты

Dang Shen (党参, дан шэнь, Radix Codonopsis Pilosulae)
Bai Zhu (白术, бай чжу, Rhizoma Atractylodis Macrocephalae)
Huang Qi (黄芪, хуан ци, Radix Astragali Membranacei)
Zhi Gan Cao (炙甘草, чжи гань цао, Radix Glycyrrhizae Uralensis Praeparata)

Dang Gui (当归, дан гуй, Radix Angelicae Sinensis)
Chen Pi (陈皮, чэнь пи, Pericarpium Citri Reticulatae)
Sheng Ma (升麻, шэн ма, Rhizoma Cimicifugae)
Chai Hu (柴胡, чай ху, Radix Bupleuri)

Действие
Укрепляет Средний Цзяо и Ци, поднимает Ян-Ци в случае пролапса.

Показания
Синдром, связанный с Дефицитом Ци Селезенки-Желудка и пролапсом внутренних органов в связи с опусканием Ян-Ци, характеризующийся отсутствием вкусовых ощущений, одышкой, апатией, чувством усталости, лихорадкой, потоотделением, жаждой с предпочтением горячих напитков, большим, но слабым пульсом или же продолжительной диареей.

Применение
Расстройства типа гастроптоза (опущения желудка), пролапса слизистой желудка, миастении, проктоптоза (опущения прямой кишки), хилурии (наличия лимфы в моче), лихорадки с температурой 37,5–38,2 °C или лихорадки с температурой 37,2–37,4 °C по неопределенной причине, гистероптоза (опущения матки), задержки мочи после родов, кольпоптоза (опущения стенок влагалища), дисфункциональных маточных кровотечений, блефароптоза (пролапса верхнего века), паралитического косоглазия.

Примеры
71 случай пролапса слизистой желудка (39 мужчин и 32 женщины, средний возраст 41,5 года) лечились с помощью модифицированной формулы. После двух недель боли в желудке уменьшились, гастроскопия показала, что опущенная слизистая поднялась и пилорическое отверстие закрыто *(Journal of TCM And Pharmacy, 1991, 5 (40): 169)*.
Модифицированная формула применялась для лечения 30 случаев гипотонии в связи с инфракрасным облучением (30 мужчин, возраст 25–50 лет). После лечения в течение 15 дней общий уровень эффективности 87% *(Yunnan Journal of TCM And Pharmacy, 1983, (3): 28)*.
41 случай миастении лечился с помощью модифицированной формулы с общим уровнем эффективности 92,7%, а также с еще лучшим эффектом в случае простого блефароптоза *(China Journal of Internal Medicine, 1977, (1): 17)*.
98 случаев хилурии (32 мужчины и 66 женщин, возраст 14–75 лет, длительность болезни от 15 дней до 25 лет) лечились с помощью модифицированной формулы. Результат: 82 случая (83,7%) излечены, в десяти (10,2%) констатировано

заметное улучшение, в двух случаях (2%) неудача. Обследование через три года выявило рецидивы в шести из 56 случаев *(TCM in Clinic And Healthcare, 1989, (2): 22)*.

182 случая опущения матки лечились этой формулой. После приема пяти-десяти доз по одной ежедневно получен успешный результат. Общий уровень эффективности 90% *(Journal of TCM, 1980, (6): 75)*.

2.6.4. Xiang Sha Yang Wei Pian, Cypermon Form
香砂养胃片, сян ша ян вэй пянь

Источник
«Знаменитые врачи прошлого и настоящего» (古今名医方论, Gu Jin Ming Yi Fang Lun, гу цзинь мин и фан лунь), 1675 г.

Ингредиенты
Chen Pi (陈皮, чэнь пи, Pericarpium Citri Reticulatae)
Bai Zhu (白术, бай чжу, Rhizoma Atractylodis Macrocephalae)
Fu Ling (茯苓, фу лин, Sclerotium Poriae Cocos)
Gan Cao (甘草, гань цао, Radix Glycyrrhizae Uralensis)
Sha Ren (砂仁, ша жэнь, Fructus Amomi)
Zhi Ban Xia (制半夏, чжи бань ся, Rhizoma Pinelliae Ternatae Praeparata)
Xiang Fu (香附, сян фу, Rhizoma Cyperi Rotundi)
Zhi Shi (枳实, чжи ши, Fructus Immaturus Citri Aurantii)
Bai Dou Kou (白豆蔻, бай доу коу, Fructus Amomi Kravanh)
Huo Xiang (藿香, хо сян, Herba Agastaches seu Pogostemi)
Sheng Jiang (生姜, шэн цзян, Rhizoma Zingiberis Officinalis Recens)
Da Zao (大枣, да цзао, Fructus Ziziphi Jujubae)

Действие
Укрепляет Селезенку и удаляет Влагу, способствует движению Ци и регулирует Желудок.

Показания
Синдром, связанный с Влагой в Среднем Цзяо и застоем движения Ци, характеризующийся чувством переполнения в эпигастрии и всем животе, вздутием, плохим аппетитом, тошнотой, рвотой, отрыжкой кислым содержимым, тяжестью в конечностях, утомленностью, беловатым или желтоватым налетом в средней части языка, медленным пульсом.

Применение
Болезни с вышеперечисленными симптомами: острый или хронический гастроэнтерит, гастроинтестинальный невроз, хронический холецистит, хронические расстройства печени.

Примеры
110 случаев хронического гастрита (76 мужчин и 34 женщины, возраст 21–62 года, длительность болезни 10–20 лет) лечились с помощью модифицированной формулы. После приема 15–45 доз по одной ежедневно без перерыва эффективность лечения наблюдалась в 24 случаях, улучшение в 72, неудача в 14 случаях. Общий уровень эффективности 87% *(Journal of TCM, 1983, 23 (2): 30)*.

21 случай хронического холецистита лечился этой формулой. После приема отвара в среднем в течение пяти дней субъективные симптомы исчезли в семи случаях, значительное улучшение в 13, неудача в одном случае. Общий уровень эффективности 95,6% *(Zhejiang Journal of TCM And Pharmacy, 1986, (2): 15)*.

52 случая хилурии лечились с помощью модифицированной формулы. Результат: 41 случай излечения, семь заметного улучшения, три улучшения, один случай без эффекта. Общий уровень эффективности 98% *(Zhejiang Journal of TCM And Pharmacy, 1993, 28 (2): 55)*.

2.6.5. Yi Qi Cong Ming Tang, Smart Form
益气聪明汤, и ци цун мин тан

Источник
«Проверенные формулы из практики Дунъюаня» (东垣试效方, Dong Yuan Shi Xiao Fang, дун юань ши сяо фан), 1266 г.

Ингредиенты
Dang Shen (党参, дан шэнь, Radix Codonopsis Pilosulae)
Sheng Ma (升麻, шэн ма, Rhizoma Cimicifugae)
Huang Qi (黄芪, хуан ци, Radix Astragali Membranacei)
Gan Cao (甘草, гань цао, Radix Glycyrrhizae Uralensis)
Ge Gen (葛根, гэ гэнь, Radix Puerariae)
Bai Shao (白芍, бай шао, Radix Albus Paeoniae Lactiflorae)
Man Jing Zi (蔓荆子, мань цзин цзы, Fructus Viticis)
Huang Bai (黄栢, хуан бай, Cortex Phellodendri)

Действие
Поднимает Ян и укрепляет Ци, усиливает Селезенку и Желудок.

Показания

Синдром Дефицита Ци в Селезенке и Желудке и отсутствия подъема прозрачного Ян, характеризующийся нечетким зрением или двоением в глазах или же звоном в ушах, глухотой, бледным языком, глубоким и тонким пульсом.

Применение

Болезни с вышеперечисленными симптомами: старческая катаракта, постепенная потеря слуха, церебральный атеросклероз, болезни шейного отдела позвоночника.

Примеры

52 случая головокружения (38 женщин и 14 мужчин, 41 в возрасте 60–70 лет, 11 старше 71 года, средняя длительность болезни 1,2 года) лечились этой формулой. Результат: излечение в 28 (53,84%) случаях, улучшение в 20 (38,46%), неудача в четырех случаях. Общий уровень эффективности 92,3% *(Journal of Yunnan University of TCM, 1993, 16 (3), 24)*.

50 случаев звона в ушах лечились с помощью этой формулы, принимавшейся по одной дозе один раз в день через два часа после еды. Длительность терапевтического курса варьировалась от одного до семи дней. Результат: 46 случаев выздоровления, два улучшения, два случая без эффекта. Общий уровень эффективности 96% *(Yunnan Journal of TCM And Pharmacy, 1993, 14 (3): 25)*. Эта формула использовалась в 40 случаях болезней шейного отдела позвоночника (26 мужчин и 14 женщин, возраст 34–73 года, длительность болезни от полугода до 20 лет). Один курс состоял из десяти доз. Результат: пять случаев излечения, то есть симптомы исчезли, 28 заметного улучшения, симптомы в основном исчезли, пять случаев улучшения. Общий уровень эффективности 95% *(Heilongjiang Journal of TCM, 1990, (5): 18)*.

2.6.6. Sheng Mai San, Rhythmic Form
生脉散, шэн май сань

Источник

«Разъяснение медицины» (医学启源, Yi Xue Qi Yuan, и сюэ ци юань), 1186 г.

Ингредиенты

Ren Shen (人参, жэнь шэнь, Radix Ginseng)
Mai Dong (麦冬, май дун, Radix Ophiopogonis Japonici)
Wu Wei Zi (五味子, у вэй цзы, Fructus Schisandrae Chinensis)

Действие

Укрепляет Ци и способствует продукции Жидкостей Тела, питает Инь и останавливает потоотделение.

Показания

Синдром повреждения как Ци, так и Инь (Жидкостей Тела) Патогенным Жаром, характеризующийся усталостью, профузным потоотделением, одышкой, жаждой, сухостью в горле и на языке, слабым пульсом или же продолжительным сухим кашлем, спонтанным потоотделением.

Применение

Болезни с вышеперечисленными симптомами: тепловой удар, летняя лихорадка у детей, лихорадка с температурой 37,5–38,2 °C, сопровождающийся продолжительным кашлем хронический туберкулез, сердечная недостаточность, кардиальный шок.

Примеры

Модифицированная формула применялась для лечения 36 случаев застойной сердечной недостаточности (20 мужчин и 16 женщин). Результат: явный эффект у 44,4% пациентов, то есть симптомы полностью исчезли и производительность сердца возросла на две ступени. Улучшение в 50% случаев, то есть симптомы исчезли частично, производительность увеличилась на одну ступень. Общий уровень эффективности 94,4% *(Modern TCM, 1993, 4 (4): 157)*.

73 случая нарушения синусового ритма лечились с помощью модифицированной формулы, отваренной в воде, два приема в день. Результат: явная эффективность в 22 случаях, улучшение в 14, неудача в девяти случаях *(Tianjin Journal of TCM, 1990, (2): 19)*.

14 случаев старческого слабоумия (восемь мужчин и шесть женщин, возраст 52–75 лет) и 17 случаев деменции, связанной с множественной эмболией (девять мужчин и восемь женщин, возраст 50–70 лет), лечились с помощью модифицированной формулы, отваренной в воде при приеме перорально в виде чая. Результат: из 14 и 17 случаев излечение в одном и ни одном случае соответственно, улучшение в десяти и 12, неудача в одном и пяти случаях. Общий уровень эффективности 74,2% *(Pharmacology And Practice of Chinese Materia Medica, 1993, 9 (3): 4)*.

2.6.7. Si Wu Tang, Four Substances

四物汤, сы у тан

Источник

«Формулы отдела управления и обеспечения фармацевтики» (太平惠民和剂局方, Tai Ping Hui Min He Ji Ju Fang, тай пин хуэй минь хэ цзи цзюй фан), 1078–1085 гг.

Ингредиенты
Dang Gui (当归, дан гуй, Radix Angelicae Sinensis)
Shu Di Huang (熟地黄, шу ди хуан, Radix Rehmanniae Glutinosae Praeparata)
Bai Shao (白芍, бай шао, Radix Albus Paeoniae Lactiflorae)
Chuan Xiong (川芎, чуань сюн, Rhizoma Ligustici Chuanxiong)

Действие
Питает Кровь и регулирует менструации.

Показания
Синдром, связанный с Дефицитом и застоем Крови, характеризующийся менструальными расстройствами, болями в нижней части живота, метроррагией и метростаксисом (небольшим, но продолжительным кровотечением слизистой оболочки матки), сердцебиением, головокружением, нечетким зрением, скудными менструациями или аменореей, бледными губами, бледным языком.

Применение
Болезни с вышеперечисленными симптомами: анемия, пурпура (капиллярные кровоизлияния в кожу и слизистые), дисфункциональные маточные кровотечения, угроза выкидыша, внематочная беременность, кровотечение после аборта.

Примеры
180 случаев нерегулярных менструаций лечились с помощью модифицированной формулы приемом одной дозы ежедневно на протяжении пяти-семи дней до начала менструации. Результат: излечение в 174 случаях, улучшение в пяти, неудача в одном случае. Общий уровень эффективности 99% *(Hebei Journal of TCM, 1990, (1): 31)*.

100 случаев дисфункциональных маточных кровотечений лечились с помощью модифицированной формулы, применявшейся за три дня до менструации в течение трех-шести дней по одной дозе ежедневно. Результат: 79 случаев излечения, 11 явного улучшения, пять улучшения, пять случаев без эффекта. Общий уровень эффективности 95% *(Zhejiang Journal of TCM, 1989, (1): 24)*.

Модифицированная формула применялась для лечения 112 случаев ишиаса (77 мужчин и 35 женщин, возраст 48–77 лет, длительность болезни до 15 лет). Результат: боль уменьшилась после двух недель лечения при отсутствии рецидивов в 61 (54,5%) случае, боль уменьшилась в течение одного месяца в 44 (39,3%), неудача в семи случаях. Общий уровень эффективности 93,8% *(Jilin Journal of TCM, 1991, (5), 1)*.

80 случаев аномального положения плода лечились с помощью модифицированной формулы, один курс состоял из трех доз по одной ежедневно на ночь. После двух курсов коррекция аномального положения произошла в 75 случаях. Общий уровень эффективности 93,8% *(Shandong Journal of TCM, 1988, (1): 24)*.

2.6.8. Ba Zhen Tang, Angel Eight Form
八珍汤, ба чжэнь тан

Источник
«Основные методы Даньси» (丹溪心法, Dan Xi Xin Fa, дань си синь фа), 1347 г.

Ингредиенты
Dang Gui (当归, дан гуй, Radix Angelicae Sinensis)
Shu Di Huang (熟地黄, шу ди хуан, Radix Rehmanniae Glutinosae Praeparata)
Bai Shao (白芍, бай шао, Radix Albus Paeoniae Lactiflorae)
Chuan Xiong (川芎, чуань сюн, Rhizoma Ligustici Chuanxiong)
Dang Shen (党参, дан шэнь, Radix Codonopsis Pilosulae)
Bai Zhu (白术, бай чжу, Rhizoma Atractylodis Macrocephalae)
Fu Ling (茯苓, фу лин, Sclerotium Poriae Cocos)
Gan Cao (甘草, гань цао, Radix Glycyrrhizae Uralensis)

Действие
Укрепляет Ци и питает Кровь.

Показания
Синдром, связанный с Дефицитом Ци и Крови, характеризующийся бледным или землистым цветом лица, одышкой, апатией, усталостью, потерей аппетита, головокружением, сердцебиением, бледным языком с тонким беловатым налетом, тонким и слабым пульсом.

Применение
Болезни с вышеперечисленными симптомами: анемия, лейкемия, различные хронические болезни.

Примеры
54 случая хронического атрофического гастрита, сопровождаемого анемией, лечились с помощью этой формулы, длительность курса один месяц, по одной дозе в день. После трех–шести курсов общий уровень эффективности соста-

вил 98,15%; найдено статистически значимое (Р < 0,001) различие с лечением методами западной медицины *(Hebei Journal of TCM, 1987, (6): 16)*.

Эта формула применялась для лечения 48 случаев ишемической болезни сердца (43 мужчины и пять женщин, возраст 56–76 лет). Один курс длился 30 дней при приеме одной дозы ежедневно. Результат: в 29 случаях значительное улучшение, в 17 улучшение, в двух случаях без эффекта. Общий уровень эффективности 95,8% *(TCM Correspondence, 1991, (6): 48)*.

Модифицированная формула применялась для лечения 11 случаев нейродермита с Дефицитом Ци и Крови. После приема в среднем 16 доз заметное улучшение отмечено в десяти случаях, неудача в одном. Общий уровень эффективности 91% *(Sichuan Medicine, 1981, (6): 12)*.

2.6.9. Shi Quan Da Bu Tang, Ten Complete
十全大补汤, ши цюань да бу тан

Источник
«Примеры из хижины даосского бессмертного» (丹台玉案, Dan Tai Yu An, дань тай юй ань), 1636 г.

Ингредиенты
Dang Gui (当归, дан гуй, Radix Angelicae Sinensis)
Shu Di Huang (熟地黄, шу ди хуан, Radix Rehmanniae Glutinosae Praeparata)
Bai Shao (白芍, бай шао, Radix Albus Paeoniae Lactiflorae)
Chuan Xiong (川芎, чуань сюн, Rhizoma Ligustici Chuanxiong)
Dang Shen (党参, дан шэнь, Radix Codonopsis Pilosulae)
Bai Zhu (白术, бай чжу, Rhizoma Atractylodis Macrocephalae)
Fu Ling (茯苓, фу лин, Sclerotium Poriae Cocos)
Gan Cao (甘草, гань цао, Radix Glycyrrhizae Uralensis)
Huang Qi (黄芪, хуан ци, Radix Astragali Membranacei)
Rou Gui (肉桂, жоу гуй, Cortex Cinnamomi Cassiae)

Действие
Согревает и укрепляет Ци и Кровь.

Показания
Синдром, связанный с Дефицитом Ци и Крови по причине Дефицита Ян, характеризующийся головокружением, усталостью, пониженным аппетитом, бледным языком с беловатым налетом, тонким и слабым пульсом или же гектической лихорадкой, потоотделением, ощущением полноты в грудной клетке, метроррагиями и метростаксисом (небольшим, но продолжительным кровотечением слизистой оболочки матки).

Применение

Болезни с вышеперечисленными симптомами: анемия, лейкемия, послеродовая слабость, дисфункциональные маточные кровотечения.

Примеры

10 случаев рака пищевода с обширным удалением лимфатических узлов лечились с помощью этой формулы, 7,5 г в день, принимавшейся после еды. Другие девять случаев в контрольной группе получили аналогичное хирургическое вмешательство, но без применения формулы. Результат: в лечебной группе кровопотеря во время операции составила 290–1530 мл, в среднем 893,3 мл. Объем трансфузии в среднем 633,3 мл. В контрольной группе кровопотеря составила 556–1564 мл, в среднем 1051 мл, трансфузия 1011,1 мл. Было отмечено, что применение формулы до операции дает эффект уменьшения кровотечения во время операции и экссудации после нее *(Medicine in Abroad, TCM And Chinese Pharmacy Edition, 1994, 14 (4): 230)*.

50 случаев лейкопении лечились с помощью этой формулы, один курс длился 15 дней. После двух курсов количество лейкоцитов нормализовалось в 20 случаях (40%), в 25 (50%) наблюдалось значительное увеличение числа лейкоцитов, в пяти случаях неудача. Общий уровень эффективности 90% *(Collective Edition of TCM Internal Medicine, 1989, 10 (2): 120)*.

80 послеоперационных пациентов были произвольно разделены на две группы. Эту формулу давали по одной дозе ежедневно 41 пациенту (лечебная группа). Результат: в сравнении с 39 пациентами в контрольной группе, анализ крови в лечебной показал увеличение количества альбумина, альбумина/глобулина, гемоглобина, эритроцитов и тромбоцитов в течение десяти дней после операции *(Chinese Journal of Integrated Traditional And Western Medicine, 1989, 9 (10): 622)*.

2.6.10. Ren Shen Yang Ying Wan, Vital Form
人参养营丸, жэнь шэнь ян ин вань

Источник

«Трактат о трех категориях симптомов» (三因极一病证方论, San Yin Ji Yi Bing Zheng Fang Lun, сань инь цзи и бин чжэн фан лунь), 1174 г.

Ингредиенты

Dang Gui (当归, дан гуй, Radix Angelicae Sinensis)
Shu Di Huang (熟地黄, шу ди хуан, Radix Rehmanniae Glutinosae Praeparata)
Bai Shao (白芍, бай шао, Radix Albus Paeoniae Lactiflorae)

Huang Qi [黄芪, хуан ци, Radix Astragali Membranacei]
Dang Shen [党参, дан шэнь, Radix Codonopsis Pilosulae]
Bai Zhu [白术, бай чжу, Rhizoma Atractylodis Macrocephalae]
Fu Ling [茯苓, фу лин, Sclerotium Poriae Cocos]
Gan Cao [甘草, гань цао, Radix Glycyrrhizae Uralensis]
Chen Pi [陈皮, чэнь пи, Pericarpium Citri Reticulatae]
Yuan Zhi [元志, юань чжи, Radix Polygalae]
Wu Wei Zi [五味子, у вэй цзы, Fructus Schisandrae Chinensis]
Rou Gui [肉桂, жоу гуй, Cortex Cinnamomi Cassiae]
Sheng Jiang [生姜, шэн цзян, Rhizoma Zingiberis Officinalis Recens]
Da Zao [大枣, да цзао, Fructus Ziziphi Jujubae]

Действие
Укрепляет Ци и Кровь, питает Сердце и успокаивает сознание.

Показания
Синдром, связанный с Дефицитом Ци, Крови или Инь, характеризующийся усталостью, слабостью конечностей, потерей аппетита, одышкой, сердцебиением, амнезией, расстройствами сна, спонтанным потоотделением, сухостью в горле и во рту, кашлем с беловатой мокротой, похуданием, сухой кожей, слабым пульсом, уменьшением налета на языке.

Применение
Болезни с вышеперечисленными симптомами: различные хронические состояния, анемия.

Примеры
Эта формула использовалась для лечения 48 случаев лейкопении в результате рака [47 мужчин и 21 женщина, возраст 8–68 лет], количество лейкоцитов меньше 4000/мм³. В 56 [82,4%], одном и 11 случаях заболевание было следствием химиотерапии, радиотерапии и хирургического вмешательства соответственно. Результат: количество лейкоцитов нормализовалось в 47, одном и семи случаях соответственно. Таким образом, лечение эффективно в 55 случаях [80,9%], неудачно в 13 [19,1%]. В 46 случаях [67,7%] эффект обнаружен после одного курса в десять дней, в девяти [19,1%] после двух курсов *(TCM in Clinic And Healthcare, 1989, (4): 4)*.
Эта формула применялась для лечения 30 случаев десмоса [аномалии соединительной ткани кишечника, проявляется сниженной перистальтикой и псевдообструкцией], связанного с болезнью Рейно [заболеванием соединительной ткани; например, системная красная волчанка] [один мужчина и 29 жен-

щин, средний возраст 44 года). Формула применялась четыре недели подряд без перерыва, одна доза ежедневно. Результат: частота проявлений феномена Рейно уменьшилась, температура пальцев выросла в 16 (53,3%) случаях *(Medicine in Abroad, TCM And Chinese Pharmacy Edition, 1992, 14 (2): 107).*

2.6.11. Dang Gui Bu Xue Tang, Angelsine Form
当归补血汤, дан гуй бу сюэ тан

Источник
«Определение внутренних и внешних причин болезни» (内外伤辨惑论, Nei Wai Shang Bian Huo Lun, нэй вай шан бянь хо лунь), 1231 г.

Ингредиенты
Dang Gui (当归, дан гуй, Radix Angelicae Sinensis)
Huang Qi (黄芪, хуан ци, Radix Astragali Membranacei)

Действие
Укрепляет Ци для содействия производству Крови.

Показания
Синдром плавающего Ян, связанный с Дефицитом Крови, характеризующийся покрасневшим лицом, повышенной жаждой с желанием питья, большим, полным, но слабым пульсом.

Применение
Болезни с вышеперечисленными симптомами: разнообразная анемия, аллергическая пурпура, хронические вскрывающиеся карбункулы или фурункулы, послеродовая лихорадка.

Примеры
24 случая первичной тромбоцитопенической пурпуры лечились с помощью этой формулы, приготовленной для приема перорально по две дозы ежедневно для тяжелых случаев, в остальных по одной дозе. Пациенты принимали лекарство в течение 42–115 дней, в среднем 64 дня. Результат: эффективность наблюдалась у всех пациентов, тромбоциты увеличились до 108/мм³, во время контрольного обследования через год сокращения не наблюдалось *(Journal of TCM, 1984, (5): 36).*

40 случаев лейкопении лечились с помощью этой формулы в сочетании с San Leng (Rhizoma Sparganii Stoloniferi) и Gan Cao (Radix Glycyrrhizae Uralensis), от-

варенными для приема перорально по одной дозе ежедневно. После приема 14–21 дозы лейкоциты стали выше 4000/мм³ в 95% случаев *(Journal of Anhui University of TCM, 1987, (3): 43)*.

Эта формула в сочетании с Dan Shen (Radix Salviae Miltiorrhizae) и Yue Ji Hua (Flos et Fructus Rosae Chinensis) применялась для лечения 37 случаев аменореи, связанной с гипоплазией (недоразвитием) матки. Возраст пациенток 21–34 года, первая менструация в возрасте 15–22 года, в 22 случаях длительность болезни более пяти лет. Результат: менструации восстановились в 23 случаях, неудача в трех. Общий уровень эффективности 91,88% *(Practical Journal of Integrated TCM And Western Medicine, 1991, 4 (8): 477)*.

2.6.12. Zhi Gan Cao Tang, Night Form

炙甘草汤, чжи гань цао тан

Источник

«Трактат о повреждениях холодом» (伤寒论, Shang Han Lun, шан хань лунь), 196–204 гг.

Ингредиенты

Zhi Gan Cao (炙甘草, чжи гань цао, Radix Glycyrrhizae Uralensis Praeparata)
Sheng Jiang (生姜, шэн цзян, Rhizoma Zingiberis Officinalis Recens)
Da Zao (大枣, да цзао, Fructus Ziziphi Jujubae)
Dang Shen (党参, дан шэнь, Radix Codonopsis Pilosulae)
Sheng Di Huang (生地黄, шэн ди хуан, Radix Rehmanniae Glutinosae)
E Jiao (阿胶, э цзяо, Colla Corii Asini)
Mai Dong (麦冬, май дун, Radix Ophiopogonis Japonici)
Ma Ren (麻仁, ма жэнь, Fructus Cannabis)
Gui Zhi (桂枝, гуй чжи, Ramulus Cinnamomi Cassiae)

Действие

Укрепляет Ци и питает Кровь, насыщает Инь и восстанавливает циркуляцию Крови.

Показания

Синдром, связанный с Дефицитом как Ци, так и Крови, характеризующийся сердцебиением, нерегулярным, прерывистым и узелковым (с перебоями) пульсом, светло-красным языком с небольшим налетом.

Применение

Болезни с вышеперечисленными симптомами: болезни сердца с коронарной недостаточностью, болезни сердца ревматического генеза, вирусный миокардит, язвенная болезнь, невроз, функциональная аритмия.

Примеры

Эта формула применялась для лечения 32 случаев эктопических сердечных сокращений (19 мужчин и 13 женщин), из них десять были результатом гипертензии и ишемической болезни сердца (ИБС), восемь миокардита, четыре ревматизма сердца, два легочного сердца, четыре кардиомиопатии, четыре по неустановленной причине. Результат: заметное улучшение в 25 случаях, то есть сердцебиение, нерегулярный, прерывистый и узелковый пульс исчезли, ЭКГ показало отсутствие эктопических сердечных сокращений. Улучшение в трех случаях, отсутствие результата в четырех. Общий уровень эффективности 87,5% *(Shanxi Journal of TCM, 1992, 13 (4): 153)*.

Модифицированная формула применялась для лечения 73 случаев дисфункции синусового узла (42 мужчины и 31 женщина). Результат: заметное улучшение в 44 случаях, то есть частота сердечных сокращений увеличилась на пять–десять в минуту, кровяное давление поднялось на 10–20 мм рт. ст. Улучшение в 22 случаях, неудача в трех. Общий уровень эффективности 90,4% *(Hunan Journal of TCM, 1986, (2): 10)*.

2.6.13. Gui Pi Tang, Restore The Spleen

归脾汤, гуй пи тан

Источник

«Книга оздоровляющих формул» (济生方, Ji Sheng Fang, цзи шэн фан), 1253 г.

Ингредиенты

Dang Shen (党参, дан шэнь, Radix Codonopsis Pilosulae)
Bai Zhu (白术, бай чжу, Rhizoma Atractylodis Macrocephalae)
Fu Shen (茯神, фу шэнь, Sclerotium Poriae Cocos cum Ligno Hospite)
Gan Cao (甘草, гань цао, Radix Glycyrrhizae Uralensis)
Huang Qi (黄芪, хуан ци, Radix Astragali Membranacei)
Dang Gui (当归, дан гуй, Radix Angelicae Sinensis)
Yuan Zhi (元志, юань чжи, Radix Polygalae)
Suan Zao Ren (酸枣仁, суань цзао жэнь, Semen Ziziphi Spinosae)
Long Yan Rou (龙眼肉, лун янь жоу, Arillus Longan)
Sheng Jiang (生姜, шэн цзян, Rhizoma Zingiberis Officinalis Recens)
Da Zao (大枣, да цзао, Fructus Ziziphi Jujubae)

Действие

Активизирует Ци и питает Кровь, укрепляет Селезенку и Сердце.

Показания

Синдром Дефицита Сердца и Селезенки или Дефицита Ци и Крови, характеризующийся сердцебиением, амнезией (забывчивостью), бессонницей, сном с большим количеством сновидений, лихорадкой по типу Дефицита, усталостью, слабым аппетитом, землистым цветом лица, бледным языком с тонким беловатым налетом, тонким слабым пульсом или же гематохезией (выделением свежей крови со стулом), опережающим обычный менструальным циклом с повышенным кровотечением светлой кровью, метростаксисом (небольшим, но продолжительным кровотечением слизистой оболочки матки).

Применение

Болезни с вышеперечисленными симптомами: связанное с гастродуоденальной язвой кровотечение, неврастения, апластическая анемия, тромбоцитопеническая пурпура, дисфункциональное маточное кровотечение.

Примеры

10 случаев пептической язвы лечились приемом этой формулы совместно с большой дозой Mu Xiang (Radix Aucklandiae). Результат: в трех случаях боль исчезла в течение одного дня, в шести в течение трех, в одном случае в течение десяти дней. В общем после двух–трех дней лечения гематохезия остановилась и общее состояние улучшилось. Контрольное обследование через два года показало отсутствие рецидива *(Journal of Hunan University of TCM, 1987, (1): 27).*

100 случаев неврастении лечились с помощью этой формулы в течение двух–четырех месяцев. Результат: заметный эффект наблюдался в 19 случаях, улучшение в 72, неудача в девяти случаях. Лучший эффект достигнут при различных депрессиях, симптомах усталости, сонливости и гипоактивности, чем при состояниях гиперактивности (Избыточности) у пациентов *(China Journal of Medicine, 1958, (10): 989).*

Эта формула применялась для лечения 35 случаев хронической первичной тромбоцитопенической пурпуры (три мужчины и 32 женщины, средний возраст 32 года, 29 случаев с длительностью болезни один–три года, шесть четыре–шесть лет). Результат: излечение в 15 случаях, облегчение основных симптомов в десяти, улучшение в девяти, неудача в одном случае. Общий уровень эффективности 97,2% *(Practical Journal of Integrated TCM And Western Medicine, 1990, 3 (1): 38).*

46 случаев дисфункциональных маточных кровотечений у женщин среднего возраста лечились приемом модифицированной формулы. Результат: в 31

(67,5%) случае кровотечение остановилось, отсутствие рецидивов в течение трех лет. В шести (13%) случаях кровотечение остановилось, но вернулось в течение одного года. В пяти случаях улучшение, неудача в четырех. Общий уровень эффективности 91,3% *(Journal of Nanjing University of TCM, 1988, (2): 26)*.

2.6.14. Gan Mai Da Zao Tang, Care Free Form
甘麦大枣汤, гань май да цзао тан

Источник
«Основные формулы из золотого ларца» (金匱要略, Jin Gui Yao Lüe, цзинь гуй яо люэ), 196–204 гг.

Ингредиенты
Gan Cao (甘草, гань цао, Radix Glycyrrhizae Uralensis)
Da Zao (大枣, да цзао, Fructus Ziziphi Jujubae)
Fu Xiao Mai (浮小麦, фу сяо май, Fructus Tritici Levis)

Действие
Питает Сердце и успокаивает психику, регулирует Средний Цзяо с целью облегчения угнетенного состояния.

Показания
Синдром ажитации (脏躁, zang zao, цзан цзао) – истерия, – связанный с Дефицитом Ци Сердца и угнетением Ци Печени, характеризующийся состоянием психического транса, тоски, плаксивостью, нарушением сна или же необычным поведением, частой зевотой, покрасневшим языком с небольшим налетом, тонким и быстрым пульсом.

Применение
Болезни с вышеперечисленными симптомами: истерия, синдром менопаузы, неврастения, расстройства синусового узла.

Примеры
20 случаев вирусного миокардита лечились с помощью этой формулы. После приема в среднем 20 доз значительный эффект обнаружен в шести случаях, то есть клинические симптомы исчезли, ЭКГ нормализовалось. Улучшение произошло в шести случаях, неудача в четырех. Общий уровень эффективности 80% *(Shanghai Journal of TCM, 1979, (6): 25)*.

35 случаев истерии лечились с помощью этой формулы приемом одной дозы ежедневно. Результат: излечение в 35 (84%) случаях, значительное улучшение в двух, неудача в двух случаях *(Journal of TCM, 1960, (2): 105)*.

134 случая синдрома менопаузы лечились с помощью этой формулы. После приема 12–15 доз в течение в среднем 26 дней излечение имело место в большинстве случаев – заметный эффект в 73,3%. Общий уровень эффективности 96,8% *(Fujian Journal of Medicine, 1985, (4): 34)*.

2.6.15. Liu Wei Di Huang Wan, Six Form
六味地黄丸, лю вэй ди хуан вань

Источник
«Руководство по терапии в педиатрии» (小儿药証直诀, Xiao Er Yao Zheng Zhi Jue, сяо эр яо чжэн чжи цзюэ), 1119 г.

Ингредиенты
Shan Yao (山药, шань яо, Radix Dioscoreae Oppositae)
Shan Zhu Yu (山茱萸, шань чжу юй, Fructus Corni Officinalis)
Shu Di Huang (熟地黄, шу ди хуан, Radix Rehmanniae Glutinosae Praeparata)
Ze Xie (泽泻, цзэ се, Rhizoma Alismatis)
Fu Ling (茯苓, фу лин, Sclerotium Poriae Cocos)
Mu Dan Pi (牡丹皮, му дань пи, Cortex Moutan Radicis)

Действие
Питает Инь Печени и Почки.

Показания
Синдром Дефицита Инь Почки и Печени, характеризующийся слабостью и болезненностью поясницы и коленей, головокружением, звоном в ушах и глухотой, ночным потом и поллюцией, или же гектической температурой, сухостью во рту и горле, жаждой с желанием питья, покрасневшим языком с небольшим налетом, тонким и быстрым пульсом.

Показания
Болезни с вышеперечисленными симптомами: гипертония, хронический нефрит, диабет, простатит, неврастения и другие хронические расстройства, связанные с Дефицитом Инь Печени и Почки.

Примеры

31 случай гипертонии лечился с помощью этой формулы. После пяти-десяти дней кровяное давление в основном нормализовалось *(Heilongjiang Journal of TCM, 1987, (1): 40)*.

12 случаев хронической почечной недостаточности лечились этой формулой в сочетании с большими дозами Shan Zhu Yu (Fructus Corni Officinalis). После лечения в течение 30-60 дней излечение в основном наблюдалось у восьми пациентов, заметное улучшение у трех, улучшение в одном случае. Уменьшение азота мочевины в крови наблюдалось во всех случаях *(Practical Journal of TCM Internal Medicine, 1993, 7 (3): 141)*.

В сочетании с ограничениями в пище эта формула применялась для лечения 20 случаев диабета. После 15 дней сахар крови в основном под контролем *(Yunnan Medicine And Pharmacy, 1983, 4 (3): 181)*.

25 случаев простатита лечились с помощью этой формулы в сочетании с Jin Yin Hua (Flos Lonicerae Japonicae). После месяца лечения субъективные симптомы уменьшились и исчезла чувствительность при физическом обследовании простаты. Лабораторные исследования показали отсутствие патологии в секреции простаты *(Journal of TCM, 1981, (12): 15)*.

82 случая рака печени с повышенным АФП (альфа-фетопротеином) лечились с помощью этой формулы. После 6-12 месяцев в 77% случаев АФП под контролем, другие симптомы уменьшились *(Guangxi Medicine, 1984, (1): 20)*.

2.6.16. Zhi Bai Di Huang Wan, Eight Form
知柏地黄丸, чжи бай ди хуан вань

Источник

«Исследование формул» (医方考, Yi Fang Kao, и фан као), 1584 г.

Ингредиенты

Zhi Mu (知母, чжи му, Rhizoma Anemarrhenae Asphodeloidis)
Huang Bai (黄栢, хуан бай, Cortex Phellodendri)
Shan Yao (山药, шань яо, Radix Dioscoreae Oppositae)
Shan Zhu Yu (山茱萸, шань чжу юй, Fructus Corni Officinalis)
Shu Di Huang (熟地黄, шу ди хуан, Radix Rehmanniae Glutinosae Praeparata)
Ze Xie (泽泻, цзэ се, Rhizoma Alismatis)
Fu Ling (茯苓, фу лин, Sclerotium Poriae Cocos)
Mu Dan Pi (牡丹皮, му дань пи, Cortex Moutan Radicis)

Действие

Питает Инь и очищает от Огня.

Показания

Синдром развившегося Огня по причине Дефицита Инь, характеризующийся гектической температурой, ощущением жара в ладонях и ступнях, слабостью и болезненностью в пояснице и коленях, головокружением, звоном в ушах или глухотой, ночным потом или поллюцией, бессонницей, чрезмерно многочисленными и яркими сновидениями, покрасневшим языком с небольшим налетом, тонким и быстрым пульсом.

Применение

Болезни с вышеперечисленными симптомами: неврастения, гипертония, хронический нефрит, периодонтит, хронические расстройства печени, другие хронические состояния.

Примеры

21 случай (23 глаза) острого хориоидита (возраст 21–48 лет) лечились с помощью модифицированной формулы в течение 9–50 дней, средняя продолжительность 25,7 дней. Результат: излечены 19 (82,6%) глаз, улучшено состояние трех (13%), неудача с одним (4,4%) *(Journal of TCM, 1986, 27 (7): 507)*.

26 случаев одиночного узла щитовидной железы лечились с помощью этой формулы при одном курсе в 90 дней три раза в день по 9 г. Результат: узел полностью исчез в 20 (77%) случаях, уменьшился в четырех (15%), неудача в двух случаях. Общий уровень эффективности 92% *(Chinese Journal of Integrated Traditional And Western Medicine, 1993, 13 (2): 117)*.

Удачный результат наблюдался в 21 случае периодонтита, связанного с Дефицитом Инь Почки, после лечения этой формулой, принимавшейся с подсоленной водой по 15–20 г три раза в день *(Journal of Hebei University of TCM, 1987, 2 (3): 10)*.

2.6.17. Qi Ju Di Huang Wan, Lyci Form

杞菊地黄丸, ци цзюй ди хуан вань

Источник

«Драгоценное зеркало медицинских записей» (医级宝鉴, Yi Ji Bao Jian, и цзи бао цзянь), 1777 г.

Ингредиенты

Gou Qi Zi (枸杞子, гоу ци цзы, Fructus Lycii)
Ju Hua (菊花, цзюй хуа, Flos Chrysanthemi Morifolii)
Shan Yao (山药, шань яо, Radix Dioscoreae Oppositae)

Shan Zhu Yu (山茱萸, шань чжу юй, Fructus Corni Officinalis)
Shu Di Huang (熟地黄, шу ди хуан, Radix Rehmanniae Glutinosae Praeparata)
Ze Xie (泽泻, цзэ се, Rhizoma Alismatis)
Fu Ling (茯苓, фу лин, Sclerotium Poriae Cocos)
Mu Dan Pi (牡丹皮, му дань пи, Cortex Moutan Radicis)

Действие
Питает Печень и Почки, оздоровляет глаза.

Показания
Синдром Дефицита Инь Печени и Почки, характеризующийся головокружением, затуманенным зрением, сухостью и болью в глазах, легко возникающим слезотечением во время ветра, предпочтением темноты свету, в небольшой степени покрасневшим языком с тонким налетом, быстрым и тонким пульсом.

Применение
Болезни с вышеперечисленными симптомами: гипертония, неврастения, начальная стадия катаракты, различные хронические расстройства с Дефицитом Инь Печени и Почки.

Примеры
70 случаев гипертонии второй степени (14 мужчин и 56 женщин, возраст 35–75 лет) лечились с помощью этой формулы, приготовленной для перорального применения один раз в день. После 8–12 недель кровяное давление стабилизировалось в 50 случаях, улучшение в 15, неудача в пяти случаях. Общий уровень эффективности 93% *(Pharmacology And Practice of Chinese Materia Medica, 1992, 8 (3): 35)*.
42 случая хронического гепатита (18 мужчин и 24 женщины, средний возраст 43 года, длительность болезни от 1,5 до 15 лет) лечились с помощью этой формулы. Одна доза в 10 г давалась трижды в день, курс длился три месяца. После одного–двух курсов заметное улучшение наблюдалось в 23 случаях, улучшение в 17, неудача в двух случаях. Общий уровень эффективности 93,8% *(Journal of Shandong University of TCM, 1993, 17 (4): 42)*.
21 случай (32 глаза) начальной стадии старческих изменений макулы лечились с помощью этой формулы в виде раствора для приема перорально. Из 32 пострадавших глаз у 25 имел место сухой тип и у семи экссудативный. Результат: зрение улучшилось в 20 случаях. Общий уровень эффективности 95% *(TCM Journal of Ophthalmology, 1992, 2 (3): 153)*.

2.6.18. Mai Wei Di Huang Wan, Pogonis Form
麦味地黄丸, май вэй ди хуан вань

Источник
«О защите источника долголетия» (寿世保元, Shou Shi Bao Yuan, шоу ши бао юань), 1615 г.

Ингредиенты
Mai Dong (麦冬, май дун, Radix Ophiopogonis Japonici)
Wu Wei Zi (五味子, у вэй цзы, Fructus Schisandrae Chinensis)
Shan Yao (山药, шань яо, Radix Dioscoreae Oppositae)
Shan Zhu Yu (山茱萸, шань чжу юй, Fructus Corni Officinalis)
Shu Di Huang (熟地黄, шу ди хуан, Radix Rehmanniae Glutinosae Praeparata)
Ze Xie (泽泻, цзэ се, Rhizoma Alismatis)
Fu Ling (茯苓, фу лин, Sclerotium Poriae Cocos)
Mu Dan Pi (牡丹皮, му дань пи, Cortex Moutan Radicis)

Действие
Питает Инь Почки и Легких.

Показания
Синдром Дефицита Инь Почки и Легких, характеризующийся гектической лихорадкой, ночной потливостью, ощущением жара в ладонях и ступнях, поллюцией, кашлем или диспноэ (одышкой), слегка покрасневшим языком с тонким налетом, быстрым и тонким пульсом.

Применение
Болезни с вышеперечисленными симптомами: хронический нефрит, гипертония, неврастения и другие хронические состояния с Дефицитом Почки и Легких.

Примеры
150 случаев туберкулеза легких, сопровождаемого гектической температурой и ночным потом (возраст 16–78 лет) лечились с помощью модифицированной формулы при длительности курса десять дней с приемом одной дозы ежедневно. После одного-трех курсов гектическая лихорадка и ночная потливость исчезли в 146 случаях, неудача в четырех. Общий уровень эффективности 97,3% *(TCM Research, 1992, (3): 40)*.
29 случаев поллюции в связи с Дефицитом Инь Почки (средний возраст 40 лет, длительность болезни от двух месяцев до десяти лет) лечились с помо-

щью модифицированной формулы курсом в семь дней по одной дозе ежедневно. После трех курсов поллюции остановились в 20 случаях, улучшение в пяти, неудача в четырех случаях. Общий уровень эффективности 86% *(Chinese Journal of Integrated Traditional And Western Medicine, 1986, 5 (2): 113).*

2.6.19. Yi Guan Jian, Brew Form
一贯煎, и гуань цзянь

Источник
«Беседы о медицине мастера Лючжоу» (柳洲医话, Liu Zhou Yi Hua, лю чжоу и хуа), 1851 г.

Ингредиенты
Bei Sha Shen (北沙参, бэй ша шэнь, Radix Glehniae)
Mai Dong (麦冬, май дун, Radix Ophiopogonis Japonici)
Sheng Di Huang (生地黄, шэн ди хуан, Radix Rehmanniae Glutinosae)
Dang Gui (当归, дан гуй, Radix Angelicae Sinensis)
Gou Qi Zi (枸杞子, гоу ци цзы, Fructus Lycii)
Chuan Lian Zi (川楝子, чуань лянь цзы, Fructus Meliae Toosendan)

Действие
Питает Инь и ослабляет застой Печени.

Показания
Синдром, связанный с Дефицитом Инь Печени и Почки и подавленной Ци Печени, характеризующийся болями в грудной клетке, в эпигастрии и подреберьях, отрыжкой кислым содержимым, горьким вкусом во рту, сухостью в горле и во рту, грыжами, покрасневшим языком с небольшим налетом, тонким, проволочным и быстрым пульсом.

Применение
Болезни с вышеперечисленными симптомами: язва желудка, хронический гастрит, хронический гепатит, межреберная невралгия, гипертония, невроз, менструальные расстройства.

Примеры
Модифицированная формула применялась для лечения 183 случаев хронического гепатита, из них 15 были устойчивыми, 12 с признаками цирроза, 12 с признаками жирового гепатоза, девять с шистосомозом. Курс лечения длился

2–17 месяцев. Результат: заметное улучшение в 46 (19,4%) случаях, то есть исчезли субъективные симптомы, нормализовались увеличенные размеры печени и селезенки и функции печени. Улучшение произошло в 171 случае (73,2%), то есть симптомы облегчились, увеличение печени и селезенки минимизировано, функции печени близки к нормальным; в 17 случаях неудача. Общий уровень эффективности 93,6% *(Journal of TCM, 1985, (8): 79)*.

83 случая гепатита Б (37 мужчин и 46 женщин, возраст 18–55 лет) лечились с помощью модифицированной формулы по одной дозе ежедневно, десять дней на один курс. Результат: анализ на поверхностный антиген гепатита Б HBsAg стал отрицательным в 53% случаев *(Beijing Journal of TCM, 1993, (2): 17)*.

45 случаев атрофического гастрита лечились с помощью модифицированной формулы с добавлением 50 г Bai Hua She She Cao (Herba Oldenlandiae) в течение 35 дней. Результат: в 12 случаях заметное улучшение, в 30 улучшение, три случая остались без эффекта. Общий уровень эффективности 93,3% *(Sichuan Journal of TCM, 1987, (1): 33)*.

2.6.20. Jin Gui Shen Qi Wan, Sexoton Form

金匱肾气丸, цзинь гуй шэнь ци вань

Источник

«Основные формулы из золотого ларца» (金匱要略, Jin Gui Yao Lüe, цзинь гуй яо люэ), 196–204 гг.

Ингредиенты

Gui Zhi (桂枝, гуй чжи, Ramulus Cinnamomi Cassiae)
Zhi Fu Zi (制附子, чжи фу цзы, Radix Lateralis Aconiti Carmichaeli Praeparata)
Shan Yao (山药, шань яо, Radix Dioscoreae Oppositae)
Shan Zhu Yu (山茱萸, шань чжу юй, Fructus Corni Officinalis)
Sheng Di Huang (生地黄, шэн ди хуан, Radix Rehmanniae Glutinosae)
Ze Xie (泽泻, цзэ се, Rhizoma Alismatis)
Fu Ling (茯苓, фу лин, Sclerotium Poriae Cocos)
Mu Dan Pi (牡丹皮, му дань пи, Cortex Moutan Radicis)

Действие

Согревает и укрепляет Почку.

Показания

Синдром Дефицита Ян Почки, характеризующийся болезненностью и слабостью в пояснице и ногах, люмбаго, ощущением холода в нижней части тела, напряжением в нижней части живота, дизурией или полиурией, бледным отечным языком с тонким беловатым влажным налетом, глубоким тонким пульсом или же отеками, синдромом застоя Флегмы, диабетом, длительной диареей.

Применение
Болезни с вышеперечисленными симптомами: хронический нефрит, болезнь Аддисона (недостаток выработки корой надпочечников гормонов, в основном кортизола), хронический бронхит, диабет, почечная гипертензия, гипотиреоз.

Примеры
100 случаев хронического нефрита лечились с помощью модифицированной формулы. После лечения в течение двух месяцев заметное улучшение найдено в 29 случаях, такие симптомы, как отеки, люмбаго и белок в моче, в основном устранены. Общий уровень эффективности 96% *(Shanghai Journal of TCM, 1982, (11): 15)*.

40 случаев гипертонии лечились с помощью этой формулы. Результат: из 15 случаев первой степени гипертонии состояние 13 улучшилось, у двух осталось без эффекта. Из 17 со второй степенью в двух случаях найдено значительное улучшение, в 15 улучшение. Из восьми с третьей степенью три случая улучшения, пять без эффекта. Итоговый уровень эффективности 82,5% *(Yunnan Journal of TCM And Pharmacy, 1987, (6): 9)*.

37 случаев импотенции (возраст 18–71 год) успешно лечились с помощью этой формулы в течение четырех недель при приеме 5 г дважды в день. 37 здоровых людей выбраны в качестве контрольной группы. Пациенты обеих групп обследовались с помощью психометрического теста CMI, теста личности Y.G. и анализа на тестостерон. Результат: в лечебной группе уровень эффективности составил 43,2% (в контрольной 67,5%), улучшение теста CMI III и теста Y.G. (тип B+E) — 77,8% и 67,5% соответственно *(Medicine in Abroad, TCM Edition, 1991, 13 (1): 45)*.

19 случаев астмы лечились более полугода с помощью этой формулы. Доза из десяти пилюль давалась три раза в день через полчаса после еды. Результат: излечение в трех случаях, заметное улучшение в девяти, улучшение в пяти случаях. Общий уровень эффективности 89,5% *(Chinese Traditional Patent Medicine, 1988, (11), 47)*.

2.6.21. Tian Wang Bu Xin Pian, Cardiotonic Form
天王补心片, тянь ван бу синь пянь

Источник
«Аннотированные эффективные формулы для женщин» (校注妇人良方, Jiao Zhu Fu Ren Liang Fang, цзяо чжу фу жэнь лян фан), 1547 г.

Ингредиенты

Sheng Di Huang (生地黄, шэн ди хуан, Radix Rehmanniae Glutinosae)

Mai Dong (麦冬, май дун, Radix Ophiopogonis Japonici)

Tian Dong (天冬, тянь дун, Radix Asparagi)

Xuan Shen (玄参, сюань шэнь, Radix Scrophulariae Ningpoensis)

Dang Shen (党参, дан шэнь, Radix Codonopsis Pilosulae)

Dan Shen (丹参, дань шэнь, Radix Salviae Miltiorrhizae)

Suan Zao Ren (酸枣仁, суань цзао жэнь, Semen Ziziphi Spinosae)

Bai Zi Ren (柏子仁, бай цзы жэнь, Semen Platycladi)

Yuan Zhi (元志, юань чжи, Radix Polygalae)

Wu Wei Zi (五味子, у вэй цзы, Fructus Schisandrae Chinensis)

Fu Ling (茯苓, фу лин, Sclerotium Poriae Cocos)

Jie Geng (桔梗, цзе гэн, Radix Platycodi Grandiflori)

Dang Gui (当归, дан гуй, Radix Angelicae Sinensis)

Действие

Питает Инь и восполняет Кровь, пополняет Сердце для успокоения сознания.

Показания

Синдром, связанный с Дефицитом Инь и Крови в Сердце и Почке, характеризующийся беспокойством по Дефицитному типу, бессонницей, сердцебиением, забывчивостью, поллюциями, сухим стулом, изъязвлениями полости рта и языка, покрасневшим языком с тонким налетом, быстрым и тонким пульсом.

Применение

Болезни с вышеперечисленными симптомами: неврастения, болезни сердца, шизофрения, стоматит, крапивница.

Примеры

37 случаев импотенции психического генеза лечились с помощью этой формулы. После лечения в течение 15 дней такие симптомы, как бессонница, боли в пенисе и болезненность в спине, исчезли и импотенция разрешилась в 30 случаях, в пяти замечено явное улучшение, в двух случаях просто улучшение *(Shanxi Journal of TCM, 1990, 11 (5): 224).*

76 случаев бессонницы (52 мужчины и 24 женщины, возраст 26–52 года, длительность болезни от одного месяца до двух лет) лечились с помощью этой формулы. После лечения в течение 7–15 дней улучшение обнаружилось в 74 случаях и неудача в двух. Общий уровень эффективности 97,3% *(Jiangsu Journal of TCM, 1969, (1): 11).*

2.6.22. Bai Zi Ren Wan, Biota Form
柏子仁丸, бай цзы жэнь вань

Источник

«Сборник лекарств для благоденствия тела» (体仁汇编, Ti Ren Hui Bian, ти жэнь хуэй бянь), 1600 г.

Ингредиенты

Bai Zi Ren (柏子仁, бай цзы жэнь, Semen Platycladi)
Mai Dong (麦冬, май дун, Radix Ophiopogonis Japonici)
Shu Di Huang (熟地黄, шу ди хуан, Radix Rehmanniae Glutinosae Praeparata)
Xuan Shen (玄参, сюань шэнь, Radix Scrophulariae Ningpoensis)
Dang Gui (当归, дан гуй, Radix Angelicae Sinensis)
Shi Chang Pu (石菖蒲, ши чан пу, Rhizoma Acori Tatarinowii)
Fu Ling (茯苓, фу лин, Sclerotium Poriae Cocos)
Chai Hu (柴胡, чай ху, Radix Bupleuri)

Действие

Питает Сердце для успокоения Сознания, восполняет Инь Почки.

Показания

Синдром, связанный с Дефицитом Инь и Крови в Сердце и Почке, характеризующийся измененным сознанием, сердцебиением, нарушенным, со слишком яркими сновидениями сном, забывчивостью, ночным потом, покрасневшим языком с небольшим налетом, быстрым и тонким пульсом.

Применение

Болезни с вышеперечисленными симптомами: неврастения, невроз, шизофрения, вирусный миокардит.

Примеры

Эта формула с добавлением Suan Zao Ren (Semen Ziziphi Spinosae) применялась для лечения 294 случаев неврастении. Результат: полное излечение в семи случаях, явное улучшение в 80, улучшение в 158, неудача в 48 случаях. Общий уровень эффективности 83,3%. Согласно ТКМ, все случаи дифференцировались на три типа. Первый тип: из 93 случаев дисгармонии между Сердцем и Почкой шесть излечены, в 22 явное улучшение, в 49 улучшение, в 16 случаях неудача; общий уровень эффективности 82,6%. Второй тип: из 76 случаев Дефицита Сердца и Селезенки один случай выздоровления, 24 явного улучшения, 39 улучшения, 12 случаев без эффекта; общий уровень эффективности

84,2%. Третий тип: из 125 случаев Дефицита Крови и застоя Ци в 34 явное улучшение, в 70 улучшение, в 21 случае отсутствие эффекта; общий уровень эффективности 82,7% *(Shanxi Journal of TCM, 1988, (7), 290)*.

Модифицированная формула применялась для лечения 128 случаев последствий сотрясения мозга (87 мужчин и 41 женщина, возраст 10–51 год, длительность болезни от одного месяца до десяти лет). Результат: головная боль и бессонница в основном исчезли в 104 случаях. Общий уровень эффективности 83,4% *(Journal of Hunan University of TCM, 1988, 8 (3): 19)*.

2.6.23. Suan Zao Ren Tang, Zizyphus Form
酸枣仁汤, суань цзао жэнь тан

Источник
«Основные формулы из золотого ларца» (金匱要略, Jin Gui Yao Lüe, цзинь гуй яо люэ), 196–204 гг.

Ингредиенты
Suan Zao Ren (酸枣仁, суань цзао жэнь, Semen Ziziphi Spinosae)
Fu Ling (茯苓, фу лин, Sclerotium Poriae Cocos)
Chuan Xiong (川芎, чуань сюн, Rhizoma Ligustici Chuanxiong)
Zhi Mu (知母, чжи му, Rhizoma Anemarrhenae Asphodeloidis)
Gan Cao (甘草, гань цао, Radix Glycyrrhizae Uralensis)

Действие
Питает Кровь для успокоения Сознания, очищает от Жара для снижения уровня беспокойства.

Показания
Синдром бессонницы, связанный с Дефицитом Крови-Печени, характеризующийся сердцебиением, головокружением, сухостью во рту и на языке, ночной потливостью, красноватым языком с небольшим налетом, быстрым и тонким пульсом.

Применение
Болезни с вышеперечисленными симптомами: неврастения, невроз, синдром Меньера, вирусный миокардит.

Примеры
102 случая синдрома Меньера (38 мужчин и 64 женщины, возраст 20–58 лет, длительность болезни от трех дней до восьми лет) лечились с помощью этой

формулы. После приема 10–24 доз в 71,7% случаев наступило выздоровление, в 18,3% улучшение, в 10% случаев эффекта нет. Общий уровень эффективности 90% с отсутствием рецидивов в течение полугода *(Journal of Guiyang University of TCM, 1980, (4): 49).*

64 случая неврастении (34 мужчины и 30 женщин, возраст 24–47 лет, длительность болезни 10–18 месяцев) лечились с помощью этой формулы. После 15 дней значительное улучшение найдено в 37 случаях, улучшение в 20, неудача в семи случаях. Общий уровень эффективности 96,3% *(Collective Edition of Clinical Material, 1988, (1): 246).*

Глава 2.7.   Вяжущие формулы

Формулы, в основном содержащие вяжущие вещества, с эффектом стабилизации патологического истекания и расходования Ци, Крови, семени или Жидкостей Тела, известны как стабилизирующие и вяжущие формулы.

Поскольку причины, локализация и проявления истекания Ци, Крови, семени или Жидкостей Тела могут быть самыми разными, формулы этой группы классифицируются следующим образом.

Укрепляющие поверхностную резистентность к потоотделению. Эта группа в основном содержит вещества, тонизирующие Ци и укрепляющие поверхностную резистентность с целью остановки потоотделения. Они показаны для лечения спонтанного потоотделения (часто сопровождающегося опухлостью и бледным цветом лица, одышкой, сердцебиением) в связи с Дефицитом Защитной Ци или ночного потоотделения (чаще всего сопровождаемого раздражительностью, покрасневшим лицом, темной мочой, запором, покрасневшим языком и быстрым пульсом), вторичного к Дефициту Инь. Примеры: Yu Ping Feng San (2.7.1), Dang Gui Liu Huang Tang (2.4.12).

Стабилизирующие Почку при сперматорее. Эта группа в основном содержит вяжущие вещества, укрепляющие Почку, показанные для лечения поллюции или сперматореи (сопровождающейся звоном в ушах, забывчивостью) и частого мочеиспускания или энуреза в связи с Дефицитом Ян Почки. Примеры: Jin Suo Gu Jing Wan (2.7.3), Suo Quan Wan (缩泉丸, со цюань вань).

Сдерживающие истекание из кишечника. Эта группа содержит в основном вяжущие, согревающие и укрепляющие вещества для лечения хронической упорной диареи или продолжительной дизентерии (сопровождаемых усталостью, потерей аппетита, болями в животе, предпочтением тепла, бледным языком с беловатым налетом, глубоким и медленным пульсом) в связи с Дефицитом и Холодом Селезенки и Почки. Пример: Si Shen Wan (2.7.2).

Контролирующие маточные кровотечения и лейкорею. Эта группа показана для лечения метроррагии (сопровождаемой сердцебиением, одышкой, тонким и слабым пульсом) и лейкореи (сопровождаемой болезненностью и слабостью в спине, бледным лицом, медленным пульсом), вторичных к Дефициту Селезенки и Почки.

Примечания

Так как вяжущие формулы предназначены для простого Дефицитного синдрома, они не подходят для лечения расстройств, связанных с Патогенными Факторами, так как спонтанное потоотделение происходит из-за дисгармонии между Питательной Ци и Защитной Ци, поллюции из-за повреждения Огня, дизентерия из-за Влаги-Жара, метроррагия из-за Крови-Жара.

Специализируясь в связывании и стабилизации, вяжущие формулы действуют по принципу лечения вторичного (то есть симптоматической терапии). На практике причины патологического истечения и потребления тоже следует лечить, и соответствующие лекарства должны отбираться на основе нарушений Ци, Крови, Инь, Ян, Эссенции и Жидкостей Тела, отличающихся по тяжести. Это так называемое «лечение вторичного и первичного одновременно», необходимое для достижения наилучшего результата.

2.7.1.   Yu Ping Feng San, Jade Screen Form
玉屏风散, юй пин фэн сань

Источник

«Простые и легкие рецепты» (简易方, Jian Yi Fang, цзянь и фан), 1260 г.

Ингредиенты

Fang Feng (防风, фан фэн, Radix Ledebouriellae Divaricatae)
Huang Qi (黄芪, хуан ци, Radix Astragali Membranacei)
Bai Zhu (白术, бай чжу, Rhizoma Atractylodis Macrocephalae)

Действие

Пополняет Ци, усиливает поверхностное сопротивление для прекращения спонтанного потоотделения.

Показания

Синдром спонтанного потоотделения в связи с Дефицитом поверхностного, характеризующийся отвращением к Ветру, одутловатым и бледным лицом, бледным языком с беловатым налетом, восприимчивостью к Холоду.

Применение

Болезни с вышеперечисленными симптомами: профузное потоотделение, бронхит у младенцев, хронический ринит, сенная лихорадка, нефрит в скрытой форме, также для предупреждения повторной инфекции верхних дыхательных путей.

Примеры

210 случаев гриппа лечились с помощью этой формулы курсом в семь таблеток дважды в день десять дней подряд. Результат: в течение трех–пяти дней выздоровление в 120 случаях, улучшение в 87; в течение шести–десяти дней выздоровление во всех случаях *(Shanghai Journal of TCM, 1987, (2): 18).*

Эта формула использовалась для лечения 255 случаев аллергического ринита. Результат: выздоровление в 106 случаях, симптомы взяты под контроль в 72, улучшение в 38 случаях. Уровень эффективности 84,7% *(Shanghai Journal of TCM, 1987, (1): 22).*

107 случаев младенческого профузного потоотделения лечились в течение двух–восьми недель с помощью этой формулы по одной дозе ежедневно. Результат: из 56 случаев лечебной группы 33 случая выздоровления, 20 заметного улучшения, три случая остались без изменений. Общий уровень эффективности 94,6%. Из 51 случая в контрольной группе зафиксировано четыре выздоровления, 21 заметного улучшения, 26 без эффекта, общий уровень эффективности 49%. Наблюдалась статистически значимая разница (P < 0,01) *(Liaoning Journal of TCM, 1983, (95): 17).*

2.7.2. Si Shen Wan, Four Miracles Form
四神丸, сы шэнь вань

Источник

«Основы внутренних болезней» (内科摘要, Nei Ke Zhai Yao, нэй кэ чжай яо), 1545 г.

Ингредиенты

Rou Dou Kou (肉豆蔻, жоу доу коу, Semen Myristicae)
Bu Gu Zhi (补骨脂, бу гу чжи, Fructus Psoraleae Corylifoliae)
Wu Wei Zi (五味子, у вэй цзы, Fructus Schisandrae Chinensis)
Wu Zhu Yu (吴茱萸, у чжу юй, Fructus Evodiae Rutaecarpae)
Sheng Jiang (生姜, шэн цзян, Rhizoma Zingiberis Officinalis Recens)
Da Zao (大枣, да цзао, Fructus Ziziphi Jujubae)

Действие

Согревает и укрепляет Селезенку и Почку, воздействует на кишечник для остановки диареи.

Показания

Синдром, связанный с Дефицитом и Холодом в Селезенке и Почке, характеризующийся утренней диареей, устойчивой диареей, потерей аппетита, болями в животе и болезненностью в спине, холодными конечностями, усталостью, бледным языком с беловатым налетом, глубоким, медленным и слабым пульсом.

Применение

Болезни с вышеперечисленными симптомами: хронический энтерит, хронический колит, туберкулез кишечника.

Примеры

Модифицированная формула применялась для лечения 91 случая утренней диареи (43 мужчины и 48 женщин, возраст 30–65 лет, длительность болезни от трех месяцев до двух лет). Результат: излечение в 72 случаях, улучшение в девяти, неудача в десяти случаях. Общий уровень эффективности 89,6% *(Shanxi Journal of TCM, 1990, (3): 30; Journal of TCM, 1986, (8): 51)*.

Модифицированная формула использовалась в 187 случаях синдрома раздраженного кишечника (103 мужчины и 84 женщины, возраст 15–75 лет, длительность болезни от трех месяцев до 26 лет, 66,8% до 10 лет). Одну дозу отваривали в 200 мл для приема дважды в день, один курс длился семь дней. В 54 случаях хватило одного курса, в 87 двух, в 46 случаях больше трех курсов. Результат: 128 (68%) случаев излечены, то есть симптомы исчезли, патологические находки при сигмоскопии и обследовании с бариевым контрастом отсутствовали, в 41 (21,9%) улучшение, в 18 случаях (9,6%) неудача. Общий уровень эффективности 89,9%. В среднем понадобилось 6,8 дней лечения для исчезновения болей в животе и диареи *(Heilongjiang Journal of TCM, 1986, (6): 23)*.

2.7.3. Jin Suo Gu Jing Wan, Golden Lock Form

金锁固精丸, цзинь со гу цзин вань

Источник

«Собрание формул с примечаниями» (医方集解, Yi Fang Ji Jie, и фан цзи цзе), 1682 г.

Ингредиенты

Sha Yuan Ji Li (沙苑蒺藜, ша юань цзи ли, Semen Astragali Complanati)
Qian Shi (芡实, цянь ши, Semen Euryales)
Lian Zi (莲子, лянь цзы, Semen Nelumbinis Nuciferae)
Long Gu (龙骨, лун гу, Os Draconis)
Duan Mu Li (煅牡蛎, дуань му ли, Concha Ostreae Calcine)

Действие
Укрепляет Почку с целью прекращения поллюций.

Показания
Синдром, связанный с Дефицитом Почки и истощением Витальной Ци, характеризующийся ночными поллюциями, сперматореей, апатичностью, усталостью, бледным языком с беловатым налетом, тонким слабым пульсом.

Применение
Болезни с вышеперечисленными симптомами: невроз, хронический простатит, связанные с другими хроническими расстройствами поллюции.

Примеры
Модифицированная формула применялась для лечения 50 случаев поллюций (19 в возрасте 20-30 лет, 23 – 31–40 лет, шесть – 41–50 лет, два – старше 50, длительность болезни от четырех месяцев до трех лет). В 43 случаях из 50 имели место ночные поллюции, в семи сперматорея. После лечения в течение 15 дней отсутствие рецидивов наблюдалось в 26 и 19 случаях в двухлетний и трехлетний период наблюдения соответственно, неудача в четырех *(Liaoning Journal of TCM, 1988, (6): 43)*.

Модифицированная формула применялась для лечения аномальной молочной секреции по 100–150 мл в день. Возраст пациентки 53 года, длительность болезни две недели. Выздоровление наступило после приема шести доз *(Journal of New TCM, 1986, (5): 27)*.

2.7.4. Gui Zhi Jia Long Gu Mu Li Tang, Graco Form
桂枝加龙骨牡蛎汤, гуй чжи цзя лун гу му ли тан

Источник
«Трактат о повреждениях холодом» (伤寒论, Shang Han Lun, шан хань лунь), 196–204 гг.

Ингредиенты
Long Gu (龙骨, лун гу, Os Draconis)
Mu Li (牡蛎, му ли, Concha Ostreae)
Gui Zhi (桂枝, гуй чжи, Ramulus Cinnamomi Cassiae)
Bai Shao (白芍, бай шао, Radix Albus Paeoniae Lactiflorae)
Gan Cao (甘草, гань цао, Radix Glycyrrhizae Uralensis)
Sheng Jiang (生姜, шэн цзян, Rhizoma Zingiberis Officinalis Recens)
Da Zao (大枣, да цзао, Fructus Ziziphi Jujubae)

Действие

Гармонизирует Ин и Вэй, консолидирует и связывает.

Показания

Синдром, связанный с Дефицитом Инь, затрагивающий Ян и потерю Эссенции, характеризующийся поллюциями, сперматореей, болезненностью и слабостью поясницы, усталостью, ощущением холода в гениталиях, чувством дискомфорта в нижней части живота, красным на кончике языком с небольшим налетом, слабым пульсом.

Применение

Болезни с вышеперечисленными симптомами: невроз, неврастения, энурез.

Примеры

100 случаев спонтанного потоотделения (61 мужчина и 39 женщин, возраст старше 39 лет) лечились модифицированной формулой. Результат: спонтанное потоотделение остановилось в 38, 44, девяти и трех случаях после приема одной, двух, трех и четырех доз соответственно *(Forum on TCM, 1991, (3): 13)*.
114 случаев невроза (39 мужчин и 95 женщин) лечились с помощью модифицированной формулы. После лечения в течение пяти-семи дней выздоровление наблюдалось в 58 случаях, улучшение в 34, неудача в 22 случаях. Общий уровень эффективности 80,7% *(Liaoning Journal of TCM, 1984, (12): 24)*.

2.7.5. Wan Dai Tang, Planta Form
完带汤, вань дай тан

Источник

«Фу Цинчжу о женских болезнях» (傅青主女科, Fu Qing Zhu Nü Ke, фу цин чжу нюй кэ), 1684 г.

Ингредиенты

Shan Yao (山药, шань яо, Radix Dioscoreae Oppositae)
Dang Shen (党参, дан шэнь, Radix Codonopsis Pilosulae)
Bai Zhu (白术, бай чжу, Rhizoma Atractylodis Macrocephalae)
Cang Zhu (苍术, цан чжу, Rhizoma Atractylodis)
Chen Pi (陈皮, чэнь пи, Pericarpium Citri Reticulatae)
Che Qian Zi (车前子, чэ цянь цзы, Semen Plantaginis)
Bai Shao (白芍, бай шао, Radix Albus Paeoniae Lactiflorae)
Chai Hu (柴胡, чай ху, Radix Bupleuri)

Jing Jie (荆芥, цзин цзе, Herba seu Flos Schizonepetae Tenuifoliae)
Gan Cao (甘草, гань цао, Radix Glycyrrhizae Uralensis)

Действие
Укрепляет Селезенку, удаляет Влагу для прекращения лейкореи.

Показания
Синдром, связанный с Дефицитом Селезенки в сочетании с застойной Ци Печени и опусканием Влаги, характеризующийся профузной, прозрачной, без запаха, беловатой или светло-желтоватой лейкореей (белями), одутловатым и бледным лицом, усталостью, неоформленным стулом, бледным языком с беловатым налетом, медленным и мягким пульсом.

Применение
Лейкорея с вышеперечисленными симптомами, связанная с хронической инфекцией репродуктивной системы.

Примеры
Модифицированная формула применялась для лечения 47 случаев лейкореи (семь пациенток в возрасте 35–40 лет, 24 – 41-50, 16 – свыше 51 года; 17 с длительностью болезни от шести месяцев до года, 25 – от года до десяти лет, пять – более десяти лет). Каждая пациентка получила по 15–46 доз, в основном 20–30. В 18 и 25 случаях отсутствие рецидивов наблюдалось в течение одного года и трех лет соответственно, неудача в четырех. Общий уровень эффективности 91,5% *(Journal of TCM, 1987, (5): 17)*.
39 случаев аменореи, связанной с Дефицитом Селезенки, лечились с помощью этой формулы. После приема шести-девяти доз в 21 случае наступило выздоровление, то есть менструальный цикл возобновился и оставался нормальным как минимум три месяца после лечения. В 18 случаях заметное улучшение после приема 9-12 доз *(Shanxi Journal of TCM, 1992, 13 (12): 550)*.

Глава 2.8. Формулы, стимулирующие пищеварение

Составленные в основном из трав, стимулирующих пищеварение и избавляющих от застоя пищи, формулы этой группы показаны для устранения застоя непереваренной пищи, расщепления скопившихся пищевых масс и освобождения от переполнения и вздутия.

Согласно действию, эти формулы классифицируются следующим образом.

Стимулирующие пищеварение и освобождающие от застоя пищи. Способствуют пищеварению и высвобождают застоявшуюся пищу. Эта группа формул показана для лечения расстройств вследствие переедания, характеризующихся болями в животе или чувством переполнения и вздутием, отрыжкой, изжогой, тошнотой, рвотой, потерей аппетита, диареей. Примеры: Bao He Wan (2.8.1), Ren Shen Jian Pi Wan (2.8.2).

Расщепляющие пищевые массы и освобождающие от вздутия и чувства переполнения. Эта группа формул показана для воздействия на массы, возникшие в связи со смешанным застоем пищи, Флегмы, Ци, Крови и патологического Холода или Жара и проявляющиеся в виде эпигастральных болей или чувством переполнения и вздутия, пальпируемых ниже подреберий масс, потерей аппетита, истощением, землистым цветом лица. Примеры: Shi Xiao San (失笑散, ши сяо сань), Zhi Shi Xiao Pi Wan (枳实消痞丸, чжи ши сяо пи вань).

Примечания

Обе группы показаны при синдроме Избытка. Как стимулирующие пищеварение, так и слабительные формулы удаляют Избыточные Патогенные Факторы. Но на практике первые действуют мягко и используются для удаления застоявшейся еды и постепенно образовавшихся масс, обычно совместно с укрепляющими Селезенку лекарствами. Вторые же действуют резко, используются для устранения острого скопления явных Патогенных Факторов и комбинируются с лекарствами, укрепляющими Ци.

Хотя формулы, стимулирующие пищеварение действуют мягко, в конечном итоге их действие направлено на удаление, в связи с чем противопоказано их применение при синдроме с признаками явного Дефицита.

2.8.1. Bao He Wan, Mild Form

保和丸, бао хэ вань

Источник

«Основные методы Даньси» (丹溪心法, Dan Xi Xin Fa, дань си синь фа), 1347 г.

Ингредиенты

Shan Zha (山楂, шань чжа, Fructus Crataegi)
Shen Qu (神曲, шэнь цюй, Massa Medicata Fermentata)
Fu Ling (茯苓, фу лин, Sclerotium Poriae Cocos)
Zhi Ban Xia (制半夏, чжи бань ся, Rhizoma Pinelliae Ternatae Praeparata)
Chen Pi (陈皮, чэнь пи, Pericarpium Citri Reticulatae)
Lai Fu Zi (莱菔子, лай фу цзы, Semen Raphani)
Lian Qiao (连翘, лянь цяо, Fructus Forsythiae Suspensae)

Действие

Стимулирует пищеварение, регулирует Желудок.

Показания

Синдром застоя пищи, характеризующийся болями в животе или чувством переполнения и вздутия, плохо пахнущей отрыжкой, изжогой, рвотой, тошнотой, потерей аппетита или же диареей, скользким налетом на языке, скользящим пульсом.

Применение

Болезни с вышеперечисленными симптомами: расстройство желудка у младенцев, летняя диарея у младенцев, гастроэнтерит, острая инфекция билиарного тракта.

Примеры

33 случая камней в желудке (18 мужчин и 15 женщин, возраст 22–28 лет, длительность болезни от пяти дней до шести месяцев, самый большой камень размером 12×20 см) лечились с помощью этой формулы. После 20–30 дней лечения выздоровление в 29 случаях, то есть камни вышли, улучшение в трех, неудача в одном случае. Общий уровень эффективности 97% *(Shandong Journal of TCM, 1993, 12 (4): 21)*.

120 случаев бронхита у младенцев лечились с помощью модифицированной формулы. Результат: 105 случаев излечения, 11 улучшения, неудача в четырех случаях. Общий уровень эффективности 96,7%. В каждом случае пациент принял по две-шесть доз лекарства *(Sichuan Journal of TCM, 1986, (12): 212)*.

20 случаев острой инфекции билиарного тракта, из них семь были холециститом, девять холециститом в сочетании с камнями в желчном пузыре, четыре холангитом, лечились с помощью модифицированной формулы. Результат: заметное улучшение в 14 случаях, улучшение в пяти, неудача в одном случае. Общий уровень эффективности 95% *(Zhejiang Journal of TCM And Pharmacy, 1983, (10): 127)*.

2.8.2. Ren Shen Jian Pi Wan, Codon Form
人参健脾丸, жэнь шэнь цзянь пи вань

Источник
«Стандарты диагностики и лечения» (证治准绳, Zheng Zhi Zhun Sheng, чжэн чжи чжунь шэн), 1602 г.

Ингредиенты
Shan Yao (山药, шань яо, Radix Dioscoreae Oppositae)
Dang Shen (党参, дан шэнь, Radix Codonopsis Pilosulae)
Bai Zhu (白术, бай чжу, Rhizoma Atractylodis Macrocephalae)
Fu Ling (茯苓, фу лин, Sclerotium Poriae Cocos)
Gan Cao (甘草, гань цао, Radix Glycyrrhizae Uralensis)
Shan Zha (山楂, шань чжа, Fructus Crataegi)
Shen Qu (神曲, шэнь цюй, Massa Medicata Fermentata)
Mai Ya (麦芽, май я, Fructus Hordei Germinatus)
Chen Pi (陈皮, чэнь пи, Pericarpium Citri Reticulatae)
Zhi Shi (枳实, чжи ши, Fructus Immaturus Citri Aurantii)
Sha Ren (砂仁, ша жэнь, Fructus Amomi)
Rou Dou Kou (肉豆蔻, жоу доу коу, Semen Myristicae)
Huang Lian (黄连, хуан лянь, Rhizoma Coptidis)

Действие
Усиливает Селезенку и содействует пищеварению.

Показания
Синдром задержки пищи, связанный с Дефицитом Селезенки и Желудка, характеризующийся расстройством желудка, плохим аппетитом, чувством переполнения в эпигастрии и всем животе, неоформленным стулом, усталостью, скользким тонким желтоватым налетом на языке.

Применение

Болезни с вышеперечисленными симптомами: расстройство желудка, хроническая диарея, хронический гастроэнтерит, гастроптоз.

Примеры

43 случая анорексии у детей (возраст 1,3–7 лет, длительность болезни до двух лет) лечились с помощью модифицированной формулы. Результат: излечение в 32 случаях, характеризовавшееся улучшением аппетита, сохранявшимся два–три месяца, улучшение в пяти, неудача в шести случаях. Общий уровень эффективности 86% *(Practical Journal of Integrated TCM And Western Medicine, 1991, 4 (8): 468)*.

120 случаев диареи у детей (64 мальчика и 56 девочек, возраст от трех месяцев до 4 лет) лечились с помощью этой формулы. Результат: в течение двух дней в 102 случаях произошло заметное улучшение (опорожнение кишечника меньше трех раз в день), 12 случаев с улучшением, шесть без эффекта. Общий уровень эффективности 95% *(Shanxi Journal of TCM, 1990, 11 (8): 350)*.

87 случаев функциональных отеков (лабораторные анализы и обследования не показали органических изменений) (четыре мужчины и 83 женщины, возраст 35–57 лет, длительность болезни от одного года до пяти лет) лечились с помощью модифицированной формулы. Результат: выздоровление наступило во всех случаях, симптомы исчезли после приема 3–25 доз лекарства *(Shanxi Journal of TCM, 1989, 10 (9): 388)*.

Глава 2.9.   Формулы, регулирующие Ци

Формулы, содержащие в основном ингредиенты, регулирующие Ци, обладают эффектом поддержки ее циркуляции и направляют аномальный поток Ци вниз. Они показаны для лечения расстройств Ци (застой или неправильное направление потока) и известны как составы, регулирующие Ци.

Ци, как главнокомандующий всех процессов человеческого тела, должна сохранять гладкий и гармоничный поток. Расстройства Ци, проявляющиеся застоем или неправильным направлением движения, возникают, когда нисходящее, восходящее, входящее или исходящее движение Ци нарушается Патогенными Факторами. Что касается терапии, синдром стагнации Ци должен лечиться средством, усиливающим ее поток. При синдроме восходящего неверного направления необходимо использовать терапию по направлению потока вниз. При синдроме опускающейся Ци необходимо использовать поднимающую поток терапию. Для синдрома Дефицита Ци показана усиливающая Ци терапия. Из перечисленного в этой главе будут обсуждены первые два типа.

Усиливающие поток Ци. Эти формулы усиливают Ци, облегчают застой Ци Печени и укрепляют Селезенку. Формулы, усиливающие Ци, показаны в случае расстройства в виде застоя Ци, характеризующегося ощущением переполнения в грудной клетке, болями в подреберье, расстройствами менструации. Примеры: Yue Ju Wan (2.9.1), Jin Ling Zi San (2.9.3), Zhi Shi Xie Bai Gui Zhi Tang (2.9.2).

Опускающие патологически восходящий поток Ци. Обладают эффектом опускания Ци. Показаны для расстройств с неправильно восходящим потоком Ци Легких и Желудка, характеризующихся кашлем, одышкой, тошнотой, отрыжкой и икотой. Примеры: Xuan Fu Dai Zhe Tang (2.9.4), Ju Pi Zhu Ru Tang (橘皮竹茹汤, цзюй пи чжу жу тан).

Примечания

Следует выявлять Избыток и Дефицит. Неверное назначение укрепления в случае застоя и, наоборот, активизация Ци при Дефиците только ухудшат состояние.

При сочетании Дефицита и Избытка лекарства, тонизирующие и укрепляющие Ци, должны применяться одновременно.

Будучи острыми, ароматными и сухими по природе, стимулирующие Ци лекарства как правило ухудшают состояние Жидкостей Тела и истощают Ци, поэтому их следует применять с осторожностью в случаях Дефицита Инь и беременности.

2.9.1. Yue Ju Wan, Cyper Form

越鞠丸, юэ цзюй вань

Источник
«Основные методы Даньси» (丹溪心法, Dan Xi Xin Fa, дань си синь фа), 1347 г.

Ингредиенты
Cang Zhu (苍术, цан чжу, Rhizoma Atractylodis)
Xiang Fu (香附, сян фу, Rhizoma Cyperi Rotundi)
Chuan Xiong (川芎, чуань сюн, Rhizoma Ligustici Chuanxiong)
Shen Qu (神曲, шэнь цюй, Massa Medicata Fermentata)
Zhi Zi (栀子, чжи цзы, Fructus Gardeniae Jasminoidis)

Действие
Стимулирует поток Ци и устраняет застой.

Показания
Синдром застоя Ци, характеризующийся чувством полноты и вздутия в грудной клетке и подреберьях, отрыжкой со зловонным запахом, регургитацией, тошнотой, рвотой, несварением желудка, желтым скользким налетом на языке, скользящим пульсом.

Применение
Болезни с вышеперечисленными симптомами: гастроневроз, гастродуоденальная язва, хронический гастрит, инфекционный гепатит, холецистит с камнями в желчном пузыре, плеврит, межреберная невралгия, дисменорея.

Примеры
62 случая хронического гастрита (35 мужчин и 27 женщин, длительность болезни от трех месяцев до трех лет) лечились модифицированной формулой. После лечения в течение 7–20 дней субъективные симптомы полностью исчезли в десяти случаях, гастроскопия показала нормальную картину. Главные симптомы в основном исчезли в 30 случаях, гастроскопия показала улучшение состояния. Субъективные симптомы исчезли, но гастроскопия показала

отсутствие изменений в 18 случаях. Неудача в четырех случаях. Общий уровень эффективности 93,54% *(Shanxi Journal of TCM, 14, (1): 128).*

50 случаев мигрени (12 мужчин и 38 женщин, возраст 15–67 лет, длительность болезни от трех дней до десяти лет) лечились с помощью этой формулы. После приема в течение 7–15 дней излечение наблюдалось в 45 случаях, головная боль исчезла, ЭЭГ показала норму; в пяти случаях улучшение *(Shandong Journal of TCM, 1991, 10 (6): 19).*

2.9.2. Zhi Shi Xie Bai Gui Zhi Tang, Cordial Form

枳实薤白桂枝汤, чжи ши се бай гуй чжи тан

Источник

«Основные формулы из золотого ларца» (金匱要略, Jin Gui Yao Lüe, цзинь гуй яо люэ), 196–204 гг.

Ингредиенты

Zhi Shi (枳实, чжи ши, Fructus Immaturus Citri Aurantii)
Gua Lou (栝楼, гуа лоу, Fructus Trichosanthis Kirilowii)
Xie Bai (薤白, се бай, Bulbus Allii Macrostemi)
Gui Zhi (桂枝, гуй чжи, Ramulus Cinnamomi Cassiae)

Действие

Содействует потоку Ян-Ци и рассеивает застойные массы, удаляет Флегму и освобождает от заложенности в грудной клетке.

Показания

Би-синдром грудной клетки (обструкция Ци в грудной клетке), связанный с Дефицитом Ян грудной клетки с задержкой Флегмы, характеризующийся распирающей болью в грудной клетке, отдающей в спину, одышкой, кашлем, беловатым скользким налетом на языке, глубоким проволочным пульсом.

Применение

Болезни с вышеперечисленными симптомами: ишемическая болезнь сердца, стенокардия, межреберная невралгия, хронический бронхит.

Примеры

104 случая болезней сердца лечились с помощью этой формулы. Результат: в 38 случаях (36,53%) стенокардия заметно облегчена, в 61 просто облегчена (58,65%). Общий уровень эффективности 95,19%. Такие симптомы, как голово-

кружение, исчезли или облегчились в 31 и 22 случаях соответственно, ощущение удушья исчезло или облегчилось в 46 и 12, сердцебиение нормализовалось в 18 и 16 случаях соответственно *(Shanxi Journal of TCM, 1983, 4 (4): 23)*.
35 случаев межреберной невралгии (17 мужчин и 18 женщин, возраст 28–54, длительность болезни от двух месяцев до 2,8 лет) лечились модифицированной формулой. Одна доза ежедневно отваривалась для перорального приема, курс длился семь дней. После двух курсов выздоровление наблюдалось в 19 случаях, облегчение в 12, неудача в четырех случаях. Общий уровень эффективности 90,1% *(Shandong Journal of TCM, 1989, 4 (5): 28)*.

2.9.3. Jin Ling Zi San, Toosendan Form

金铃子散, цзинь лин цзы сань

Источник
«Сборник трудов о механизмах заболеваний, пригодности Ци и сохранении жизни в виде простых вопросов» (素问病机气宜保命集, Su Wen Bing Ji Qi Yi Bao Ming Ji, су вэнь бин цзи ци и бао мин цзи), 1186 г.

Ингредиенты
Chuan Lian Zi (川楝子, чуань лянь цзы, Fructus Meliae Toosendan)
Yan Hu Suo (延胡索, янь ху со, Rhizoma Corydalis Yanhusuo)

Действие
Содействует потоку Ци с целью успокоения Печени, тонизирует Кровь для прекращения боли.

Показания
Синдром Огня в связи с застоем Печени, характеризующийся перемежающейся болью в грудной клетке, животе и регионе подреберьев, горьким вкусом во рту, сухостью в горле, плохим аппетитом, покрасневшим языком с желтоватым налетом, проволочным и быстрым пульсом.

Применение
Болезни с вышеперечисленными симптомами: пептическая язва, холецистит, хронические расстройства печени, болезни желчных протоков, межреберная невралгия, билиарный аскаридоз.

Примеры
40 случаев хронического гастрита (32 мужчины и восемь женщин, возраст 21–58 лет) и 20 случаев язвы желудка (18 мужчин и две женщины, возраст 26–61

лет) лечились с помощью модифицированной формулы. Биопсия и посев культуры подтвердили диагноз. После 10-30 дней лечения гастроскопия показала, что гастрит разрешился и изъязвления излечились во всех случаях, посев в 58 (96,7%) случаях стерилен *(Chinese Journal of Integrated Traditional And Western Medicine, 1991, (3): 180)*.

42 случая хронического гепатита с болями в верхней правой части живота (25 мужчин и 17 женщин, возраст 22-68 лет, длительность болезни от восьми месяцев до трех лет) лечились с помощью этой формулы. После лечения в течение пяти–десяти дней боли исчезли в 20 случаях, уменьшились в 15, неудача в семи случаях. Общий уровень эффективности 83% *(Edition of Clinical Material, 1988, (1): 116)*.

2.9.4. Xuan Fu Dai Zhe Tang, Qualm Form
旋覆代赭汤, сюань фу дай чжэ тан

Источник
«Трактат о повреждениях холодом» (伤寒论, Shang Han Lun, шан хань лунь), 196-204 гг.

Ингредиенты
Xuan Fu Hua (旋复花, сюань фу хуа, Flos Inulae)
Dai Zhe Shi (代赭石, дай чжэ ши, Haematitum)
Zhi Ban Xia (制半夏, чжи бань ся, Rhizoma Pinelliae Ternatae Praeparata)
Sheng Jiang (生姜, шэн цзян, Rhizoma Zingiberis Officinalis Recens)
Da Zao (大枣, да цзао, Fructus Ziziphi Jujubae)
Gan Cao (甘草, гань цао, Radix Glycyrrhizae Uralensis)
Dang Shen (党参, дан шэнь, Radix Codonopsis Pilosulae)

Действие
Опускает движущийся вверх в неправильном направлении поток Ци и рассеивает Флегму, укрепляет Ци и регулирует Желудок.

Показания
Синдром, связанный со слабостью Ци Желудка и задержкой Флегмы, характеризующийся полнотой и ригидностью в области эпигастрия, частой отрыжкой, тошнотой, рвотой, скользким и беловатым налетом на языке, проволочным и слабым пульсом.

Применение

Болезни с вышеперечисленными симптомами: гастроневроз, гастродуоденальная язва, неполное закрытие пилорического отверстия, хронический гастрит.

Примеры

Эта формула применялась для лечения 50 случаев головокружения и тошноты, из них шесть были последствиями гастрита или язвы желудка, 11 невроза, один гипертонии, один синдрома Меньера, один истерии, один последствием менингита. Результат: после приема в среднем шести доз головокружение заметно уменьшилось в 34 случаях, облегчилось в 14, в двух осталось без изменения *(Zhejiang Journal of TCM, 9 (7): 30)*.

40 случаев хронического гастрита (32 мужчины и восемь женщин, возраст 30–58 лет, длительность болезни 1–15 лет) лечились с помощью модифицированной формулы. Курс состоял из одной дозы ежедневно в течение 30 дней. Результат: излечение в 15 случаях, то есть симптомы исчезли, стенка желудка выглядела в основном нормально. В 21 случае констатировано улучшение, то есть симптомы облегчились, гастроскопия показала, что эрозии, гиперемии и размер инфицированности минимизировались. Общий уровень эффективности 90% *(Forum on TCM, 1993, (5): 16)*.

Глава 2.10. Формулы, регулирующие Кровь

Формулы, содержащие ингредиенты, регулирующие Кровь, показаны для лечения расстройств Крови и известны как формулы, регулирующие Кровь.

Будучи большой группой, расстройства Крови в основном классифицируются следующими типами: застой Крови, кровоточивость (истекание кровью), Дефицит Крови, Жар Крови, Холод Крови. Согласно типам расстройств, лечение состоит в содействии движению Крови, прекращении кровотечения, охлаждении Крови и согревании каналов. Поскольку последние три типа обсуждались в главах 2.4, 2.5 и 2.6, здесь будут приведены только два оставшихся.

Содействующие циркуляции Крови и устраняющие застой. Эта группа показана для лечения задержки движения Крови и застоя Крови, что включает следующие расстройства: дисменорея, послеродовый лохиостаз (лохии – выделения из влагалища после родов, содержащие кровь, слизь и ткани матки), массы по причине застоя Крови, застой и отечность по причине травмы, гемипарез по причине застоя Крови в каналах, различные виды боли в груди и животе. Примеры: Xue Fu Zhu Yu Tang (2.10.1), Bu Yang Huan Wu Tang (2.10.2).

Останавливающие кровотечение. Эта группа показана для лечения различных видов кровотечения (внутреннего или наружного), таких как рвота с кровью, носовое кровотечение, кровохарканье, гематурия и метроррагии. Примеры: Shi Hui San (2.10.6), Jiao Ai Tang (2.10.8).

Примечания

В случае обильных менструаций и беременности составы, активизирующие Кровь и устраняющие застой Крови, должны использоваться с осторожностью или даже могут быть противопоказаны.

Поток Крови, являющейся по природе Инь, расположен к теплу и может быть поврежден Холодом. В связи с этим в укрепляющих Кровь составах используются согревающие Внутреннее вещества. Следует избегать излишнего использования веществ, холодных или прохладных по своей природе.

Тонизирующие Кровь составы, употребляющиеся с целью удаления, например, застоя, имеют тенденцию нарушать Витальную Ци и поэтому не должны применяться слишком долго. Совместно с ними должны употребляться средства, тонизирующие Ци.

При кровотечениях следует лечить их причину, а не просто пытаться остановить кровь. То есть охлаждение Крови, удаление стаза Крови и укрепление следует рассматривать как вариант лечения в случае, соответственно, Жара Крови, застоя Крови и неспособности Ци контролировать Кровь.

Так как кровотечения всегда осложняются ухудшением со стороны Инь и Крови, составы, питающие Кровь, должны сочетаться со средствами для остановки кровотечения.

В случае кровотечения после его остановки обычно появляется застой Крови. В целях избегания застоя Крови необходимо добавлять в небольшом количестве средства, тонизирующие Кровь.

2.10.1. Xue Fu Zhu Yu Tang, Vigor Form
血府逐瘀汤, сюэ фу чжу юй тан

Источник
«Исправление ошибок в медицинских текстах» (医林改错, Yi Lin Gai Cuo, и линь гай цо) 1830 г.

Ингредиенты
Tao Ren (桃仁, тао жэнь, Semen Persicae)
Hong Hua (红花, хун хуа, Flos Carthami Tinctorii)
Dang Gui (当归, дан гуй, Radix Angelicae Sinensis)
Chuan Xiong (川芎, чуань сюн, Rhizoma Ligustici Chuanxiong)
Chi Shao (赤芍, чи шао, Radix Paeoniae Rubra)
Zhi Ke (枳壳, чжи кэ, Fructus Citri Aurantii)
Jie Geng (桔梗, цзе гэн, Radix Platycodi Grandiflori)
Chai Hu (柴胡, чай ху, Radix Bupleuri)
Gan Cao (甘草, гань цао, Radix Glycyrrhizae Uralensis)

Действие
Тонизирует Кровь и удаляет застой Крови, активизирует поток Ци для облегчения боли.

Показания
Синдром, связанный с застоем Ци и Крови, характеризующийся продолжительной колющей фиксированной головной болью и болью в грудной клетке, беспокойством, нарушенным сном, сердцебиением, начинающейся вечером лихорадкой, темно-красным языком с пурпурными участками, лиловыми губами и веками, изменчивым или проволочным тугим пульсом или же дисменореей, аменореей.

Применение

Болезни с вышеперечисленными симптомами: ишемическая болезнь сердца, ревматизм сердца, связанная с ушибом боль в груди, плеврит, реберная дистрофия, невроз, головная боль сосудистого или невротического генеза, последствия сотрясения мозга.

Примеры

358 случаев васкулярной и невротической головной боли (168 мужчин и 190 женщин, возраст 7-61 год, длительность болезни от одного месяца до пяти лет) лечились с помощью этой формулы по одной дозе в день, пять дней на один курс. После одного–двух курсов излечение наблюдалось в 168 случаях, заметное улучшение в 97, улучшение в 83, неудача в 17 случаях. Общий уровень эффективности 95,25% *(Chinese Journal of Integrated Traditional And Western Medicine, 1989, 2 (1), 34; Chinese Journal of Integrated Traditional And Western Medicine, 1991, 4 (3): 182; Shanxi Journal of TCM, 1991, 12 (6): 246; Shanxi Journal of TCM, 1993, 4 (2): 11; Zhejiang Journal of TCM And Pharmacy, 1983, (9): 425).*

538 случаев последствий повреждения мозга (382 мужчины и 156 женщин, возраст 12-77 лет, длительность болезни 1-25 лет) лечились с помощью этой формулы. Результат: 461 (87%) случаев излечения в течение 15-120 дней, 65 (11%) улучшения, 12 случаев (2%) без эффекта *(TCM Research, 1989, (1): 29).*

51 случай инфекции области таза с болью в спине (возраст 21-50 лет) лечились с помощью модифицированной формулы, приготовленной для перорального приема по одной дозе ежедневно, семь дней на один курс. Результат: выздоровление в 42 случаях, улучшение в шести, неудача в трех случаях. Общий уровень эффективности 94,2% *(Hubei Journal of TCM, 1992, 9 (2): 16).*

2.10.2. Bu Yang Huan Wu Tang, Ceres Form

补阳还五汤, бу ян хуань у тан

Источник

«Исправление ошибок в медицинских текстах» (医林改错, Yi Lin Gai Cuo, и линь гай цо) 1830 г.

Ингредиенты

Huang Qi (黄芪, хуан ци, Radix Astragali Membranacei)
Tao Ren (桃仁, тао жэнь, Semen Persicae)

Hong Hua (红花, хун хуа, Flos Carthami Tinctorii)
Dang Gui (当归, дан гуй, Radix Angelicae Sinensis)
Chuan Xiong (川芎, чуань сюн, Rhizoma Ligustici Chuanxiong)
Chi Shao (赤芍, чи шао, Radix Paeoniae Rubra)
Di Long (地龙, ди лун, Lumbricus)

Действие
Активизирует Ци и улучшает циркуляцию Крови, удаляет обструкцию в каналах.

Показания
Последствия инсульта, характеризующиеся гемипарезом, перекашиванием лица, нарушением речи, сухим стулом и частым мочеиспусканием или энурезом, беловатым налетом на языке, медленным пульсом.

Применение
Болезни с вышеперечисленными симптомами: последствия цереброваскулярных нарушений, полиомиелита, паралич в связи с другими состояниями.

Примеры
555 случаев ишемического инсульта (357 мужчин и 198 женщин, возраст 45–80 лет, длительность болезни от 15 дней до семи лет) лечились с помощью этой формулы посредством перорального приема один раз в день, десять дней на один курс. После трех-пяти курсов выздоровление наблюдалось в 244 случаях, улучшение в 280, неудача в 31 случае. Общий уровень эффективности 94,4% *(Journal of Guiyang University of TCM, 1992, (1): 32; Shanxi Journal of Medicine And Pharmacy, 1985, 14, (3): 175; Liaoning Journal of TCM, 1984, (9): 24; Hubei Journal of TCM, 1986, (6): 21).*

137 случаев стенокардии (ишемической болезни сердца) лечились с помощью этой формулы. Результат: уровень эффективности 85,7%, производительность сердца улучшилась в 53,66% случаев, основные симптомы исчезли в 71%, ЭКГ изменилась в 92,4% случаев, улучшения также видны в соответствующих лабораторных исследованиях *(Zhejiang Journal of TCM, 1986, (12): 547; Shanxi Journal of TCM, 1992, 13 (4): 547).*

100 случаев ишиаса (59 мужчин и 41 женщина, возраст 37–65 лет, длительность болезни от трех месяцев до 25 лет) лечились с помощью этой формулы. Результат: 89 случаев излечены, в семи произошло заметное улучшение, в двух улучшение, в двух случаях эффекта нет. Общий уровень эффективности 98% *(Guangxi Journal of TCM, 1980, (2): 6).*

2.10.3. Wen Jing Tang, Lunar Warmth

温经汤, вэнь цзин тан

Источник
«Основные формулы из золотого ларца» (金匱要略, Jin Gui Yao Lüe, цзинь гуй яо люэ), 196–204 гг.

Ингредиенты
Wu Zhu Yu (吴茱萸, у чжу юй, Fructus Evodiae Rutaecarpae)
Gui Zhi (桂枝, гуй чжи, Ramulus Cinnamomi Cassiae)
Dang Gui (当归, дан гуй, Radix Angelicae Sinensis)
Chuan Xiong (川芎, чуань сюн, Rhizoma Ligustici Chuanxiong)
Bai Shao (白芍, бай шао, Radix Albus Paeoniae Lactiflorae)
Mu Dan Pi (牡丹皮, му дань пи, Cortex Moutan Radicis)
Dang Shen (党参, дан шэнь, Radix Codonopsis Pilosulae)
E Jiao (阿胶, э цзяо, Colla Corii Asini)
Mai Dong (麦冬, май дун, Radix Ophiopogonis Japonici)
Sheng Jiang (生姜, шэн цзян, Rhizoma Zingiberis Officinalis Recens)
Zhi Ban Xia (制半夏, чжи бань ся, Rhizoma Pinelliae Ternatae Praeparata)
Gan Cao (甘草, гань цао, Radix Glycyrrhizae Uralensis)

Действие
Согревает каналы и рассеивает Холод, удаляет застой Крови и питает Кровь.

Показания
Синдром застоя Крови, связанный с Дефицитом или Холодом в каналах Чун (衝, chong) и Жэнь (任, ren), характеризующийся нерегулярными менструациями, метростаксисом (небольшим, но продолжительным кровотечением слизистой оболочки матки), ощущением жара в ладонях, сухостью во рту и сухими губами, спазмами или болью, по природе Холодной, в нижней части живота, стойким бесплодием.

Применение
Болезни с вышеперечисленными симптомами: дисфункциональные маточные кровотечения, хроническая инфекция тазовой области, вагинит.

Примеры
104 случая дисфункциональных маточных кровотечений (возраст 13–46 лет) лечились с помощью этой формулы, одна доза ежедневно за три-пять дней до начала менструаций. После лечения в течение двух-шести циклов в 38

(36,5%) случаях наступило выздоровление, то есть цикл нормализовался и оставался регулярным более трех месяцев после окончания лечения, в 40 (38,5%) наблюдалось значительное улучшение, в 22 (21,2%) улучшение, в четырех (3,8%) случаях эффекта нет. Общий уровень эффективности 96,2% *(Zhejiang Journal of TCM And Pharmacy, 1993, 28 (7): 299)*.

45 случаев старческого вагинита и зуда вульвы лечились с помощью этой формулы в виде пасты по 2,5 г на один раз три раза в день до еды две недели подряд. Результат: значительное улучшение во всех случаях, то есть местные симптомы значительно облегчились *(Medicine in Abroad, TCM Edition, 1989, 11 (5): 282)*.

2.10.4. Sheng Hua Tang, Post-Natal Form
生化汤, шэн хуа тан

Источник
«Фу Цинчжу о женских болезнях» (傅青主女科, Fu Qing Zhu Nü Ke, фу цин чжу нюй кэ), 1684 г.

Ингредиенты
Tao Ren (桃仁, тао жэнь, Semen Persicae)
Dang Gui (当归, дан гуй, Radix Angelicae Sinensis)
Chuan Xiong (川芎, чуань сюн, Rhizoma Ligustici Chuanxiong)
Gan Jiang (干姜, гань цзян, Rhizoma Zingiberis)
Gan Cao (甘草, гань цао, Radix Glycyrrhizae Uralensis)

Действие
Активирует Кровь и устраняет застой Крови, согревает каналы и облегчает боль.

Показания
Синдром Дефицита Крови и застоя Крови вследствие инвазии Холода, характеризующийся Холодной по характеру болью в нижней части живота, задержкой лохий, бледным языком или языком с кровоизлияниями, глубоким и медленным пульсом.

Применение
Болезни с вышеперечисленными симптомами: расстройство выделения лохий, эндометрит, гипертрофия матки, послеродовая задержка мочи, также применяется для индуцирования прекращения беременности.

Примеры

219 случаев неполного восстановления матки после родов (возраст 22–38 лет) лечились с помощью этой формулы. После приема трех-пяти доз, приготовленных для перорального применения, матка уменьшалась в среднем на 1,5–5 см в день, выделение серозных лохий произошло после трех-четырех дней, маточного кровотечения в дальнейшем не было, незначительная секреция также была нормальной *(Sichuan Journal of TCM, 1989, 7 (12): 29; Journal of New TCM, 1977, (4): 38)*.

390 случаев непрекращающихся выделений лохий, из них 50 были послеродовыми и 340 результатом аборта, лечились с помощью этой формулы. После приема двух-шести доз выздоровление наблюдалось у 48 пациенток из 50, неудача в двух случаях. В остальных 340 случаях также имело место выздоровление *(Hubei Journal of TCM, 1986, (1): 43; Zhejiang Journal of TCM And Pharmacy, 1982, (1): 32)*.

30 случаев послеродовой задержки мочеиспускания лечились с помощью этой формулы. Результат: все случаи излечены за два-семь дней *(Zhejiang Journal of TCM And Pharmacy, 1988, (3): 112)*.

2.10.5. Gui Zhi Fu Ling Wan, Uter Form
桂枝茯苓丸, гуй чжи фу лин вань

Источник

«Основные формулы из золотого ларца» (金匱要略, Jin Gui Yao Lüe, цзинь гуй яо люэ), 196–204 гг.

Ингредиенты

Gui Zhi (桂枝, гуй чжи, Ramulus Cinnamomi Cassiae)
Fu Ling (茯苓, фу лин, Sclerotium Poriae Cocos)
Bai Shao (白芍, бай шао, Radix Albus Paeoniae Lactiflorae)
Mu Dan Pi (牡丹皮, му дань пи, Cortex Moutan Radicis)
Tao Ren (桃仁, тао жэнь, Semen Persicae)

Действие

Активизирует Кровь и устраняет застой Крови, способствует рассасыванию застойных масс.

Показания

Застой Крови в матке, характеризующийся схватками и болями в нижней части живота, обостряющимися при давлении, неуверенным пульсом, языком с кровоизлияниями, или же аменореей, или же задержкой плаценты, или же задержкой лохий, или же кровоточивостью из матки во время беременности.

Применение
Болезни с вышеперечисленными симптомами: гистеромиома, полипы матки, киста яичника, хронический сальпингит, хроническая инфекция области таза.

Примеры
40 случаев гистеромиомы, все подтверждены с помощью УЗИ и гинекологических исследований (возраст 35–55 лет, длительность болезни от двух до десяти лет), лечились с помощью этой формулы в течение трех дней после менструации на протяжении месяца, что являлось одним курсом. Результат: выздоровление в четырех случаях, то есть фиброма матки рассосалась, заметное улучшение в 14, симптомы исчезли, фиброма заметно уменьшилась, улучшение в 18, неудача в четырех случаях. Общий уровень эффективности 90% *(Shandong Journal of TCM, 1983, (2): 28)*.

30 случаев васкулита (узелкового периартериита) (девять мужчин и 21 женщина, возраст 15–41 года, длительность болезни от 15 дней до одного года) лечились с помощью этой формулы. Результат: узлы, пониженная температура и боли в суставах полностью исчезли в 23 случаях, при контрольном обследовании через три года установлено, что боли не возвращались, узлы исчезли после одного месяца; легкие рецидивы в пяти случаях, неудача в двух. Общий уровень эффективности 93,3% *(Hubei Journal of TCM, 1988, (2): 26)*.

2.10.6. Shi Hui San, Ten Ash Form
十灰散, ши хуэй сань

Источник
«Удивительная книга о десяти лекарствах» (十药神书, Shi Yao Shen Shu, ши яо шэнь шу), 1306–1354 гг.

Ингредиенты
Da Ji (大薊, да цзи, Radix Cirsii Japonici)
Xiao Ji (小薊, сяо цзи, Herba Cirsii)
He Ye (荷叶, хэ е, Folium Nelumbinis Nuciferae)
Ce Bai Ye (侧柏叶, цэ бай е, Cacumen Platycladi)
Bai Mao Gen (白茅根, бай мао гэнь, Rhizoma Imperatae Cylindricae)
Qian Cao Gen (茜草根, цянь цао гэнь, Radix Rubiae)
Mu Dan Pi (牡丹皮, му дань пи, Cortex Moutan Radicis)

Zong Lu Pi (棕櫚皮, цзун лу пи, Petiolus Trachycarpi)
Zhi Zi (栀子, чжи цзы, Fructus Gardeniae Jasminoidis)
Da Huang (大簧, да хуан, Radix et Rhizoma Rhei)

Действие

Охлаждает Кровь и останавливает кровотечение.

Показания

Кровотечение, связанное с Жаром Крови, характеризующееся рвотой с кровью и кровохарканьем.

Применение

Кровотечение, связанное с бронхоэктазами, легочным туберкулезом и язвой желудка.

Примеры

27 случаев кровохарканья, связанного с легочным туберкулезом, лечились с помощью этой формулы. Результат: улучшение в 22 случаях, кровотечение прекратилось в среднем через пять дней; неудача в пяти случаях произошла в связи с тяжелыми и повторными кровотечениями. Отмечено, что формула более эффективна для лечения кровохарканья при небольшом его количестве, нежели в тяжелых случаях *(Fujian Journal of TCM, 1960, (3): 27)*.

58 случаев острого кровотечения по причине пептической язвы (47 мужчин и 11 женщин, возраст 15–78 лет) лечились с помощью модифицированной формулы. Результат: в течение в среднем 2,7 дня (от 12 часов до десяти дней) кровотечение остановилось, другие симптомы исчезли во всех случаях *(Shanghai Journal of TCM, 1987, (4): 8)*.

2.10.7. Huai Jiao Wan, Japan Fruit Form

槐角囊, хуай цзяо вань

Источник

«Формулы отдела управления и обеспечения фармацевтики» (太平惠民和剂局方, Tai Ping Hui Min He Ji Ju Fang, тай пин хуэй минь хэ цзи цзюй фан), 1078–1085 гг.

Ингредиенты

Huai Jiao (槐角, хуай цзяо, Fructus Sophorae)
Fang Feng (防风, фан фэн, Radix Ledebouriellae Divaricatae)

Di Yu (地榆, ди юй, Radix Sanguisorbae Officinalis)
Dang Gui (当归, дан гуй, Radix Angelicae Sinensis)
Huang Qin (黄芩, хуан цинь, Radix Scutellariae Baicalensis)
Zhi Ke (枳壳, чжи кэ, Fructus Citri Aurantii)

Действие
Очищает от Жара в кишечнике и останавливает кровотечение, рассеивает Ветер и опускает неправильно направленный вверх поток Ци.

Показания
Синдром кровавого стула, связанный с токсическим Жаром и Ветром или Влагой кишечника.

Применение
Геморрой, гематохезия (неизмененная кровь в стуле) в связи с механическим повреждением нижнего отдела толстого кишечника.

Примеры
101 случай геморроя, сопровождавшегося гематохезией (81 мужчина и 20 женщин, возраст 30–50 лет, длительность болезни 1–15 дней) лечились с помощью этой формулы. Результат: гематохезия остановилась во всех случаях, геморройные узлы в основном рассосались *(Journal of Guiyang University of TCM, 1981, (2): 40)*.
27 случаев хронического язвенного колита (23 мужчины и четыре женщины с многократными положительными результатами анализа на скрытую кровь, длительность болезни от трех месяцев до трех лет) лечились с помощью этой формулы. Результат: анализ на скрытую кровь стал отрицательным во всех случаях, остальные симптомы также ослабли *(Forum on TCM, 1989, (2): 121)*.

2.10.8. Jiao Ai Tang, Artemi Form
胶艾汤, цзяо ай тан

Источник
«Основные формулы из золотого ларца» (金匱要略, Jin Gui Yao Lüe, цзинь гуй яо люэ), 196–204 гг.

Ингредиенты
E Jiao (阿胶, э цзяо, Colla Corii Asini)
Ai Ye (艾叶, ай e, Folium Artemisiae Argyi)

Dang Gui (当归, дан гуй, Radix Angelicae Sinensis)
Chuan Xiong (川芎, чуань сюн, Rhizoma Ligustici Chuanxiong)
Bai Shao (白芍, бай шао, Radix Albus Paeoniae Lactiflorae)
Shu Di Huang (熟地黄, шу ди хуан, Radix Rehmanniae Glutinosae Praeparata)
Gan Cao (甘草, гань цао, Radix Glycyrrhizae Uralensis)

Действие
Питает Кровь и останавливает кровотечение, регулирует каналы и предупреждает выкидыши.

Показания
Синдром, связанный с Дефицитом и расстройством в каналах Чун и Жэнь, характеризующийся метроррагиями, кровоточивостью слизистой матки, профузными и капающими менструациями, или же непрекращающимися кровотечениями после неполного аборта, или же неполным восстановлением матки после родов и непрекращающихся лохий.

Примеры
25 случаев дисфункционального маточного кровотечения лечились с помощью этой формулы, приготовленной для перорального применения по одной дозе в день. В 60% случаев кровотечение прекратилось после применения четырех доз, в 28% после девяти–десяти доз, в 12% ожидаемый результат не наблюдался *(China Journal of Gynecology And Obstetrics, 1989, 7 (5): 413)*.
36 случаев угрозы выкидыша (в каждом аборт уже был минимум три раза) лечились с помощью этой формулы. Результат: полный цикл беременности прошли 32 пациентки *(TCM Correspondence, 1987, (3): 35)*.

2.10.9. Dang Gui Pian, Angelica Form
当归片, дан гуй пянь

Источник
«Обзор фармацевтики» (本草纲目, Ben Cao Gang Mu, бэнь цао ган му), 1590 г.

Ингредиенты
Dang Gui (当归, дан гуй, Radix Angelicae Sinensis)

Действие
Питает Кровь и укрепляет ее, регулирует менструации и облегчает боль, увлажняет кишечник и облегчает запор.

Показания

Синдром застоя Крови и Дефицита, характеризующийся землистым цветом лица, усталостью, нерегулярными менструациями, или же аменореей с болями в животе, метроррагией и метростаксисом (небольшим, но продолжительным кровотечением слизистой оболочки матки), застойными отеками, или же головной болью, размытым зрением, слабостью в конечностях, или же запорами, или же травматичностью, проволочным и тонким пульсом, языком с кровоизлияниями.

Применение

Болезни с вышеперечисленными симптомами: различная анемия, пониженное давление, напряжение, менструальные расстройства, дисфункциональное маточное кровотечение, привычный запор.

Примеры

30 случаев дисменореи лечились с помощью этой формулы, три таблетки на один прием три раза в день за пять дней до начала цикла. Результат: боли полностью исчезли в 20 случаях, заметно уменьшились в восьми, неудача в двух случаях. Общий уровень эффективности 93,3%.

50 случаев кровотечения начальных отделов желудочно-кишечного тракта в результате пептической язвы и гастрита лечились с помощью этой формулы. Результат: общий уровень эффективности 85%, анализ на скрытую кровь стал отрицательным в течение в среднем пяти дней *(Shanxi Journal of TCM, 1985, 6 (4): 187)*.

88 случаев стойкого гепатита, хронического гепатита и цирроза лечились с помощью этой формулы приемом три раза в день на протяжении 1,5–3 месяцев. Результат: уровень эффективности достиг 84,4% (38/45), 79,1% (19/24) и 73,6% (14/19) соответственно. Тимоловая проба нормализовалась в 64%, 45,8% и 26,3% случаях соответственно *(China Journal of Medicine, 1975, 55 (11): 786)*.

Эта формула применялась для лечения эмфиземы и начальной стадии недостаточности правого желудочка, один курс длился десять дней, потребовалось пять–шесть курсов. Было показано, что она не только облегчает симптомы и признаки, но также улучшает вентиляцию легких, снижает уровень углекислого газа и поднимает уровень кислорода *(Journal of Henan University of TCM, 1978, (2): 30)*.

2.10.10. Yuan Hu Pian, Corydalis Form

元胡片, юань ху пянь

Источник

«Обзор фармацевтики» (本草纲目, Ben Cao Gang Mu, бэнь цао ган му), 1590 г.

Ингредиенты

Yan Hu Suo (延胡索, янь ху со, Rhizoma Corydalis Yanhusuo)
Bai Zhi (白芷, бай чжи, Radix Angelicae Dahuricae)

Действие

Стимулирует поток Ци, питает Кровь и облегчает боль.

Показания

Синдром аккумуляции Холода и Влаги, препятствия движению Ци и застоя Крови, характеризующийся головной болью в связи с простудой, лихорадкой и отвращением к Холоду или же зубной болью, болью в груди или подреберьях, болью в желудке, суставными болями или болезненными менструациями.

Применение

Болезни с вышеперечисленными симптомами: сосудистая или невротическая головная боль, мигрень, гастродуоденальная язва, ревматический артрит, хронические расстройства печени.

Примеры

32 случая головной боли сосудистого и невротического происхождения лечились с помощью этой формулы приемом трех таблеток три раза в день. После лечения в течение трех-пяти дней боли полностью исчезли в 30 случаях. Общий уровень эффективности 93% *(Jiangsu Edition of TCM Material, 1988: 65)*.

24 случая язвы желудка, сопровождаемой болями, лечились с помощью этой формулы. После пяти-семи дней лечения боли исчезли *(Journal of TCM, 1983, (2): 24)*.

50 случаев дисменореи лечились с помощью этой формулы приемом за три дня до начала менструации. Результат: боли исчезли в 35 случаях, облегчились в десяти, в пяти случаях эффекта нет. Общий уровень эффективности 90% *(Zhejiang Journal of TCM, 1988, (2): 61)*.

Глава 2.11. Формулы, изгоняющие Ветер

Формулы, в основном содержащие вещества с острым вкусом и рассеивающие по природе или же вещества, питающие Инь, подавляющие гиперактивный Ян и успокаивающие Ветер, имеют эффектом рассеивание Внешнего Ветра или успокоение Внутреннего Ветра. Все они известны как формулы, рассеивающие Ветер.

Повреждения Ветром, хотя и весьма обширные и очень разнообразные в своих проявлениях и симптомах, в целом делятся на две группы: экзогенного Ветра и эндогенного Ветра. Лечение экзогенного Ветра состоит в рассеивании и изгнании, лечение же эндогенного – в успокаивании. Следовательно, формулы для лечения синдромов Ветра, делятся на изгоняющие экзогенный Ветер и успокаивающие эндогенный Ветер.

Изгоняющие экзогенный Ветер. Показаны для синдромов, связанных с инвазией Патогенного Ветра в тело, включая каналы, коллатерали, сухожилия, мускулы и суставы. Иллюстрируются зудом кожи, вторичным к накоплению экзогенного Ветра в сочетании с Влагой-Жаром. Пример: Xiao Feng San (2.11.1).

Успокаивающие эндогенный Ветер. Показаны для таких расстройств эндогенного Ветра, как гиперактивность Ян Печени или Ветра-Печени и патологический подъем потока Ци и Крови, характеризующихся головокружением и покрасневшим лицом. Примеры: Zhen Gan Xi Feng Tang (镇肝熄风汤, чжэнь гань си фэн тан), E Jiao Ji Zi Huang Tang (阿胶鸡子黄汤, э цзяо цзи цзы хуан тан).

Примечания

Важно правильно диагностировать причину расстройства, связанного с Ветром, то есть определить, экзогенный он или эндогенный, так как экзогенный Ветер нужно рассеивать и изгонять, а эндогенный успокаивать. Лекарства, острые на вкус и рассеивающие по своей природе, во втором случае противопоказаны. Далее важно определить, о каких состояниях идет речь, то есть о Холоде или Жаре, Дефиците или Избытке. Соответственно этому формулы и употребляются.

Так как Патогенный Ветер нередко сопровождается другими Патогенными Факторами, такими как Холод, Жар, Флегма или Влага, то экзогенный Ветер может вызвать эндогенный или сочетание эндогенного с экзогенным. Выбор и модификация веществ и формул должны быть гибкими в зависимости от различных случаев.

Теплые и сухие по своей природе, рассеивающие экзогенный Ветер лекарства обычно наносят ущерб Жидкостям Тела. Поэтому они должны использоваться с осторожностью в случае Дефицита Жидкостей Тела или Инь.

2.11.1. Xiao Feng San, Lay Wind Form
消风散, сяо фэн сань

Источник
«Классическая хирургия» (外科正宗, Wai Ke Zheng Zong, вай кэ чжэн цзун), 1617 г.

Ингредиенты
Fang Feng (防风, фан фэн, Radix Ledebouriellae Divaricatae)
Jing Jie (荆芥, цзин цзе, Herba seu Flos Schizonepetae Tenuifoliae)
Niu Bang Zi (牛旁子, ню бан цзы, Fructus Arctii Lappae)
Sheng Di Huang (生地黄, шэн ди хуан, Radix Rehmanniae Glutinosae)
Dang Gui (当归, дан гуй, Radix Angelicae Sinensis)
Huo Ma Ren (火麻仁, хо ма жэнь, Semen Cannabis)
Zhi Mu (知母, чжи му, Rhizoma Anemarrhenae Asphodeloidis)
Shi Gao (石膏, ши гао, Gypsum Fibrosum)
Ku Shen (苦参, ку шэнь, Radix Sophorae Flavescentis)
Cang Zhu (苍术, цан чжу, Rhizoma Atractylodis)
Chuan Mu Tong (川木通, чуань му тун, Caulis Clematidis Armandii)
Gan Cao (甘草, гань цао, Radix Glycyrrhizae Uralensis)

Действие
Рассеивает Ветер и питает Кровь, удаляет Влагу и очищает от Жара.

Показания
Краснуха и экзема, характеризующиеся красными высыпаниями на коже или усеивающими ее пятнами в виде облаков, зудящими и мокнущими, беловатым или желтоватым налетом на языке, плавающим быстрым сильным пульсом.

Применение
Болезни с вышеперечисленными симптомами: экзема, аллергический дерматит, лекарственный дерматит, нейродермит, крапивница, стойкий опоясывающий лишай.

Примеры

37 случаев хронической крапивницы (16 мужчин и 21 женщина, возраст 11–67 лет, длительность болезни 1–13 лет) лечились с помощью модифицированной формулы перорально по одной дозе ежедневно. Результат: в 26 случаях все симптомы исчезли и рецидивы не наблюдались в течение трех месяцев. В девяти симптомы уменьшились после одного курса, эпизодические рецидивы случались в течение трех месяцев. В двух случаях лечение неэффективно. Общий уровень эффективности 95,6% *(Forum on TCM, 1991, (4): 34).*

44 случая экземы (26 мужчин и 18 женщин, длительность болезни от двух недель до пяти лет) вылечились с помощью этой формулы, то есть кожная сыпь полностью исчезла, другие симптомы в основном облегчились *(Journal of New Medicine, 1976, (8): 15).*

100 случаев острого нефрита (41 мужчина и 59 женщин) лечились с помощью модифицированной формулы, курс длился 15 дней. Результат: излечение в 81 случае после одного курса, то есть клинические признаки исчезли, анализ мочи показал норму. Заметное улучшение имело место в десяти случаях, улучшение в пяти. Общий уровень эффективности 96% *(Zhejiang Journal of TCM And Pharmacy, 1986, (9): 392).*

Глава 2.12. Формулы, излечивающие Сухость

К формулам, излечивающим Сухость, относятся в основном содержащие влажные ингредиенты (горькие и острые по вкусу и теплые по природе или же сладкие по вкусу и прохладные по природе) и действующие посредством вентилирования Легких с целью рассеивания Сухости или же способствуя продукции Жидкостей Тела для лечения Сухости.

Есть две группы синдромов Сухости: экзогенная и эндогенная Сухость. Для первой лечение должно состоять в легком рассеивании, для второй – в питании. Поэтому формулы для лечения Сухости классифицируются следующим образом.

Рассеивающие экзогенную Сухость. Экзогенная Сухость связана с инвазией Патогенной Сухости в тело, что чаще всего происходит осенью. Обычно присутствуют такие симптомы как сухость в горле и во рту и сухой кашель, так как Сухость чаще всего повреждает Жидкости Легких. Лечение, таким образом, состоит в вентилировании Легких с целью рассеять Сухость. Примеры: Xing Su San (杏苏散, син су сань), Sang Xing Tang (桑杏汤, сан син тан).

Увлажняющие эндогенную Сухость. Эндогенная Сухость обычно бывает результатом истощения Жидкостей Тела, повреждения Инь и Эссенции в связи с продолжительной болезнью, тяжелой диареей, рвотой или же злоупотреблением острыми и теплыми по своей природе лекарствами. Она может проявляться как Сухость Верхнего Цзяо, чаще всего вовлекающая Легкие, или Сухость Среднего Цзяо, связанная с Желудком, или Сухость Нижнего Цзяо, затрагивающая Почку. Примеры: Yang Yin Qing Fei Tang (2.12.1), Bai He Gu Jin Tang (2.12.2), Zeng Ye Tang (2.12.3).

Примечания

Теоретически, синдромы Сухости варьируются как экзогенные, эндогенные, а также в зависимости от местоположения. На практике же они обычно осложняют друг друга, то есть Внешняя и Внутренняя Сухость могут быть представлены одновременно, или Сухость Верхнего Цзяо может наступать вместе с Сухостью Среднего или Нижнего Цзяо. Все это следует помнить при выборе состава для применения.

Большинство ингредиентов в формулах для лечения Сухости являются жирными, прохладными и сладкими по своей природе и склонны затрагивать функции Селезенки и Желудка. В случаях Дефицита Селезенки и Желудка или задержки Флегмы на уровне Среднего Цзяо эти формулы должны применяться с осторожностью или комбинироваться с усиливающими Средний Цзяо.

Лекарства острые, горькие или с сильным ароматным вкусом и сухие по природе должны быть исключены при лечении расстройств, вызывающих Сухость.

2.12.1. Yang Yin Qing Fei Tang, Moist Form

养阴清肺汤, ян инь цин фэй тан

Источник

«Яшмовый ключ к болезням горла» (重樓玉钥, Chong Lou Yu Yao, чун лоу юй яо), 1745 г.

Ингредиенты

Bai Shao (白芍, бай шао, Radix Albus Paeoniae Lactiflorae)
Sheng Di Huang (生地黄, шэн ди хуан, Radix Rehmanniae Glutinosae)
Gan Cao (甘草, гань цао, Radix Glycyrrhizae Uralensis)
Mai Dong (麦冬, май дун, Radix Ophiopogonis Japonici)
Xuan Shen (玄参, сюань шэнь, Radix Scrophulariae Ningpoensis)
Bo He (薄荷, бо хэ, Herba Menthae Haplocalycis)
Zhe Bei Mu (浙贝母, чжэ бэй му, Bulbus Fritillariae Thunbergii)
Mu Dan Pi (牡丹皮, му дань пи, Cortex Moutan Radicis)

Действие

Питает Инь и удаляет Жар из Легких.

Показания

Синдром с повреждением Инь Легких, характеризующийся сухим кашлем, сухим горлом, болью в груди, постоянной волнообразной лихорадкой, исхуданием, усталостью, тонким и быстрым пульсом, уменьшением налета на языке.

Применение

Болезни с вышеперечисленными симптомами: ларингофарингит, назофарингеальная карцинома, рак легких.

Примеры

50 случаев рака легких (36 мужчин и 14 женщин, средний возраст 56 лет) лечились с помощью модифицированной формулы. Диагноз подтвержден рентгенограммой грудной клетки. После одного месяца лечения субъективные симптомы заметно облегчились в 30 случаях, облегчение в 12, неудача в восьми случаях. Общий уровень эффективности 84%.

36 случаев изъязвлений рта у детей (21 мальчик и 15 девочек, возраст от восьми месяцев до шести лет, длительность болезни 3–15 дней) лечились с помощью модифицированной формулы. Результат: выздоровление в 30 и шести случаях после приема двух–четырех и пяти–семи доз соответственно (*Jiangsu Journal of TCM, 1988, (4): 13*).

2.12.2. Bai He Gu Jin Tang, Lily Form
百合固金汤, бай хэ гу цзинь тан

Источник

«Собрание формул с примечаниями» (医方集解, Yi Fang Ji Jie, и фан цзи цзе), 1682 г.

Ингредиенты

Bai He (百合, бай хэ, Bulbus Lilii)
Sheng Di Huang (生地黄, шэн ди хуан, Radix Rehmanniae Glutinosae)
Shu Di Huang (熟地黄, шу ди хуан, Radix Rehmanniae Glutinosae Praeparata)
Bai Shao (白芍, бай шао, Radix Albus Paeoniae Lactiflorae)
Dang Gui (当归, дан гуй, Radix Angelicae Sinensis)
Mai Dong (麦冬, май дун, Radix Ophiopogonis Japonici)
Xuan Shen (玄参, сюань шэнь, Radix Scrophulariae Ningpoensis)
Zhe Bei Mu (浙贝母, чжэ бэй му, Bulbus Fritillariae Thunbergii)
Jie Geng (桔梗, цзе гэн, Radix Platycodi Grandiflori)
Gan Cao (甘草, гань цао, Radix Glycyrrhizae Uralensis)

Действие

Питает Инь, увлажняет Легкие, устраняет Флегму и облегчает кашель.

Показания

Синдром Дефицита Инь Легких и Почки, характеризующийся сухостью и болезненностью в горле, кашлем с кровавой мокротой, ощущением жара в ладонях и ступнях, покрасневшим языком с небольшим количеством налета, тонким и быстрым пульсом.

Применение
Болезни с вышеперечисленными симптомами: туберкулез легких, хронический бронхит, бронхоэктазы, фарингит, рак легких.

Примеры
42 случая продолжительного кашля у детей лечились с помощью этой формулы приемом перорально по одной дозе ежедневно. После пяти–семи дней излечение наблюдалось в 29 случаях, улучшение в 12, неудача в одном случае. Общий уровень эффективности 97,6% *(Shanxi Journal of TCM, 1993, 14 (9): 413)*.
38 случаев рака легких по Инь-Дефицитному типу лечились с помощью модифицированной формулы приемом одной дозы ежедневно с результатом в виде неудачи в 16 случаях и уровнем эффективности 67,89%. Отмечалось, что лучший эффект может быть получен путем добавления Ban Zhi Lian (Herba Scutellariae Barbatae) и Bai Hua She She Cao (Herba Oldenlandiae) для очищения от Жара и токсинов, Dan Shen (Radix Salviae Miltiorrhizae) и Chi Shao (Radix Paeoniae Rubra) для активизации Крови и облегчения боли, Mu Li (Concha Ostreae) и Hai Zao (Herba Sargassii) для размягчения и рассеивания патологических масс *(Heilongjiang Journal of TCM, 1982, (4): 18)*.

2.12.3. Zeng Ye Tang, Anti-Arid Form
增液汤, цзэн е тан

Источник
«Трактат о диагностике и лечении болезней Тепла» (温病条辨, Wen Bing Tiao Bian, вэнь бин тяо бянь), 1798 г.

Ингредиенты
Xuan Shen (玄参, сюань шэнь, Radix Scrophulariae Ningpoensis)
Sheng Di Huang (生地黄, шэн ди хуан, Radix Rehmanniae Glutinosae)
Mai Dong (麦冬, май дун, Radix Ophiopogonis Japonici)

Действие
Питает Инь и увлажняет сухость.

Показания
Недостаток Жидкостей Тела, характеризующийся запором, жаждой, сухим языком, тонким и слегка быстрым пульсом или же глубоким и бессильным.

Применение

Болезни с вышеперечисленными симптомами: кишечный туберкулез, аллергический колит, хронический панкреатит.

Примеры

24 случая аллергического колита с запором (18 мужчин и шесть женщин, возраст 28–57 лет, длительность болезни от 3–20 месяцев) лечились с помощью этой формулы. Один курс охватывал семь дней, перорально по одной дозе ежедневно. После одного–двух курсов выздоровление наблюдалось в 19 случаях, улучшение в двух, неудача в трех случаях. Общий уровень эффективности 87,5% *[Zhejiang Journal of TCM, 1988, (3): 56]*.

120 случаев болезней полости рта как последствий радиотерапии, из них 100 были опухолями гортани, а остальные назофарингеальной карциномой, лечились с помощью модифицированной формулы. Результат: выздоровление в 41 случае, значительное улучшение в 65, улучшение в 13, неудача в одном случае *[Guangxi Journal of TCM, 1981, (5): 25]*.

Глава 2.13. Формулы, изгоняющие Влагу

Формулы, в основном содержащие изгоняющие Влагу ингредиенты, содействующие рассеиванию Влаги и способствующие мочеиспусканию, известны как формулы, изгоняющие Влагу.

В ТКМ расстройства, связанные с Влагой, делятся на экзогенные и эндогенные. Первые главным образом влияют на кожу, мышцы и коллатерали и обычно порождаются влажной средой и неспособностью Витальной Ци одержать победу над Патогенной Влагой. Вторые, главным образом влияющие на Ци, Кровь, органы или системы, являются результатом дисфункции Ян Селезенки в связи со злоупотреблением сырой или холодной пищей или алкогольными напитками. Расстройства по типу Влаги также варьируются в зависимости от их природы (Холод или Жар), поэтому терапия и комбинации с другими формулами тоже отличаются. Изгоняющие Влагу формулы классифицируются следующим образом.

Рассеивающие Влагу и регулирующие Желудок. В основном содержат горькие и теплые ингредиенты, в результате действия которых осушается Влага, регулируется Желудок, кроме того, они содержат ароматические вещества с эффектом рассеивания мутных субстанций. Показаны для задержки Влаги в сочетании с инвазией Патогенных Ветра и Холода и характеризуются непереносимостью холода, лихорадкой, головной болью, чувством застоя в груди, тошнотой, рвотой, болями в животе, диареей, исчезновением вкусовых ощущений в сочетании со скользким налетом на языке. Примеры: Huo Xiang Zheng Qi Wan (2.13.1), Ping Wei San (平胃散, пин вэй сань).

Удаляющие Влагу-Жар. В основном содержат очищающие от Жара и осушающие Влагу ингредиенты. Показаны для расстройств типа Влаги-Жара, характеризующихся желтухой, полуденной лихорадкой, ощущением полноты в грудной клетке, расстройствами мочеиспускания (странгурией – мочеиспусканием, для которого требуется усилие) или же отеками и болями в ступнях и коленях.

Способствующие мочеиспусканию и рассеивающие Влагу. В основном содержат диуретические вещества с эффектом стимуляции мочеиспускания и удаления Влаги. Показаны для лечения задержки Влаги, характеризующейся дизурией, отеками, мутной мочой, странгурией и диареей.

Согревающие и рассеивающие Влагу. В основном содержат согревающие Ян и рассеивающие Влагу ингредиенты. Показаны для лечения Холода-Влаги в сочетании с Дефицитом Ян, характеризующихся отеками, задержкой Флегмы, бери-бери. Примеры: Ling Gui Zhu Gan Tang (苓桂术甘汤, лин гуй чжу гань тан), Bi Xie Fen Qing Yin (2.13.5).

Рассеивающие Ветер и Влагу. В основном содержат рассеивающие Ветер-Влагу ингредиенты, а также вещества, тонизирующие и питающие Кровь. Показаны для лечения болезненных обструкций (Би-синдром), связанных с Ветром, Холодом и Влагой и характеризующихся головной болью, болями во всем теле, постоянным онемением поясницы и коленей, тяжестью в конечностях. Пример: Du Huo Ji Sheng Wan (2.13.7).

Примечания

Рассеивающие Влагу формулы, содержащие острые, ароматные, теплые и сухие по своей природе ингредиенты или же сладкие и пресные по вкусу диуретики, с большой вероятностью могут повредить Инь и Жидкости Тела. Следовательно, важно сочетать их с питающими Инь, но не чрезмерно сладкими препаратами в случае Дефицита Инь с задержкой Влаги. Также важно избегать чрезмерного использования удаляющих Влагу препаратов.

В случае отеков, связанных с Дефицитом Селезенки, изгоняющие Влагу препараты необходимо использовать в сочетании со средствами, укрепляющими Селезенку.

В случае отеков во время беременности противопоказано чрезмерное употребление острых и сухих по своей природе препаратов, но следует добавлять укрепляющие Селезенку лекарства.

2.13.1. Huo Xiang Zheng Qi Wan, Astachi Form

藿香正气囊, хо сян чжэн ци вань

Источник

«Формулы отдела управления и обеспечения фармацевтики» (太平惠民和剂局方, Tai Ping Hui Min He Ji Ju Fang, тай пин хуэй минь хэ цзи цзюй фан), 1078–1085 гг.

Ингредиенты

Huo Xiang (藿香, хо сян, Herba Agastaches seu Pogostemi)
Da Fu Pi (大腹皮, да фу пи, Pericarpium Arecae)

Bai Zhi (白芷, бай чжи, Radix Angelicae Dahuricae)
Zi Su Ye (紫苏叶, цзы су е, Folium Perillae)
Fu Ling (茯苓, фу лин, Sclerotium Poriae Cocos)
Zhi Ban Xia (制半夏, чжи бань ся, Rhizoma Pinelliae Ternatae Praeparata)
Chen Pi (陈皮, чэнь пи, Pericarpium Citri Reticulatae)
Hou Po (厚朴, хоу по, Cortex Magnoliae Officinalis)
Jie Geng (桔梗, цзе гэн, Radix Platycodi Grandiflori)
Zhi Gan Cao (炙甘草, чжи гань цао, Radix Glycyrrhizae Uralensis Praeparata)
Sheng Jiang (生姜, шэн цзян, Rhizoma Zingiberis Officinalis Recens)
Da Zao (大枣, да цзао, Fructus Ziziphi Jujubae)

Действие
Освобождает Внешнее и рассеивает Влагу, регулирует Ци для гармонизации Желудка и Селезенки.

Показания
Синдром, связанный с Ветром-Холодом на уровне Внешнего и Влагой во Внутреннем, характеризующийся ознобом и лихорадкой, головной болью, чувством застоя в груди, ощущением полноты и давления в эпигастрии и всем животе, тошнотой, рвотой, диареей, белым и скользким налетом на языке и медленным пульсом.

Применение
Болезни с вышеперечисленными симптомами: острый гастроэнтерит, простуда по гастроинтестинальному типу, летняя лихорадка у детей, тепловой удар.

Примеры
96 случаев диареи у детей (46 мальчиков и 50 девочек, возраст от шести месяцев до трех лет) лечились с помощью модифицированной формулы. Через 12-48 и 48-72 часа после начала приема лекарства диарея прекратилась в восьми и 25 случаях соответственно. Выздоровление наблюдалось в 85 случаях в среднем через семь дней, улучшение в шести, неудача в одном случае. Общий уровень эффективности 94,7% (*Journal of Shandong University of TCM, 1993, 17 (1): 39*).
150 случаев острого гастроэнтерита (67 мужчин и 83 женщины) лечились с помощью этой формулы, один курс длился три дня. Результат: выздоровление в 95 случаях (63,2%), улучшение в 55 (36,7%) (*Chinese Materia Medica, 1992, 23 (9): 479*).
61 случай острого алкогольного отравления лечился с помощью этой формулы в сочетании с Ge Gen (Radix Puerariae). Результат: улучшение произошло в

56 случаях после приема в среднем двух доз, в пяти успех не достигнут *(Chinese Traditional Patent Medicine, 1993, (2): 20)*.

2.13.2. Yin Chen Hao Tang, Capillari Form
茵陈蒿汤, инь чэнь хао тан

Источник
«Трактат о повреждениях холодом» (伤寒论, Shang Han Lun, шан хань лунь), 196–204 гг.

Ингредиенты
Yin Chen Hao (茵陈蒿, инь чэнь хао, Herba Artemisiae Scopariae)
Zhi Zi (栀子, чжи цзы, Fructus Gardeniae Jasminoidis)
Da Huang (大簧, да хуан, Radix et Rhizoma Rhei)

Действие
Очищает от Жара и удаляет Влагу, избавляет от желтухи.

Показания
Желтуха, связанная с накоплением Влаги-Жара, характеризующаяся желтоватым цветом кожных покровов лица и тела, незначительным чувством полноты в животе, жаждой, плохим аппетитом, нарушенным мочеиспусканием, желтоватым и скользким налетом на языке, глубоким быстрым или перекатывающимся пульсом.

Показания
Связанная с острым гепатитом А желтуха, холецистит, камни желчного пузыря, лептоспироз.

Примеры
247 случаев острого гепатита А (156 мужчин и 91 женщина, возраст 1–21 года и выше) лечились с помощью модифицированной формулы. Результат: выздоровление в 83, 156 и восьми случаях после 7, 15 и 20 дней соответственно, то есть все симптомы исчезли, исследование функции печени показало норму *(Forum on TCM, 1989, (2): 26)*.
128 случаев себорейного дерматита лечились с помощью модифицированной формулы, еще 57 пациентов из контрольной группы получали в качестве лечения витамины В2 и В6 вместе с противозудными успокаивающими препаратами (108 мужчин и 77 женщин, возраст 15–68 лет, длительность болезни от

двух месяцев до 23 лет). Все пациенты испытывали зуд, имели кожные высыпания красного цвета и корки. Результат: в лечебной группе излечение в 78 случаях (60,94%), значительное улучшение в 28 (21,9%), улучшение в восьми (6,3%), неудача в 14 (10,9%) случаях. Общий уровень эффективности 89,06%, в контрольной группе 56,2% *(Journal of TCM And Pharmacy, 1992, (2): 33)*.

2.13.3. Ba Zheng San, Octo Form
八正散, ба чжэн сань

Источник

«Формулы отдела управления и обеспечения фармацевтики» (太平惠民和剂局方, Tai Ping Hui Min He Ji Ju Fang, тай пин хуэй минь хэ цзи цзюй фан), 1078–1085 гг.

Ингредиенты

Che Qian Zi (车前子, чэ цянь цзы, Semen Plantaginis)
Qu Mai (瞿麦, цюй май, Herba Dianthi)
Hua Shi (滑石, хуа ши, Talcum)
Chuan Mu Tong (川木通, чуань му тун, Caulis Clematidis Armandii)
Zhi Zi (栀子, чжи цзы, Fructus Gardeniae Jasminoidis)
Da Huang (大簧, да хуан, Radix et Rhizoma Rhei)
Deng Xin Cao (灯心草, дэн синь цао, Medulla Junci Effusi)
Zhi Gan Cao (炙甘草, чжи гань цао, Radix Glycyrrhizae Uralensis Praeparata)

Действие

Очищает от Жара и удаляет Огонь, способствует мочеиспусканию и рассеивает Влагу.

Показания

Нарушения мочеиспускания, связанные с опусканием Влаги и Жара, характеризующиеся частым, спешным или трудным и болезненным мочеиспусканием или задержкой мочи, чувством натяжения и полнотой в нижней части живота, сухостью во рту и горле, красным языком с желтоватым и скользким налетом, быстрым и скользящим пульсом.

Показания

Болезни с вышеперечисленными симптомами: цистит, острый простатит, камни в мочевыделительной системе, пиелонефрит.

Примеры

32 случая острого пиелонефрита (14 мужчин и 18 женщин) лечились с помощью этой формулы. Результат: выздоровление в 30 случаях и неудача в двух после проведения терапии в течение пяти–десяти дней. Симптомы облегчились после приема двух-трех доз в большинстве случаев, анализ мочи показал нормальный результат после приема десяти доз лекарства. Общий уровень эффективности 97% *(Zhejiang Journal of TCM, 1983, (2): 17)*.

34 случая камней в мочеполовой системе лечились с помощью модифицированной формулы. Пациенты также употребляли по одному литру воды трижды в день. Результат: 28 камней выведены в 21 случае за 3–108 дней, в среднем за 42,2 дня. Общий уровень эффективности 88,3% *(Jilin Journal of TCM, 1983, (5): 19)*.

36 случаев отеков у беременных (возраст 22–38 лет, длительность болезни от 15 дней до пяти месяцев) лечились с помощью модифицированной формулы. Результат: после 15-50 дней выздоровление в 33 случаях (отеки и другие симптомы исчезли), выраженное облегчение симптомов в трех *(Shanxi Journal of TCM, 1991, 12 (5): 207)*.

2.13.4. Wu Ling San, Five Poria Form

五苓散, у лин сань

Источник

«Трактат о повреждениях холодом» (伤寒论, Shang Han Lun, шан хань лунь), 196-204 гг.

Ингредиенты

Gui Zhi (桂枝, гуй чжи, Ramulus Cinnamomi Cassiae)
Bai Zhu (白术, бай чжу, Rhizoma Atractylodis Macrocephalae)
Fu Ling (茯苓, фу лин, Sclerotium Poriae Cocos)
Zhu Ling (猪苓, чжу лин, Sclerotium Polypori Umbellati)
Ze Xie (泽泻, цзэ се, Rhizoma Alismatis)

Действие

Согревает Ян и поддерживает производство Ци, способствует мочеиспусканию для удаления Влаги.

Показания

Внешние расстройства с задержкой Влаги, характеризующиеся лихорадкой, головной болью, беспокойством, жаждой, рвотой сразу после питья, дизурией, беловатым налетом на языке и плавающим пульсом, или же отеками, диареей, рвотой, или же пульсацией брюшной аорты ниже пупка, слюноотделением с пеной, головокружением, одышкой, кашлем.

Применение

Болезни с вышеперечисленными симптомами: хронический нефрит, острый гастроэнтерит.

Примеры

42 случая отеков, связанных с нефритом (22 мужчины и 20 женщин, возраст 6–48 лет) лечились с помощью этой формулы. Результат: отеки исчезли в 38 случаях за 3–36 дней, в среднем за 16, неудача в четырех случаях. Общий уровень эффективности 90% (*Practical Journal of TCM Internal Medicine, 1989, 3 (1): 42*).

90 случаев диареи у детей (48 мальчиков и 42 девочки, возраст от десяти месяцев до пяти лет, длительность болезни два–шесть дней) лечились с помощью этой формулы. Результат: выздоровление в 82 случаях, в сочетании с внутривенной регидратацией также излечены и остальные случаи (*Hubei Journal of TCM, 1992, (4): 48*).

2.13.5. Bi Xie Fen Qing Yin, Tokoro Form
萆薢分清饮, би се фэнь цин инь

Источник

«Основные методы Даньси» (丹溪心法, Dan Xi Xin Fa, дань си синь фа), 1347 г.

Ингредиенты

Yi Zhi Ren (益智仁, и чжи жэнь, Fructus Alpiniae Oxyphyllae)
Bi Xie (萆解, би се, Rhizoma Dioscoreae Hypoglaucae)
Shi Chang Pu (石菖蒲, ши чан пу, Rhizoma Acori Tatarinowii)
Wu Yao (乌药, у яо, Radix Linderae Strychnifoliae)

Действие

Согревает Почку, стимулирует диурез и устраняет Влагу.

Показания

Синдром Дефицита-Холода на уровне Нижнего Цзяо и нисхождения Влаги, характеризующийся мутной мочой или мочой, белой как рисовый суп или разбавленный клейстер, частым мочеиспусканием.

Применение

Болезни с вышеперечисленными симптомами: хилурия, хронический простатит, гонорея.

Примеры

62 случая гонореи (мужчины, возраст 21–50 лет) лечились с помощью модифицированной формулы. После приема 15 доз в 56 случаях наступило выздоровление, в шести случаях лечение неэффективно. Общий уровень эффективности 90,3% *(Jilin Journal of TCM, 1990, (2), 16)*.

72 случая хилурии (24 мужчины и 48 женщин, возраст 20–60 лет, длительность болезни один–десять лет) лечились с помощью модифицированной формулы. Результат: выздоровление в 53 случаях, то есть лимфа исчезла и рецидива не было в течение трех лет; улучшение произошло в 12 случаях, то есть лимфа исчезла, но рецидивы имели место в течение трех лет; в семи случаях констатирована неудача *(Hubei Journal of TCM, 1992, (1): 23)*.

2.13.6. Bi Xie Sheng Shi Tang, Discorea Form

萆薢胜湿汤, би се шэн ши тан

Источник

«Опыт лечения изъязвлений» (疡科心得集, Yang Ke Xin De Ji, ян кэ синь дэ цзи), 1805 г.

Ингредиенты

Bi Xie (萆解, би се, Rhizoma Dioscoreae Hypoglaucae)
Fu Ling (茯苓, фу лин, Sclerotium Poriae Cocos)
Ze Xie (泽泻, цзэ се, Rhizoma Alismatis)
Hua Shi (滑石, хуа ши, Talcum)
Tong Cao (通草, тун цао, Medulla Tetrapanacis Papyriferi)
Mu Dan Pi (牡丹皮, му дань пи, Cortex Moutan Radicis)
Huang Bai (黄柏, хуан бай, Cortex Phellodendri)
Yi Yi Ren (薏苡仁, и и жэнь, Semen Coicis Lachryma-Jobi)

Действие

Очищает от Жара, охлаждает Кровь и проводит детоксикацию, способствует мочеиспусканию.

Показания

Синдром нисхождения Влаги-Жара, характеризующийся экземой (красные высыпания на коже, воспаление и зуд, эрозии), бери-бери, рожистое воспаление нижних конечностей, абсцесс анальной области, чувство давления в груди, плохой аппетит, неоформленный стул, темная моча, желтоватый и скользкий налет на языке, скользящий и быстрый пульс.

Применение
Болезни с вышеперечисленными симптомами: острый дерматит, подострый аллергический дерматит, острое гнойное воспаление вокруг ануса и области прямой кишки.

Примеры
48 случаев аллергического дерматита (21 мужчина и 27 женщин, возраст 20–75 лет, длительность болезни от двух месяцев до 20 лет) лечились с помощью этой формулы. Результат: после одного–двух курсов излечение в 40 случаях, то есть симптомы исчезли и не возникали в течение года; улучшение в четырех случаях, то есть симптомы вернулись в течение года; неудача в двух случаях. Общий уровень эффективности 95,3% *(Hubei Journal of TCM, 1993, 9 (3): 38)*.

24 случая экземы анальной области (15 мужчин и девять женщин, возраст 24–52 года, длительность болезни от десяти дней до шести месяцев) лечились с помощью модифицированной формулы. После приема в течение 10–15 дней выздоровление наблюдалось в 16 случаях (местные краснота, воспаление и зуд исчезли), улучшение в шести, неудача в двух случаях. Общий уровень эффективности 91,2% *(Forum on TCM, 1984, (6): 24)*.

2.13.7. Du Huo Ji Sheng Wan, Mori Form
独活寄生囊, ду хо цзи шэн вань

Источник
«Необходимые рецепты, стоящие тысячу золотых монет» (备急千金要方, Bei Ji Qian Jin Yao Fang, бэй цзи цянь цзинь яо фан), 650 г.

Ингредиенты
Du Huo (独活, ду хо, Radix Angelicae Pubescentis)
Sang Ji Sheng (桑寄生, сан цзи шэн, Ramulus Sangjisheng)
Du Zhong (杜仲, ду чжун, Cortex Eucommiae Ulmoides)
Niu Xi (牛膝, ню си, Radix Achyranthis Bidentatae)
Qin Jiao (秦艽, цинь цзяо, Radix Gentianae Macrophyllae)
Fang Feng (防风, фан фэн, Radix Ledebouriellae Divaricatae)
Ren Shen (人参, жэнь шэнь, Radix Ginseng)

Gan Cao (甘草, гань цао, Radix Glycyrrhizae Uralensis)
Fu Ling (茯苓, фу лин, Sclerotium Poriae Cocos)
Dang Gui (当归, дан гуй, Radix Angelicae Sinensis)
Sheng Di Huang (生地黄, шэн ди хуан, Radix Rehmanniae Glutinosae)
Bai Shao (白芍, бай шао, Radix Albus Paeoniae Lactiflorae)
Chuan Xiong (川芎, чуань сюн, Rhizoma Ligustici Chuanxiong)
Rou Gui (肉桂, жоу гуй, Cortex Cinnamomi Cassiae)

Действие
Изгоняет Ветер, Холод и Влагу и облегчает боль, питает Печень, Почку, Ци и Кровь.

Показания
Артралгия, связанная с длительным воздействием Ветра, Холода, Влаги при Дефиците Печени и Почки, Ци и Крови, характеризующаяся болью и слабостью в пояснице и ногах, ограничением движения или онемением суставов, непереносимостью холода, предпочтением тепла, сердцебиением, одышкой, бледным языком с беловатым налетом, тонким и быстрым пульсом.

Применение
Болезни с вышеперечисленными симптомами: хронический артрит, ишиас ревматического генеза, болезни шейного отдела позвоночника.

Примеры
96 случаев хронического артрита (34 мужчины и 62 женщины, возраст 32–74 года, длительность болезни 1–20 лет) лечились с помощью этой формулы. Результат: выздоровление в 43 случаях, заметное улучшение в 31, улучшение в 20, неудача в двух случаях. Общий уровень эффективности 94% *(Shandong Journal of TCM, 1992, 11 (1): 19)*.
100 случаев ишиаса (58 мужчин и 42 женщины, возраст 24–62 года, длительность болезни в среднем 124 дня) лечились с помощью модифицированной формулы. После одного–двух курсов (один курс продолжался один месяц) выздоровление наблюдалось в 87 случаях, заметное улучшение в семи, улучшение в трех, неудача в трех случаях. Общий уровень эффективности 97% *(Guangxi Journal of TCM, 1988, 11 (6): 18)*.
69 случаев болезней шейного отдела позвоночника (31 мужчина и 38 женщин, средний возраст 51,2 года) лечились с помощью модифицированной формулы. После одного–четырех курсов излечение наблюдалось у 41 (59,3%) пациента, то есть онемение и боль в плечах и руках исчезли, тест шейно-плечевого сплетения показывал отрицательный результат; улучшение произошло в 20

случаях. Общий уровень эффективности 94% *(Zhejiang Journal of TCM And Pharmacy, 1993, 28 (3), 134)*.

2.13.8. Juan Bi Tang, Syno Form

蠲痹汤, цзюань би тан

Источник

«Наследственные формулы семейства Ян» (杨氏家藏方, Yang Shi Jia Cang Fang, ян ши цзя цан фан), 1178 г.

Ингредиенты

Huang Qi (黄芪, хуан ци, Radix Astragali Membranacei)
Qiang Huo (羌活, цян хо, Rhizoma Notopterygii)
Fang Feng (防风, фан фэн, Radix Ledebouriellae Divaricatae)
Dang Gui (当归, дан гуй, Radix Angelicae Sinensis)
Bai Shao (白芍, бай шао, Radix Albus Paeoniae Lactiflorae)
Jiang Huang (姜黄, цзян хуан, Rhizoma Curcumae)
Gan Cao (甘草, гань цао, Radix Glycyrrhizae Uralensis)

Действие

Укрепляет Ци и активирует Кровь, изгоняет Ветер и удаляет Влагу.

Показания

Би-синдром, связанный с Ветром, характеризующийся тугоподвижностью в шее и плечах, болью в плече или локте, ограничением движения в плечах, тонким налетом на языке и быстрым пульсом.

Применение

Болезни с вышеперечисленными симптомами: плечелопаточный периартрит, ишиас ревматического генеза, ревматоидный артрит.

Примеры

108 случаев плечелопаточного периартрита (56 мужчин и 52 женщины, возраст 26-68 лет, длительность болезни 6-60 месяцев) лечились с помощью этой формулы, один курс длился семь дней. После одного-шести курсов в 77 случаях наблюдалось выздоровление, в 20 улучшение, в 11 случаях отсутствие эффекта. Общий уровень эффективности 90% *(Jiangxi Journal of TCM, 1989, (5): 44; Liaoning Journal of TCM, 1989, (2): 45)*.

375 случаев ишиаса (269 мужчин и 106 женщин, возраст 18-64 лет, длительность болезни от одного месяца до 25 лет) лечились с помощью модифициро-

ванной формулы. Результат: излечение в 336 случаях (боль и другие симптомы исчезли, исчезло ограничение движения), заметное улучшение в 13, улучшение в 19, неудача в семи случаях. Общий уровень эффективности 98,2% *(Practical Journal of Integrated TCM And Western Medicine, 1993, 6 (5): 312).*

2.13.9. Ku Shen Wan, Sophora Form
苦参丸, ку шэнь вань

Источник
«Полное руководство по изъязвлениям» (疮疡经验全书, Chuang Yang Jing Yan Quan Shu, чуан ян цзин янь цюань шу), 1569 г.

Ингредиенты
Ku Shen (苦参, ку шэнь, Radix Sophorae Flavescentis)
Cang Zhu (苍术, цан чжу, Rhizoma Atractylodis)
Bai Hua She She Cao (白花蛇舌草, бай хуа шэ шэ цао, Herba Oldenlandiae)
She Chuang Zi (蛇床子, шэ чуан цзы, Fructus Cnidii Monnieri)
Bai Xian Pi (白鲜皮, бай сянь пи, Cortex Dictamni Dasycarpi Radicis)
Bing Pian (冰片, бин пянь, Borneolum Syntheticum)
Sheng Di Huang (生地黄, шэн ди хуан, Radix Rehmanniae Glutinosae)

Действие
Питает Кровь, удаляет Ветер и Влагу, избавляет от токсинов.

Показания
Постоянный зуд и ощущение жжения в коже локально или генерализованно, усугубляющиеся ночью или осложненные слабой лихорадкой, или же папулы, или же жажда, усталость, проволочный быстрый пульс, желтоватый и скользкий налет на языке.

Применение
Кожный зуд в связи с разнообразными причинами, такими как высокий сахар крови, ревматизм или крапивница.

Примеры
30 случаев крапивницы лечились с помощью модифицированной формулы. Результат: выздоровление в восьми (26,7%) случаях, заметное улучшение в 13 (43,3%), то есть круглые красные следы на коже и зуд исчезли, улучшение в пяти (16,7%), то есть следы исчезли, а зуд уменьшился, неудача в четырех

(13,3%) случаях. Общий уровень эффективности 86,7% *(Chinese Journal of Integrated Traditional And Western Medicine, 1998, 7 (3): 373)*.

Модифицированная формула использовалась для лечения 110 случаев хронического кожного зуда, в результате чего в 58 случаях наступило излечение, в 37 значительное улучшение, в 11 улучшение, в четырех случаях без эффекта. Общий уровень эффективности 96,36% *(Sichuan Journal of TCM, 1989, 7 (2): 38)*.

54 случая зуда вульвы лечились с помощью модифицированной формулы приемом одной дозы ежедневно в течение трех дней, что составляло один курс. После одного-трех курсов излечение наблюдалось в 36 (66,7%) случаях и улучшение в 18 (33,3%), то есть зуд уменьшился *(Journal of Anhui University of TCM, 1988, 7 (4): 14)*.

66 случаев опоясывающего лишая на руках и ногах успешно вылечены с помощью модифицированной формулы в течение 15–20 дней. Излечение наблюдалось в среднем через 11 дней *(Chinese Journal of Integrated Traditional And Western Medicine, 1990, 10 (1): 53)*.

Глава 2.14. Формулы, удаляющие Флегму

Формулы, содержащие ингредиенты, устраняющие Флегму, с эффектом удаления Флегмы и застоя Жидкостей, использующиеся для лечения различных расстройств, связанных с Флегмой, известны как формулы, удаляющие Флегму.

На основе различия видов Флегмы и терапии для ее устранения, удаляющие Флегму формулы классифицируются следующим образом.

Осушающие Влагу и удаляющие Флегму. Показаны для лечения расстройств по типу Влаги-Флегмы, характеризующихся легко отхаркивающейся беловатой мокротой, чувством переполнения в груди и животе, тошнотой, рвотой или головокружением, сердцебиением, беловатым скользким налетом на языке и медленным скользящим пульсом. Пример: Er Chen Tang (2.14.2).

Очищающие от Жара и растворяющие Флегму. Показаны для лечения расстройств по типу Флегмы-Жара, характеризующихся с трудом отхаркивающейся густой желтоватой мокротой, покрасневшим лицом, одышкой, раздражительностью, желтоватым налетом на языке и быстрым пульсом. Пример: Xiao Xian Xiong Tang (2.14.3).

Увлажняющие Сухость и удаляющие Флегму. Показаны для лечения синдрома Сухости-Флегмы, характеризующегося густой и липкой мокротой, отхаркивающейся с трудом, сухим горлом или раздражающим кашлем, хриплым по звучанию. Пример: Bei Mu Gua Lou San (2.14.4).

Согревающие Холод и удаляющие Холод-Флегму. Показаны для лечения синдрома Холода-Флегмы, характеризующегося кашлем, одышкой, прозрачной водянистой беловатой мокротой, чувством переполнения в груди, холодными конечностями, неоформленным стулом, бледным языком с беловатым налетом, глубоким и медленным пульсом. Пример: San Zi Yang Qin Tang (2.14.5).

Удаляющие Ветер-Флегму. Показаны для лечения синдрома Ветра-Флегмы, подразделяющегося на два вида: внешний и внутренний. Первый выражается в виде озноба и лихорадки, головной боли, кашля с большим количеством мокроты, тонким и беловатым налетом и плавающим пульсом. Пример: Zhi Sou San (止嗽散, чжи соу сань). Пример второго: Ban Xia Bai Zhu Tian Ma Tang (半夏白朮天麻汤, бань ся бай чжу тянь ма тан).

Примечания

Предназначенные для стимулирования и активации Ци и Крови с целью рассеивания застоя, удаляющие Флегму лекарства не рекомендуются для длительного лечения. На практике следует использовать схожие лекарства для лечения причины заболевания. Так, в случае Влаги-Флегмы усиливающие Селезенку ингредиенты – Bai Zhu (Rhizoma Atractylodis Macrocephalae) и Fu Ling (Sclerotium Poriae Cocos) – комбинируются в формуле на основании принципа ТКМ: «Селезенка – источник Флегмы».

В случае кашля, связанного с Ветром-Флегмой, необходимо задействовать не только лекарства, удаляющие Флегму и облегчающие кашель, но также и препараты, способствующие дисперсии Легких. При этом Флегма наверняка является результатом застоя Ци, поэтому желательно добавлять способствующие движению Ци средства в формулы, удаляющие Флегму.

Если вероятно кровохарканье, то, чтобы предупредить обильную потерю крови, не следует использовать очищающие от Жара и питающие Легкие ингредиенты вместо осушающих.

2.14.1. Wen Dan Tang, Bambus Form

温胆汤, вэнь дань тан

Источник

«Трактат о трех категориях симптомов» (三因极一病证方论, San Yin Ji Yi Bing Zheng Fang Lun, сань инь цзи и бин чжэн фан лунь), 1174 г.

Ингредиенты

Zhi Ban Xia (制半夏, чжи бань ся, Rhizoma Pinelliae Ternatae Praeparata)
Chen Pi (陈皮, чэнь пи, Pericarpium Citri Reticulatae)
Fu Ling (茯苓, фу лин, Sclerotium Poriae Cocos)
Zhu Ru (竹茹, чжу жу, Caulis Bambusae in Taeniam)
Zhi Shi (枳实, чжи ши, Fructus Immaturus Citri Aurantii)
Gan Cao (甘草, гань цао, Radix Glycyrrhizae Uralensis)
Sheng Jiang (生姜, шэн цзян, Rhizoma Zingiberis Officinalis Recens)
Da Zao (大枣, да цзао, Fructus Ziziphi Jujubae)

Действие

Регулирует Ци и рассасывает Флегму, очищает от Жара в Желчном Пузыре и регулирует Желудок.

Показания

Синдром дисгармонии между Желчным Пузырем и Желудком, нарушение в виде Флегмы-Жара Внутреннего, характеризующееся раздражением по Дефицитному типу, бессонницей, тошнотой и рвотой, икотой, сердцебиением, нервозностью, горьким вкусом во рту, повышенным слюноотделением, головокружением, проволочным или скользящим и быстрым пульсом.

Применение
Болезни с вышеперечисленными симптомами: хронический гастрит, язвы, хронический гепатит, невроз, начальная стадия шизофрении, связанное с болезнями уха головокружение, хронический бронхит, ишемическая болезнь сердца.

Примеры
48 случаев синдрома Меньера (22 мужчины и 26 женщин, возраст 22–82 года, длительность болезни от шести месяцев до 2,5 лет) лечились с помощью этой формулы. Результат: излечение в 41 случае, улучшение в семи. Курс лечения варьировался от шести до 30 дней *(Hubei Journal of TCM, 1990, (1): 17)*.

168 случаев хронического гастрита (109 мужчин и 59 женщин, возраст 17–76 лет, длительность болезни от двух месяцев до 31 года, все обследованы с помощью гастроскопии) лечились модифицированной формулой. После 15–45 дней заметное улучшение в 85 случаях, улучшение в 79, неудача в 13 случаях. Общий уровень эффективности 91% *(Guangming Journal of TCM, 1985, (1): 16)*.

35 случаев импотенции (возраст 25–60 лет, длительность болезни от шести месяцев до трех лет) лечились с помощью модифицированной формулы. После 15–20 дней выздоровление наблюдалось в 21 случае, при контрольном обследовании через год рецидивы отсутствовали, улучшение в 13, неудача в одном случае. Общий уровень эффективности 97% *(Practical Journal of TCM Internal Medicine, 1992, 6 (4): 188)*.

2.14.2. Er Chen Tang, Duo-Damp Form
二陈汤, эр чэнь тан

Источник
«Формулы отдела управления и обеспечения фармацевтики» (太平惠民和剂局方, Tai Ping Hui Min He Ji Ju Fang, тай пин хуэй минь хэ цзи цзюй фан), 1078–1085 гг.

Ингредиенты
Zhi Ban Xia (制半夏, чжи бань ся, Rhizoma Pinelliae Ternatae Praeparata)
Chen Pi (陈皮, чэнь пи, Pericarpium Citri Reticulatae)
Fu Ling (茯苓, фу лин, Sclerotium Poriae Cocos)
Gan Cao (甘草, гань цао, Radix Glycyrrhizae Uralensis)

Действие

Удаляет Влагу и устраняет Флегму, регулирует Ци и гармонизирует Средний Цзяо.

Показания

Синдром кашля, связанного с Влагой-Флегмой, характеризующийся легко отхаркивающейся беловатой мокротой, чувством переполнения в груди и животе, тошнотой, рвотой, сердцебиением, беловатым скользким налетом на языке, медленным скользящим пульсом.

Применение

Болезни с вышеперечисленными симптомами: хронический бронхит, легочная эмфизема, гастродуоденальная язва, связанное с болезнями уха головокружение, последствие цереброваскулярной травмы, утренняя тошнота во время беременности, вялость, изменение слюноотделения у детей.

Примеры

50 случаев хронической бронхиальной астмы (42 мужчины и 8 женщин, возраст 34–86 лет, длительность болезни 5–15 лет) лечились с помощью модифицированной формулы. Результат: в 29 случаях выздоровление, в 18 улучшение, в трех случаях эффекта нет. Общий уровень эффективности 94% *(Practical Journal of Integrated TCM And Western Medicine, 1992, 5 (10): 600)*.

87 случаев коклюша (40 мальчиков и 47 девочек, возраст два–семь лет) лечились с помощью модифицированной формулы. Результат: излечение в 85 случаях, то есть все симптомы исчезли, улучшение в двух *(Hunan Journal of TCM, 1993, 9 (2): 45)*.

93 случая ревматизма (60 мужчин и 33 женщины, возраст 21–75 лет) лечились с помощью модифицированной формулы. После лечения в течение 15 дней в 28 случаях наблюдалось выздоровление, в 49 улучшение, в 16 случаях эффекта нет *(Journal of TCM, 1959, (8): 560)*.

2.14.3. Xiao Xian Xiong Tang, Disperse Form

小陷胸汤, сяо сянь сюн тан

Источник

«Трактат о повреждениях холодом» (伤寒论, Shang Han Lun, шан хань лунь), 196–204 гг.

Ингредиенты
Huang Lian (黄连, хуан лянь, Rhizoma Coptidis)
Zhi Ban Xia (制半夏, чжи бань ся, Rhizoma Pinelliae Ternatae Praeparata)
Gua Lou Pi (栝蒌皮, гуа лоу пи, Pericarpium Trichosanthis Kirilowii)

Действие
Очищает от Жара и устраняет Флегму, облегчает удушье в груди и рассеивает застой.

Показания
Синдром из комбинации Флегмы и Жара, характеризующийся удушьем и болезненностью в груди, желтоватой и густой мокротой, желтоватым и маслянистым налетом на языке, плавающим и скользящим или быстрым и скользящим пульс.

Применение
Болезни с вышеперечисленными симптомами: острый или хронический гастрит, холецистит, плеврит, межреберная невралгия, бронхит.

Примеры
30 случаев экссудативного плеврита (20 мужчин и 10 женщин, возраст от 14 до 77 лет, длительность болезни от десяти дней до трех месяцев) лечились с помощью модифицированной формулы. После 15 дней излечение наблюдалось в 20 случаях, то есть симптомы исчезли и рентген грудной клетки показал рассасывание экссудата, улучшение в восьми, неудача в двух случаях. Общий уровень эффективности 93,3% *(Jilin Journal of TCM, 1986, (4): 33)*.
150 случаев заражения пилорического отдела желудка спириллами и связанного с этим хронического гастрита (83 мужчины и 67 женщин, возраст 18–56 лет, длительность болезни 3–32 месяца) лечились с помощью модифицированной формулы. Результат: выздоровление в 98 случаях (все симптомы исчезли и анализ на H. pylori стал отрицательным), заметное улучшение в 35, улучшение в 12, неудача в пяти случаях. Общий уровень эффективности 96,6% *(Practical Journal of TCM Internal Medicine, 1993, 7 (4): 150)*.

2.14.4. Bei Mu Gua Lou San, Friti Form
贝母瓜蒌散, бэй му гуа лоу сань

Источник
«Медицинские открытия» (医学心悟, Yi Xue Xin Wu, и сюэ синь у), 1732 г.

Ингредиенты

Zhe Bei Mu (浙贝母, чжэ бэй му, Bulbus Fritillariae Thunbergii)
Gua Lou Pi (栝蒌皮, гуа лоу пи, Pericarpium Trichosanthis Kirilowii)
Zhi Ban Xia (制半夏, чжи бань ся, Rhizoma Pinelliae Ternatae Praeparata)
Chen Pi (陈皮, чэнь пи, Pericarpium Citri Reticulatae)
Fu Ling (茯苓, фу лин, Sclerotium Poriae Cocos)
Tian Hua Fen (天花分, тянь хуа фэнь, Radix Trichosanthis Kirilowii)
Jie Geng (桔梗, цзе гэн, Radix Platycodi Grandiflori)

Действие

Увлажняет Легкие и очищает от Жара, регулирует Ци и устраняет Флегму.

Показания

Синдром застоя Флегмы в сочетании с сухостью в Легких, характеризующийся густой и липкой трудноотделяемой мокротой, сухостью в горле или раздражающим кашлем, красным языком с сухим налетом или отсутствием налета.

Применение

Болезни с вышеперечисленными симптомами: острый или хронический бронхит, острый ларингит, бронхоэктазы, легочная эмфизема, силикоз.

Примеры

80 случаев хронического бронхита (42 мужчины и 38 женщин, длительность болезни от восьми месяцев до 25 лет) лечились с помощью модифицированной формулы. Результат: выздоровление в 18 случаях, улучшение в 57 (симптомы исчезли, но имели место рецидивы в течение полугода), неудача в пяти случаях. Общий уровень эффективности 93,75% *(Journal of Nanjing University of TCM, 1993, (2): 55)*.

75 случаев астмы у детей (средний возраст 1,5 года, средняя длительность болезни 9,8 дней с температурой тела 38,2 °C) лечились с помощью модифицированной формулы. После шести-семи дней заметное улучшение наблюдалось в 63 (84%) случаях, улучшение в восьми (10,7%), неудача в четырех (5,3%) случаях. Общий уровень эффективности 94,7% *(Journal of TCM, 1989, (1): 43)*.

2.14.5. San Zi Yang Qin Tang, Tri-Kernel Form
三子养亲汤, сань цзы ян цинь тан

Источник

«Подробное медицинское руководство мастера Ханя» (韩氏医通, Han Shi Yi Tong, хань ши и тун), 1522 г.

Ингредиенты

Bai Jie Zi (白芥子, бай цзе цзы, Semen Sinapis Albae)

Zi Su Zi (紫苏子, цзы су цзы, Fructus Perillae)

Lai Fu Zi (莱菔子, лай фу цзы, Semen Raphani)

Действие

Согревает и устраняет Флегму, способствует пищеварению.

Показания

Синдром с массивным застоем Флегмы и Ци, характеризующийся кашлем и одышкой с профузной беловатой мокротой, чувством переполнения в грудной клетке, плохим аппетитом, беловатым масляным налетом на языке и скользящим пульсом.

Применение

Болезни с вышеперечисленными симптомами: бронхит, бронхиальная астма, легочная эмфизема.

Примеры

120 случаев бронхита у детей (70 мальчиков и 50 девочек, длительность болезни 5–15 дней) лечились с помощью этой формулы. После двух дней кашель уменьшился, также как в большинстве случаев и хрипы, после трех–пяти дней симптомы и признаки болезни исчезли во всех случаях (*Shanxi Journal of TCM, 1993, 14 (12): 556*).

125 случаев плоских бородавок лечились с помощью этой формулы в сочетании с клейким рисом в виде порошка. После лечения, проводившегося ежедневно в течение месяца, излечение наступило в большинстве случаев. В случаях, когда длительность болезни была долгой, хороший результат достигнут добавлением инъекций Chai Hu (Radix Bupleuri) в пораженную кожу по 2 мл в течение трех месяцев (*Research on Shizhen National Medicine, 1992, 3 (2): 86*).

2.14.6. Jie Geng Pian, Platyco Form
桔梗片, цзе гэн пянь

Источник

«Медицинские открытия» (医学心悟, Yi Xue Xin Wu, и сюэ синь у), 1732 г.

Ингредиенты

Jie Geng (桔梗, цзе гэн, Radix Platycodi Grandiflori)

Zi Wan (紫菀, цзы вань, Radix Asteris Tatarici)

Jing Jie (荆芥, цзин цзе, Herba seu Flos Schizonepetae Tenuifoliae)
Bai Bu (百部, бай бу, Radix Stemonae)
Bai Qian (白前, бай цянь, Rhizoma Cynanchi Stauntonii)
Chen Pi (陈皮, чэнь пи, Pericarpium Citri Reticulatae)
Gan Cao (甘草, гань цао, Radix Glycyrrhizae Uralensis)

Действие
Прекращает кашель и устраняет мокроту, рассеивает Ветер и способствует вентиляции Легких.

Показания
Кашель, связанный с атакой патогенного Ветра, характеризующийся кашлем, першением в горле, мягкой непереносимостью холода, лихорадкой, тонким беловатым налетом на языке и плавающим пульсом.

Применение
Болезни с вышеперечисленными симптомами: инфекция верхних дыхательных путей, острый и хронический бронхит, коклюш.

Примеры
153 случая острого бронхита (91 мужчина и 62 женщины, возраст 3-69 лет, длительность болезни 2-32 дня) лечились с помощью этой формулы. Результат: выздоровление в 147 случаях (96%) после приема двух-восьми доз, неудача в шести (4%) *(Forum on TCM, 1989, (3): 41)*.
280 случаев бронхита (200 мужчин и 80 женщин, возраст 20-40 лет, длительность болезни от одного дня до пяти месяцев) лечились с помощью этой формулы в виде отвара. Результат: выздоровление в 273 случаях после приема двух-четырех доз, неудача в семи *(Jiangsu Journal of TCM, 1965, (9): 13)*.

Часть третья. Современные формулы

Глава 3.1. Формулы, регулирующие дыхательную систему

3.1.1. Gan Mao Chong Ji, Ice Free Form
感冒冲剂, гань мао чун цзи

Источник
Шанхайский исследовательский институт китайской медицины.

Ингредиенты
Da Qing Ye (大青叶, да цин е, Folium Isatidis)
Ban Lan Gen (板蓝根, бань лань гэнь, Radix Isatidis seu Baphicacanthi)
Quan Shen (拳参, цюань шэнь, Rhizoma Polygoni Bistortae)
Lian Qiao (连翘, лянь цяо, Fructus Forsythiae Suspensae)

Действие
Высвобождает Внешнее, очищает от Жара и является противовоспалительным.

Показания
Острый тонзиллит, инфекция верхних дыхательных путей, ларингит и фарингит.

Применение
Лихорадка, озноб и воспаление горла в связи с острым тонзиллитом, инфекция верхних дыхательных путей, ларингит, фарингит.

Примеры
80 случаев инфекции верхних дыхательных путей у детей младенческого возраста лечились с помощью этой формулы. Результат: в среднем после 4,2 дней заметное улучшение в 61 (76,25%) случае, улучшение в 12 (15%), неудача в

семи (8,75%) случаях. Общий уровень эффективности 91,25% *(Shanghai Journal of TCM, 1986, (1): 28)*.

31 случай острого тонзиллита (20 мужчин и 11 женщин) лечились с помощью этой формулы. После применения в течение трех дней лихорадка спала, другие симптомы исчезли в 16 случаях, улучшение в 13, неудача в двух случаях. Общий уровень эффективности 93,02% *(Liaoning Journal of TCM, 1993, (10): 27)*.

3.1.2. Ban Lan Gen Pian, Isatidis Granules
板蓝根片, бань лань гэнь пянь

Источник
«Фармакопея Китайской Народной Республики» (中华人民共和国药典, Zhong Hua Ren Min Gong He Guo Yao Dian, чжун хуа жэнь минь гун хэ го яо дянь).

Ингредиенты
Ban Lan Gen (板蓝根, бань лань гэнь, Radix Isatidis seu Baphicacanthi)

Действие
Очищает от Жара и способствует детоксикации, охлаждает Кровь и улучшает состояние горла.

Показания
Острый тонзиллит, свинка, ларингит, фарингит, гепатит, вирусный орхит.

Применение
Воспаления вирусного генеза: острый тонзиллит, инфекция верхних дыхательных путей, ларингит, фарингит, гепатит, подагра, опоясывающий лишай, кератит на основе вируса герпеса (древовидный кератит), острый или хронический дакриоцистит (воспаление слезного мешка).

Примеры
76 случаев острого тонзиллита (31 мужчина и 45 женщин) лечились с помощью этой формулы. Результат: излечение в 73 случаях, неудача в трех. Общий уровень эффективности 96,05% *(Journal of New Medicine, 1995, (2): 27)*.

Ban Lan Gen (Radix Isatidis seu Baphicacanthi) как основной ингредиент использовался для лечения гепатита с положительным анализом на поверхностный антиген гепатита Б HBsAg, титр составлял от 1:120 до 1:16 (92 мужчины и 66 женщин, длительность болезни от трех месяцев до пяти лет). Результат: при титре 1:16 анализ на HBsAg стал отрицательным в 100% случаев, при титре 1:120 только в 28,5% *(Inner Mongolia Journal of TCM, 1992, 11 (2): 5)*.

3.1.3. Jie Du Chong Ji, Chill Free Form
解毒冲剂, цзе ду чун цзи

Источник
«Перечень разрешенных к применению лекарственных средств», Гуйлинь.

Ингредиенты
Yu Ye Jin Hua (玉叶金花, юй е цзинь хуа, Mussaenda Pubescens)
Jin Yin Hua (金银花, цзинь инь хуа, Flos Lonicerae Japonicae)
Ye Ju Hua (野菊花, е цзюй хуа, Flos Chrysanthemi Indici)
Shan Zhi Ma (山芝麻, шань чжи ма, Radix Helicterium Angustifoliae)
Gang Mei (岗梅, ган мэй, Radix Ilicis Asprellae)
Zhe Tang (蔗糖, чжэ тан, Saccharum)

Действие
Удаляет Ветер и очищает от Жара, способствует мочевыделению и удалению отеков.

Показания
Простуда, связанная с Ветром-Жаром, гриппом и инфекцией мочевыделительного тракта.

Применение
Оказывает хороший эффект при лечении простуды, вызванной Ветром-Жаром, гриппа, теплового удара, ларингита, фарингита, острого тонзиллита, инфекции мочевыделительного тракта.

Примеры
538 пациентов (263 случая простуды, вызванной Ветром-Жаром, 51 тонзиллита, 58 кашля из-за Ветра-Жара, 24 теплового удара, 142 урологической инфекции) лечились с помощью этой формулы. Результат: заметное улучшение в 263 (48,9%) случаях, улучшение в 222 (41,3%), неудача в 53 (9,9%) случаях *(Selective Edition on Yu Ye Jie Du Chong Ji, 1998, (1): 1)*.

3.1.4. Zhong Gan Ling Pian, Extra Cold Free Form
重感灵片, чжун гань лин пянь

Источник
«Перечень разрешенных к применению лекарственных средств», Гуандун.

Ингредиенты
Sang Ye (桑叶, сан е, Folium Mori Albae)
Ju Hua (菊花, цзюй хуа, Flos Chrysanthemi Morifolii)
Xing Ren (杏仁, син жэнь, Semen Pruni Armeniacae)
Jie Geng (桔梗, цзе гэн, Radix Platycodi Grandiflori)
Bo He (薄荷, бо хэ, Herba Menthae Haplocalycis)
Lian Qiao (连翘, лянь цяо, Fructus Forsythiae Suspensae)
Lu Gen (芦根, лу гэнь, Rhizoma Phragmitis Communis)
Gan Cao (甘草, гань цао, Radix Glycyrrhizae Uralensis)

Действие
Рассеивает Ветер-Жар, вентилирует Легкие с целью смягчения кашля.

Показания
Простуда или грипп, связанные с Ветром-Жаром, характеризующиеся лихорадкой, кашлем с мокротой, небольшой жаждой, головной болью и заложенным носом.

Применение
Инфекция верхних дыхательных путей, грипп.

Примеры
33 случая простуды с лихорадкой (в 28 случаях температура выше 38 °C) лечились с помощью этой формулы. Результат: в 22 случаях температура нормализовалась за один-два дня, в восьми стала меньше 37,5 °C после трех дней, неудача в трех случаях. Общий уровень эффективности 90,09% *(Hunan Journal of TCM, 1987, (6): 13)*.

3.1.5. Chuan Bei Pi Pa Gao, Gold Voice Syrup
川贝枇杷膏, чуань бэй пи па гао

Источник
«Фармакопея Китайской Народной Республики» (中华人民共和国药典, Zhong Hua Ren Min Gong He Guo Yao Dian, чжун хуа жэнь минь гун хэ го яо дянь).

Ингредиенты

Chuan Bei Mu (川贝母, чуань бэй му, Bulbus Fritillariae Cirrhosae)
Pi Pa Ye (枇杷叶, пи па е, Folium Eriobotryae)
Fu Ling (茯苓, фу лин, Sclerotium Poriae Cocos)
Jie Geng (桔梗, цзе гэн, Radix Platycodi Grandiflori)
Fa Ban Xia (法半夏, фа бань ся, Rhizoma Pinelliae Ternatae)
Xing Ren (杏仁, син жэнь, Semen Pruni Armeniacae)
Gua Lou Ren (栝蒌仁, гуа лоу жэнь, Semen Trichosanthis Kirilowii)
Yuan Zhi (元志, юань чжи, Radix Polygalae)
Sha Shen (沙参, ша шэнь, Radix Adenophorae seu Glehniae)
Wu Wei Zi (五味子, у вэй цзы, Fructus Schisandrae Chinensis)
Sheng Jiang (生姜, шэн цзян, Rhizoma Zingiberis Officinalis Recens)
Da Zao (大枣, да цзао, Fructus Ziziphi Jujubae)
Bo He (薄荷, бо хэ, Herba Menthae Haplocalycis)
Feng Mi (蜂蜜, фэн ми, Mel)
Gan Cao (甘草, гань цао, Radix Glycyrrhizae Uralensis)

Действие

Очищает от Жара и рассеивает Ци Легких, останавливает кашель и уменьшает количество мокроты.

Показания

Острый или хронический бронхит.

Применение

Давно созданный препарат для лечения таких болезней как острый или хронический бронхит и простуда, характеризующаяся кашлем, затрудненным отхаркиванием, одышкой.

Примеры

153 случая острого бронхита (возраст 3–69 лет, длительность болезни 2–32 дня) лечились с помощью модифицированной формулы. Результат: выздоровление в 147 (96%) случаях после лечения в течение двух-восьми дней, неудача в шести случаях *(Dictionary of Modern Research on Chinese Herbal Formulae, 1996, (1): 185).*

100 случаев хронического бронхита (средний возраст пациентов 53,6 года, длительность болезни три-десять лет) лечились с помощью этой формулы. Результат: выздоровление в 21 случае, улучшение в 72, неудача в семи случаях. Общий уровень эффективности 93% *(Sichuan Journal of TCM Internal Medicine, 1994, (2): 126).*

3.1.6.   Chuan Bei Pi Pa Lu, Gold Voice Elixir

川贝枇杷露, чуань бэй пи па лу

Источник

«Реестр китайских лекарственных фитопрепаратов», КНР.

Ингредиенты

Chuan Bei Mu (川贝母, чуань бэй му, Bulbus Fritillariae Cirrhosae)
Pi Pa Ye (枇杷叶, пи па е, Folium Eriobotryae)
Jie Geng (桔梗, цзе гэн, Radix Platycodi Grandiflori)
Fa Ban Xia (法半夏, фа бань ся, Rhizoma Pinelliae Ternatae)
Zi Wan (紫菀, цзы вань, Radix Asteris Tatarici)
Kuan Dong Hua (款冬花, куань дун хуа, Flos Tussilaginis Farfarae)
Bo He (薄荷, бо хэ, Herba Menthae Haplocalycis)

Действие

Останавливает кашель и уменьшает мокроту, рассеивает и опускает Ци Легких.

Показания

Кашель.

Применение

Бронхит и простуда, характеризующиеся кашлем, в том числе продолжительным.

Примеры

102 случая хронического бронхита (возраст 26–74 года) лечились с помощью этой формулы. После приема в течение 10–15 дней излечение наблюдалось в 45 случаях, заметное улучшение (кашель очевидно уменьшился) в 30, улучшение в 23, неудача в четырех случаях. Общий уровень эффективности 97% *(Shanxi Journal of TCM, 1990, 10 (12): 450).*

3.1.7.   She Dan Chuan Bei Ye, Mucaway Liquid

蛇胆川贝液, шэ дань чуань бэй е

Источник

«Исследование китайских патентованных фитопрепаратов».

Ингредиенты

Chuan Bei Mu (川贝母, чуань бэй му, Bulbus Fritillariae Cirrhosae)
She Dan (蛇丹, шэ дань, Fel Serpentis Bungarus Multicinctus)
Xing Ren (杏仁, син жэнь, Semen Pruni Armeniacae)
Bo He Nao (薄荷脑, бо хэ нао, Mentholum)
Feng Mi (蜂蜜, фэн ми, Mel)
Zhe Tang (蔗糖, чжэ тан, Saccharum)
Zeng Liu Shui (蒸馏水, цзэн лю шуй, Aqua Distillata)

Действие

Очищает от Жара Легких и увлажняет Легкие, останавливает кашель и удаляет Флегму.

Показания

Кашель, связанный с Жаром Легких.

Применение

Обладает хорошим эффектом уменьшения кашля как симптома острого бронхита.

Примеры

60 случаев бронхита (35 мужчин и 25 женщин, возраст 19–62 года) лечились с помощью этой формулы, 10 мл за один раз дважды в день (в тяжелых случаях 20 мл за один раз). После приема в течение семи дней излечение наблюдалось в 39 (65%) случаях, улучшение в 18 (30%), неудача в трех случаях *(Chinese Traditional Patent Medicine, 1992, 15 (9): 45)*.

3.1.8. Gu Ben Ke Chuan Pian, Root Secure Form

固本咳喘片, гу бэнь кэ чуань пянь

Источник

Чжэцзянский медицинский институт.

Ингредиенты

Dang Shen (党参, дан шэнь, Radix Codonopsis Pilosulae)
Bai Zhu (白术, бай чжу, Rhizoma Atractylodis Macrocephalae)
Fu Ling (茯苓, фу лин, Sclerotium Poriae Cocos)
Gan Cao (甘草, гань цао, Radix Glycyrrhizae Uralensis)
Xing Ren (杏仁, син жэнь, Semen Pruni Armeniacae)
Gua Lou Pi (栝蒌皮, гуа лоу пи, Pericarpium Trichosanthis Kirilowii)

Lian Qiao (连翘, лянь цяо, Fructus Forsythiae Suspensae)
Zhe Bei Mu (浙贝母, чжэ бэй му, Bulbus Fritillariae Thunbergii)

Действие
Усиливает Ци и укрепляет Внешнее (Защитную Ци), укрепляет Селезенку и удаляет мокроту.

Показания
Хронический бронхит, легочная эмфизема, бронхиальная астма, бронхоэктазы.

Применение
Имеет сравнительно хороший эффект в уменьшении кашля, купировании астмы и уменьшении мокроты, в связи с чем часто используется при кашле и одышке, связанными с хроническим бронхитом, легочной эмфиземе, астме.

Примеры
186 случаев хронического бронхита (112 мужчин и 74 женщины, возраст 4–79 лет, длительность болезни 3–40 лет) лечились с помощью этой формулы. Результат: для 29 мягких, 84 умеренных и 73 тяжелых случаев уровень заметного улучшения составил 65,5%, 66,6% и 54,7% соответственно *(Shandong Journal of TCM, 1993, 12 (5): 21)*.

40 случаев бронхиальной астмы (28 мужчин и 12 женщин, возраст 20–43 года, длительность болезни от трех месяцев до 3,5 лет) лечились с помощью этой формулы. Результат: быстрое выздоровление в 17 случаях, улучшение в 20, неудача в трех случаях. Общий уровень эффективности 92,5% *(Zhejiang Medical University News, 1989, 6 (2): 28)*.

3.1.9. Nao Xin Shu Kou Fu Ye, Yawacum Form
脑心舒口服液, нао синь шу коу фу е

Источник
«Перечень разрешенных к применению лекарственных средств», Гуандун.

Ингредиенты
Xing Ren (杏仁, син жэнь, Semen Pruni Armeniacae)
Jie Geng (桔梗, цзе гэн, Radix Platycodi Grandiflori)
Qian Hu (前胡, цянь ху, Radix Peucedani)
Zi Su Ye (紫苏叶, цзы су е, Folium Perillae)
Gan Cao (甘草, гань цао, Radix Glycyrrhizae Uralensis)

Действие

Удаляет Ветер и Холод, способствует дисперсии Легких с целью уменьшения кашля.

Показания

Кашель, связанный с инвазией Ветра-Холода в Легкие.

Применение

Эта микстура для перорального применения часто используется для прекращения кашля, связанного с простудой или острым бронхитом.

Примеры

Эта формула использовалась в 35 случаях острого бронхита (12 мужчин и 23 женщины, возраст 18–65 лет, длительность болезни один–пять дней). Общий уровень эффективности 97,22% *(Selective Edition of Clinical Notes of Xin Shu Kou Fu Ye, 1995, (1): 1–3)*.

3.1.10. Chuan Xin Lian Pian, Andrographi Tablets

穿心莲片, чуань синь лянь пянь

Источник

«Фармакопея Китайской Народной Республики» (中华人民共和国药典, Zhong Hua Ren Min Gong He Guo Yao Dian, чжун хуа жэнь минь гун хэ го яо дянь).

Ингредиенты

Chuan Xin Lian (穿心莲, чуань синь лянь, Herba Andrographis Paniculata)

Действие

Очищает от Жара и проводит детоксикацию, охлаждает Кровь и уменьшает отеки.

Показания

Различные воспалительные процессы.

Применение

Эти таблетки часто используются для лечения таких болезней как воспаление, связанное с травматическими повреждениями, инфекция кожи в виде карбункулов и язв, инфекция верхних дыхательных путей, острый и хронический тонзиллит, ларингит, фарингит, бронхит, энтерит, инфекция мочевыделительного тракта, эндометрит, воспаление в области таза, воспаление среднего уха, периодонтальная инфекция.

Примеры
107 случаев пневмонии с астматическим компонентом (возраст один-девять лет) лечились с помощью инъекций этой формулы. Результат: приступы удушья и одышка исчезли через 24 часа, температура тела нормализовалась в среднем за четыре дня, различные хрипы исчезли за 3–11 дней (*Chinese Materia Medica Dictionary, 1995, (2): 1730).*
32 случая острого гепатита с желтухой лечились с помощью этой формулы, применявшейся 24–73 дня. Результат: выздоровление в десяти (31,2%) случаях, заметное улучшение в 15 (46,7%), улучшение в шести (18,7%), неудача в одном случае. Общий уровень эффективности 96,7% (*Chinese Materia Medica Dictionary, 1995, (2): 1731).*

3.1.11. Hua Shan Shen Di Wan, Psysochlaina Pellets
华山参滴丸, хуа шань шэнь ди вань

Источник
«Фармакопея Китайской Народной Республики» (中华人民共和国药典, Zhong Hua Ren Min Gong He Guo Yao Dian, чжун хуа жэнь минь гун хэ го яо дянь).

Ингредиенты
Hua Shan Shen (华山参, хуа шань шэнь, Radix Physochlainae)

Действие
Избавляет от астмы, уменьшает кашель и способствует рассасыванию Флегмы.

Показания
Хронический бронхит, астматический бронхит.

Применение
Применяемый в виде капель, этот препарат быстро всасывается и начинает действовать. Это надежный, безопасный и новый фитопрепарат для быстрого избавления от астмы и кашля.

Примеры

113 случаев хронического бронхита (возраст 40–65 лет) лечили с помощью этой формулы. Результат: симптомы удалось взять под контроль в 14 (12,2%) случаях, заметное улучшение в 40 (35,4%), улучшение в 40 (35,4%), неудача в 19 (16,81%) случаях. Общий уровень эффективности 83,19% *(Selective Edition of Tianjing Central Pharmaceutical Factory, Ltd., 1999, 7 (1): 5).*

180 случаев астматического бронхита лечились с помощью этой формулы. В некоторых случаях эффект был мгновенным, самый медленный наблюдался по прошествии 30 минут. Полное освобождение от приступа удушья в течение десяти минут наблюдалось в 73% случаев, пик эффекта продолжался один час; объективные симптомы, такие как кашель, давление в груди, одышка, заметно облегчены в 95,6% случаев *(Selective Edition of Tianjing Central Pharmaceutical Factory, Ltd., 1999, 7 (1): 6).*

3.1.12. Han Li Ting, Snore Free Form

鼾立停, хань ли тин

Источник

«Перечень разрешенных к применению лекарственных средств», Пекин.

Ингредиенты

Yan Cao (延草, янь цао, Dioscoreae Oppositae)
Shan Yao (山药, шань яо, Radix Dioscoreae Oppositae)
Gan You (甘油, гань ю, Glycerinum)
Zeng Liu Shui (蒸馏水, цзэн лю шуй, Aqua Distillata)

Действие

Очищает от Жара и открывает физиологические отверстия, охлаждает Сердце и избавляет от храпа.

Показания

Храп.

Применение

Данный продукт выпускается в виде капель в нос, дает хороший эффект при лечении храпа.

Примеры

Эта формула применялась в 338 случаях проблем с храпом (261 мужчина и 77 женщин, из них 228 в возрасте 20–49 лет, 110 от 50 до 65 лет). Препарат вводился по две–четыре капли в каждую ноздрю вечером перед сном, один курс длился 30 дней. Результат: заметное улучшение в 44 (13%) случаях, улучшение в 280 (82,84%), неудача в 14 (4,16%) случаях *(Report of Clinical Trial of Han Li Ting, 1994, (1): 2)*.

3.1.13. Hua Fen Qing Jiao Nang, Pollen Relief Form
花粉清胶囊, хуа фэнь цин цзяо нан

Источник
«Перечень разрешенных к применению лекарственных средств», Шанхай.

Ингредиенты
Bo He (薄荷, бо хэ, Herba Menthae Haplocalycis)
Ju Hua (菊花, цзюй хуа, Flos Chrysanthemi Morifolii)
Mu Dan Pi (牡丹皮, му дань пи, Cortex Moutan Radicis)
Fang Feng (防风, фан фэн, Radix Ledebouriellae Divaricatae)
Bai Zhi (白芷, бай чжи, Radix Angelicae Dahuricae)
Gan Cao (甘草, гань цао, Radix Glycyrrhizae Uralensis)
Huang Qin (黄芩, хуан цинь, Radix Scutellariae Baicalensis)
Gao Ben (蒿本, гао бэнь, Rhizoma et Radix Ligustici)
Long Dan Cao (龙胆草, лун дань цао, Radix Gentianae Longdancao)
Jing Jie (荆芥, цзин цзе, Herba seu Flos Schizonepetae Tenuifoliae)

Действие
Укрепляет Защитную Ци, очищает от Жара и способствует детоксикации.

Показания
Сенная лихорадка (аллергический ринит).

Применение
Эти капсулы имеют довольно неплохой эффект при лечении сенной лихорадки и особенно эффективны для уменьшения таких симптомов как чихание, насморк, заложенный нос, слезливость.

Примеры
152 случая сенной лихорадки (64 мужчины и 88 женщин) лечились с помощью этой формулы. Результат: 18 (11,84%) случаев практически вылечены, в 92 (60,53%) заметное улучшение, в 39 (25,7%) улучшение, остались без изменения три (1,97%) случая. Общий уровень эффективности 98,03% *(Clinical Material of Hua Fen Qing Jiao Nang, 2000, (1): 1)*.

Глава 3.2. Формулы, регулирующие сердце и сосуды

3.2.1. Wen Ya Ling Pian, Low Form
稳压灵片, вэнь я лин пянь

Источник
«Перечень разрешенных к применению лекарственных средств», Сычуань.

Ингредиенты
Huang Ni Cai (黄泥菜, хуан ни цай, Wedelia Biflora)
Di Long (地龙, ди лун, Lumbricus)
Jue Ming Zi (决明子, цзюэ мин цзы, Semen Cassiae)
Shi Jue Ming (石决明, ши цзюэ мин, Concha Haliotidis)
Dong Chong Xia Cao (冬虫夏草, дун чун ся цао, Cordyceps Sinensis)

Действие
Успокаивает Печень и понижает кровяное давление, укрепляет Почку и успокаивает Сердце.

Показания
Артериальная гипертензия.

Применение
Эти таблетки часто используют для лечения гипертонии и атеросклероза, особенно при состояниях, сопровождающихся головной болью, головокружением, звоном в ушах, бессонницей, избыточным весом, запором, гемипарезом.

Примеры
109 случаев гипертонии, из них 79 (лечебная группа) лечились с помощью этой формулы, 30 (контрольная группа) с помощью Luo Bu Ma Pian (罗布麻片, ло бу ма пянь). В лечебной группе было 54 мужчины и 25 женщин, средний

возраст 56–59 лет, длительность болезни 6,9–7,2 года, 25, 52 и два случая соответствовали первой, второй и третьей стадии гипертонической болезни. Результат: заметное улучшение в 41 (51,9%) случае, улучшение в 31 (39,2%). Общий уровень эффективности 91,1%. В контрольной группе 16 мужчин и 14 женщин, средний возраст 60 лет, длительность болезни 5,3–6 лет, пять, 24 и один случай соответствовали первой, второй и третьей стадии гипертонии. Результат: заметное улучшение в девяти (30%) случаях и улучшение в 12 (40%). Общий уровень эффективности 70% *(Clinical Report of Wen Ya Ling, 1997, (1): 32)*.

3.2.2. Guan Xin Jiao Nang, Corazon Form

冠心胶囊, гуань синь цзяо нан

Источник
«Фармакопея Китайской Народной Республики» (中华人民共和国药典, Zhong Hua Ren Min Gong He Guo Yao Dian, чжун хуа жэнь минь гун хэ го яо дянь).

Ингредиенты
Dan Shen (丹参, дань шэнь, Radix Salviae Miltiorrhizae)
Hong Hua (红花, хун хуа, Flos Carthami Tinctorii)
Chuan Xiong (川芎, чуань сюн, Rhizoma Ligustici Chuanxiong)
Chi Shao (赤芍, чи шао, Radix Paeoniae Rubra)
Jiang Xiang (降香, цзян сян, Lignum Dalbergiae Odoriferae)

Действие
Способствует циркуляции крови и уменьшает застой крови, уменьшает обструкцию каналов и облегчает боль.

Показания
Стенокардия.

Применение
Эти капсулы часто применяются для лечения болезней коронарных артерий сердца, а также болезней с обструкцией сосудов головного мозга.

Примеры
103 случая поражения коронарных артерий сердца (78 мужчин и 23 женщины, возраст 40–60 лет) лечились с помощью этой формулы. Результат: стенокардия исчезла или уменьшилась в 97,82% случаев, нитроглицерин отменен или

доза его снижена в 93,3%, улучшение ЭКГ наблюдалось в 64,83% случаев *(Journal of Beijing University of TCM, 1993, 16 (6): 414)*.

52 случая болезней, связанных с обструкцией сосудов головного мозга, лечились с помощью этой формулы. Результат: двигательная функция на стороне гемиплегии восстановилась полностью, а симптомы со стороны нервной системы практически исчезли в 16 (30,7%) случаях, улучшение произошло в 14 (26,9%), неудача в четырех (7,9%) случаях. Общий уровень эффективности 92,9% *(Journal of New Medicine, 1987, (12): 27)*.

3.2.3. Guan Mai Ning Pian, Pulso Form
冠脉宁片, гуань май нин пянь

Источник
«Реестр китайских лекарственных фитопрепаратов», КНР.

Ингредиенты
Dan Shen (丹参, дань шэнь, Radix Salviae Miltiorrhizae)
Hong Hua (红花, хун хуа, Flos Carthami Tinctorii)
Tao Ren (桃仁, тао жэнь, Semen Persicae)
Dang Gui (当归, дан гуй, Radix Angelicae Sinensis)
Zhi Ke (枳壳, чжи кэ, Fructus Citri Aurantii)
Yan Hu Suo (延胡索, янь ху со, Rhizoma Corydalis Yanhusuo)

Действие
Активизирует Кровь и снимает застой, способствует циркуляции Ци и облегчает боль.

Показания
Синдром, связанный с обструкцией и застоем Крови-Сердца, характеризующийся стенокардией.

Применение
Болезни, связанные с изменениями в коронарных сосудах сердца. Эти таблетки имеют значительный лечебный эффект облегчения стенокардии.

Примеры
300 случаев ИБС (143 мужчины и 157 женщин, средний возраст 58,31 лет) наблюдались после приема исключительно этой формулы по пять таблеток три раза в день, продолжительность одного курса 30 дней. Диагноз стенокардии

подтвержден с помощью ЭКГ в 272 случаях. Результат показал, что формула не только уменьшает продолжительность и частоту появления боли в груди, но и понижает уровень холестерина и триглицеридов. Общий уровень клинического эффекта 92,7%, улучшение на ЭКГ у 53%, из них в 56 случаях (20,59%) отмечено заметное улучшение *(Selective Edition of Oriental Pharmacology Research Material, 1999, 8: 3)*.

3.2.4. Fu Fang Dan Shen Pian, Miltio Form
复方丹参片, фу фан дань шэнь пянь

Источник
«Фармакопея Китайской Народной Республики» (中华人民共和国药典, Zhong Hua Ren Min Gong He Guo Yao Dian, чжун хуа жэнь минь гун хэ го яо дянь).

Ингредиенты
Dan Shen (丹参, дань шэнь, Radix Salviae Miltiorrhizae)
Tian Qi (田七, тянь ци, Radix Notoginseng)
Bing Pian (冰片, бин пянь, Borneolum Syntheticum)

Действие
Способствует циркуляции крови и снимает застой крови, приводит своим запахом в сознание, регулирует поток Ци с целью ослабления боли.

Показания
Стенокардия, загрудинные боли в сочетании с холодными конечностями, чувство стеснения в груди или же сердцебиение и одышка.

Применение
Болезни с вышеперечисленными симптомами: стенокардия, атеросклероз, посттравматический мозговой синдром, обструктивный сальпингит.

Примеры
80 случаев стенокардии (61 мужчина и 19 женщин, возраст 40–86 лет) лечились с помощью этой формулы. Результат: стенокардия заметно уменьшилась в 61 случае и уменьшилась в десяти. Общий уровень эффективности достиг 88,75% *(Inner Mongolia Journal of TCM, 1993, 12 (4): 10)*.
122 случая посттравматического мозгового синдрома (возраст 6–55 лет, длительность болезни 1–12 лет) лечились с помощью этой формулы. Результат: за-

метное улучшение в 14 (11,5%) случаях, улучшение в 96 (78,7%), неудача в 12 (9,8%) случаях. Общий уровень эффективности 90,2%.

30 случаев обструктивного сальпингита (возраст 24–36 лет, длительность болезни в среднем 3,58 года) лечились с помощью этой формулы в течение шести месяцев. Результат: выздоровление в 13 случаях, улучшение в десяти, неудача в семи случаях. Общий уровень эффективности 76,6% *(Chinese Journal of Integrated Traditional And Western Medicine, 1993, 13 (8), 501)*.

3.2.5. Su Xiao Jiu Xin Wan, Rhythm Form

速效救心丸, су сяо цзю синь вань

Источник
«Перечень разрешенных к применению лекарственных средств», Тяньцзин.

Ингредиенты
Dan Shen (丹参, дань шэнь, Radix Salviae Miltiorrhizae)
Bing Pian (冰片, бин пянь, Borneolum Syntheticum)
Hong Hua (红花, хун хуа, Flos Carthami Tinctorii)
Chi Shao (赤芍, чи шао, Radix Paeoniae Rubra)
Chuan Xiong (川芎, чуань сюн, Rhizoma Ligustici Chuanxiong)
Yu Jin (郁金, юй цзинь, Tuber Curcumae)

Действие
Активирует движение крови и удаляет застой, защищает Сердце и регулирует поток Ци.

Показания
Стенокардия, чувство сдавливания в груди, одышка и сердцебиение.

Применение
Эти пилюли часто служат средством первой помощи при сердечном приступе, а также при таких болезнях как ИБС, стенокардия, инфаркт миокарда, аритмия, гипертония, болезни миокарда.

Примеры
3372 случая стенокардии лечились с помощью этой формулы. Значительное улучшение наблюдалось в 1499 (44,5%) случаях, улучшение в 1550 (46,26%). Общий уровень эффективности 90,76%. ЭКГ в 2140 случаях показала значительное улучшение в 697 (32,57%) и улучшение в 681 (31,82%) случаях. Таким об-

разом, улучшение ЭКГ произошло в 64,39% *(Selective Edition of Central Pharmaceutical Factory, Tianjing, 1999, 7 (1): 2)*.

3.2.6. Yin Xing Ye Pian, Gingko Leaves Tablets
银杏叶片, инь син е пянь

Источник
Исследовательский институт фармацевтической фабрики «Кан энь бай», Чжэцзян.

Ингредиенты
Yin Xing Ye [银杏叶, инь син е, Folium Ginkgo Biloba]

Действие
Активирует циркуляцию крови для устранения застоя крови и в каналах.

Показания
Синдромы, связанные с застоем Ци и Крови, с обструкцией в каналах, характеризующиеся болью в груди и чувством стеснения, усталостью, одышкой, головокружением, забывчивостью, гемипарезом.

Применение
Эти таблетки оказывают очень хорошее действие в уменьшении вышеперечисленных симптомов, связанных с ИБС и стенокардией. Они также дают эффект при церебральном атеросклерозе, ишемическом инсульте, посттравматическом мозговом синдроме, сенильном слабоумии.

Примеры
365 случаев стенокардии наблюдались после лечения этой формулой. Результат: общий уровень эффективности 98,2%, заметного улучшения 72,1%, улучшения ЭКГ 69,5% *(New Medicine And Clinic, 1998, 19 (4): 359)*.
49 случаев ишемического инсульта лечились с помощью этой формулы. Результат: общий уровень эффективности 89%; такие симптомы, как головная боль, головокружение, забывчивость, заметно уменьшились *(China Journal of New Medicine And Clinic, 1998, 17 (3): 148–151)*.
40 случаев продолжительной мигрени лечились с помощью этой формулы. Результат: общий уровень эффективности 67,5% *(Practical Senile Medicine, 1997, 11 (6): 2)*.

30 случаев слабоумия сосудистого генеза лечились с помощью этой формулы с общим уровнем эффективности 40% *(New Medicine And Clinic, 1995, 14 (3))*.

3.2.7. Wu Wei Tong Shuan Kou Fu Ye, Five Flow Potion
五味通栓口服液, у вэй тун шуань коу фу е

Источник

«Перечень разрешенных к применению лекарственных средств», Министерство здравоохранения КНР.

Ингредиенты

Huang Qi (黄芪, хуан ци, Radix Astragali Membranacei)
Dang Gui (当归, дан гуй, Radix Angelicae Sinensis)
Hong Hua (红花, хун хуа, Flos Carthami Tinctorii)
Chi Shao (赤芍, чи шао, Radix Paeoniae Rubra)
Shui Zhi (水蛭, шуй чжи, Hirudo seu Whitmania)

Действие

Усиливает Ци и активирует Кровь, уменьшает застой в крови и коллатералях.

Показания

Кровоизлияние в мозг, связанное с Дефицитом Ци и застоем крови, характеризующееся гемиплегией, отклонением глаза и языка, невнятной речью, землистым цветом лица, одышкой.

Применение

Эмболия мозговых сосудов (острая стадия).

Примеры

Как новое средство, этот раствор для перорального применения показал эффективность в клинических условиях при острой стадии ишемического инсульта, общий уровень эффективности составил 91,33%.

3.2.8. Li Nao Xin Jiao Nang, Brain Flow Form
力脑心胶囊, ли нао синь цзяо нан

Источник

«Перечень разрешенных к применению лекарственных средств», Цзилинь.

Ингредиенты

Dan Shen [丹参, дань шэнь, Radix Salviae Miltiorrhizae]
Hong Hua [红花, хун хуа, Flos Carthami Tinctorii]
Chi Shao [赤芍, чи шао, Radix Paeoniae Rubra]
Chuan Xiong [川芎, чуань сюн, Rhizoma Ligustici Chuanxiong]
He Shou Wu [何首乌, хэ шоу у, Radix Polygoni Multiflori]
Ge Gen [葛根, гэ гэнь, Radix Puerariae]
Di Long [地龙, ди лун, Lumbricus]

Действие

Активизирует Кровь и уменьшает застой крови, способствует реанимации и уменьшению боли.

Показания

ИБС, стенокардия, мозговой атеросклероз.

Применение

Эти капсулы обладают выраженным эффектом в уменьшении стенокардии, также эффективны при гиперлипидемии, гемиплегии, церебральном атеросклерозе.

Примеры

57 случаев стенокардии как лечебная группа лечились с помощью этой формулы. Результат: общий уровень эффективности 91,3%, при этом в контрольной группе (29 случаев) общий уровень эффективности 31,3% *(Selective Edition of Pharmacology And Clinic, Chinese Medicine, 1996, (1): 2)*.

3.2.9. Xin Nao Shu Tong Jiao Nang, Brain Tonic Capsules
心脑舒通胶囊, синь нао шу тун цзяо нан

Источник

«Реестр китайских лекарственных фитопрепаратов», КНР.

Ингредиенты

Ji Li Cao [蒺藜草, цзи ли цао, Herba Tribuli Terrestris]

Действие

Способствует циркуляции Ци и уменьшает чувство давления в груди, активизирует Кровь и устраняет застой крови.

Показания
Би-синдром в грудной клетке.

Показания
ИБС, стенокардия, постинсультное состояние, характеризующиеся гемиплегией и невнятностью речи, атеросклерозом и ишемическими сосудистыми мозговыми расстройствами, высокой вязкостью крови.

Примеры
302 случая стенокардии (возраст 45–72 года, длительность болезни один–десять лет) и 170 случаев эмболии сосудов головного мозга лечились с помощью этой формулы. Результат: общий уровень эффективности достиг 83,1% и 97,14% соответственно. В 102 случаях мозговых сосудистых расстройств улучшение состояния паралича конечностей и невнятности речи наблюдалось в 93% случаев (*Practical Handbook of Chinese Patent Herbal Medicine, 1993, (1): 161*).

3.2.10. Nao Xue Kang Kou Fu Ye, Hirudo Form
脑血康口服液, нао сюэ кан коу фу е

Источник
«Перечень разрешенных к применению лекарственных средств», Цзилинь.

Ингредиенты
Shui Zhi (水蛭, шуй чжи, Hirudo seu Whitmania)

Действие
Устраняет заторы в каналах и коллатералях, удаляет застой крови и способствует росту новых тканей.

Показания
Острые мозговые сосудистые расстройства.

Применение
Эта жидкость для перорального применения часто используется при геморрагическом инсульте и его последствиях, характеризующихся потерей речи, гемипарезом и атаксией (нарушением согласованности движений различных мышц при условии отсутствия мышечной слабости).

Примеры

Эта формула применялась в 180 случаях внутримозгового кровотечения в связи с высоким артериальным давлением (109 мужчин и 71 женщина, возраст 25–83 года, из них 126 случаев 50–59 лет). Симптоматически в 107 случаях пациенты в сознании, в 55 сознание спутано или наблюдалась сонливость, в 18 полукома (сопор), в 85 потеря речи, в 180 гемипарез, в одном атаксия. Исследование КТ показало, что кровотечение локализовано в базальной части в 82 случаях, в таламической в 15, обширное кровотечение в 12, в области коры головного мозга в 12, в других местах мозга в 67 случаях. Лекарство в виде раствора для перорального введения применялось три раза в день. После лечения в течение четырех недель излечение наблюдалось в 107 (59,4%) случаях, значительное улучшение в 38 (21,1%), улучшение в 17 (9,4%), неудача в 18 (10%) случаях. Общий уровень эффективности 90% *(Clinical Observation of Nao Xue Kang Kou Fi Ye, 1990, (1): 3)*.

3.2.11. Rong Shuan Jiao Nang, Pheretima Capsules

溶栓胶囊, жун шуань цзяо нан

Источник

«Перечень разрешенных к применению лекарственных средств», Шаньси.

Ингредиенты

Di Long (地龙, ди лун, Lumbricus)

Действие

Активизирует движение крови, снимает обструкцию каналов и улучшает работу мозга.

Применение

Эти капсулы обладают хорошим эффектом при ишемических сердечно-сосудистых и связанных с мозговым кровообращением болезнях, различных видах тромбоза, атеросклеротических изменениях, повышенном давлении, ИБС, инфаркте миокарда. Они обладают прекрасным эффектом в уменьшении таких симптомов как головокружение, чувство стеснения в груди, гемипарез, также могут быть использованы при диабете.

Примеры

Эта формула применялась при 100 случаях тромбоза мозговых сосудов (71 мужчина и 29 женщин, возраст 41–74 года, в среднем 62,8 года, длительность болезни от двух часов до 180 дней, в среднем пять дней). Исследование КТ выявило 27 случаев множественного тромбоза, 41 одиночных нарушений, 19 обширных тромбозов, 13 случаев гипертензии. После одного курса лечения в 13 случаях практически достигнуто выздоровление, в 38 значительное улучшение, в девяти случаях улучшение. Уровень значительного улучшения составил 51%, уровень эффективности 91%, при этом в контрольной группе (37 случаев), где использовалось другое лечение, общий уровень эффективности составил 83,8% *(Selective Edition of Clinical Test of Rong Shuan Jiao Nang, 1999, 10 (1): 1)*.

32 случая диабета (14 мужчин и 18 женщин, средний возраст 53 года) лечились с помощью этой формулы – три капсулы на прием три раза в день. После двух–четырех курсов (один курс длился шесть дней), онемение исчезло в 12 (37,5%) случаях, заметное улучшение наблюдалось в 18 (56,3%), отсутствовали изменения в двух (6,2%) случаях. Общий уровень эффективности 93,8% *(Selective Edition of Clinical Test of Rong Shuan Jiao Nang, 1999, 10 (1): 2)*.

3.2.12. Huang Qi Sheng Mai Yin, Astragal Pulse Potion

黄耆生脉饮, хуан ци шэн май инь

Источник
«Фармакопея Китайской Народной Республики» (中华人民共和国药典, Zhong Hua Ren Min Gong He Guo Yao Dian, чжун хуа жэнь минь гун хэ го яо дянь).

Ингредиенты
Huang Qi (黄芪, хуан ци, Radix Astragali Membranacei)
Ren Shen (人参, жэнь шэнь, Radix Ginseng)
Mai Dong (麦冬, май дун, Radix Ophiopogonis Japonici)
Wu Wei Zi (五味子, у вэй цзы, Fructus Schisandrae Chinensis)

Действие
Усиливает Ци и питает Инь, питает Сердце и Легкие.

Показания
Синдром ослабления как Ци, так и Инь (Жидкостей Тела) в связи с Патогенным Жаром, характеризующийся утомлением, профузным потоотделением, одышкой, жаждой, сухостью горла и языка, слабым пульсом или же продолжительным сухим кашлем, спонтанным потоотделением.

Применение

Одно из часто используемых и эффективных средств для лечения ИБС, также применяется при общей слабости или после радиотерапии.

Примеры

43 случая аритмии, связанной с ИБС (19 мужчин и 24 женщины, возраст 45–60 лет, длительность болезни три–десять лет) лечились с помощью этой формулы в течение одного–трех курсов (один курс продолжался 30 дней). Результат: ЭКГ показала исчезновение аритмии, значительное улучшение ишемии миокарда в 24 случаях, аритмия в основном исчезла и ишемия миокарда улучшилась в 14 случаях, неудача в пяти случаях. Общий уровень эффективности 88,3% *(TCM Correspondence, 1991, (2): 44)*.

14 случаев старческой деменции (восемь мужчин и шесть женщин, возраст 52–75 лет) и 17 случаев деменции, связанной с множественной эмболией мозга (девять мужчин и восемь женщин, возраст 50–70 лет) лечились с помощью этой формулы, принимая по 10 мл ежедневно. Один курс длился два месяца. Результат: выздоровление – один и ноль случаев соответственно, улучшение в десяти и 12, неудача в одном и пяти случаях. Общий уровень эффективности 74,2% *(Pharmacology And Practice of Chinese Materia Medica, 1993, 9, (3): 4)*.

3.2.13. Mai Guan Fu Kang Pian, Varico Go Form
脉管復康片, май гуань фу кан пянь

Источник

«Перечень лекарственных стандартов Министерства здравоохранения КНР».

Ингредиенты

Ru Xiang (乳香, жу сян, Gummi Olibanum)
Mo Yao (没药, мо яо, Myrrha)
Yu Jin (郁金, юй цзинь, Tuber Curcumae)

Действие

Активирует Кровь и удаляет застой крови, удаляет застой в каналах.

Показания

Ангиит (васкулит).

Применение

Ангиит, дерматосклероз, сужение кровеносных сосудов в нижних конечностях в связи с атеросклерозом, ИБС, последствия эмболии мозговых сосудов.

Примеры

121 случай облитерирующего эндоартериита (мужчины в возрасте 21–50 лет) лечились с помощью этой формулы. Результат: выздоровление в 71 случае, значительное улучшение в 38, улучшение в трех, неудача в трех случаях. Общий уровень эффективности 98,3% *(Journal of Nanjing University of TCM, 1992, (2): 13)*.

12 случаев облитерирующего атеросклероза, два случая последствий эмболии мозговых сосудов и один случай эритемалгии (ограниченного болезненного отека кожи) лечились с помощью модифицированной формулы. Результат: из 12 случаев облитерирующего атеросклероза выздоровление и значительное улучшение найдено в пяти и трех случаях соответственно, неудача в одном; в двух случаях последствий эмболии сосудов мозга наблюдалось значительное улучшение; один случай эритемалгии излечен. Общий уровень эффективности 86,88% *(China Journal of Medicine, 1993, 8: 39)*.

3.2.14. Yue Jian Cao You Jiao Nang, Primrose Oil

月见草油胶囊, юэ цзянь цао ю цзяо нан

Источник

«Практическое руководство по патентованной китайской фитомедицине».

Ингредиенты

Yue Jian Cao (月见草, юэ цзянь цао, Semen Oenotherae Odoratae)

Действие

Устраняет Флегму и Влагу, удаляет мутность и застой.

Показания

Атеросклероз, гиперлипидемия, ожирение.

Применение

Это лекарство часто используют для предотвращения и лечения вышеуказанных болезней.

Примеры

350 случаев гиперлипидемии (176 мужчин и 174 женщины, возраст 35–63 года, длительность болезни от пяти месяцев до 2,5 лет) лечились с помощью этой формулы в течение 30 дней, принимая по четыре капсулы за один раз трижды в день. Результат: уровень общей эффективности, выражающийся в пониже-

нии холестерина, триглицеридов и липопротеина (а), достиг 68,2%, 81,5% и 64,8% соответственно. Общий уровень эффективности для роста HDL (липопротеинов высокой плотности) 74,5%. После одного–двух месяцев пациенты с повышенным весом (превышал рекомендованный на 20%) потеряли 1–6 кг без ограничений в пище.

3.2.15. Ling Zhi Jiao Nang, Ganoderma Capsules
灵脂胶囊, лин чжи цзяо нан

Источник
Фармацевтическая компания «Тун жэнь тан», Пекин.

Ингредиенты
Wu Ling Zhi (五灵脂, у лин чжи, Excrementum Trogopteri seu Pteromi)

Действие
Питает Сердце и успокаивает Сознание, усиливает Ци и работу мозга.

Показания
ИБС, неврастения, состояние после радиотерапии.

Применение
Эти капсулы часто употребляются для лечения вышеуказанных болезней, также обладая некоторым эффектом при лечении хронического бронхита, бронхиальной астмы, лейкопении и гиперлипемии.

Примеры
132 случая стенокардии (80 мужчин и 52 женщины, возраст 45–62 года, длительность болезни один–пять лет) лечились с помощью этой формулы. Результат: стенокардия, боли в сердце и чувство стеснения в груди уменьшились в 71,69% случаев, сердцебиение и одышка в 84,57%, ЭКГ улучшилась в 80,1% *(Grand Dictionary of Chinese Materia Medica, 1996, (1): 2395)*.

196 случаев хронического бронхита лечились с помощью этой формулы в течение одного–трех месяцев по 20–25 мл на один прием дважды в день. Результат: выздоровление за короткое время в 26 (12,5%) случаях, значительное улучшение в 79 (35,2%), улучшение в 95 (40,5%) случаях. Общий уровень эффективности 88,2% *(Grand Dictionary of Chinese Materia Medica, 1996, (1): 2396)*.

3.2.16. Ling Zhi Yi Shou Jiao Nang, Eternal Form
灵芝益寿胶囊, лин чжи и шоу цзяо нан

Источник
«Перечень разрешенных к применению лекарственных средств», Гуандун.

Ингредиенты
Wu Ling Zhi (五灵脂, у лин чжи, Excrementum Trogopteri seu Pteromi)
Ren Shen (人参, жэнь шэнь, Radix Ginseng)
Huang Qi (黄芪, хуан ци, Radix Astragali Membranacei)
He Shou Wu (何首乌, хэ шоу у, Radix Polygoni Multiflori)
Dan Shen (丹参, дань шэнь, Radix Salviae Miltiorrhizae)
Tian Qi (田七, тянь ци, Radix Notoginseng)

Действие
Укрепляет Ци и активирует Кровь, способствует циркуляции Ци и питанию Сердца.

Показания
Сенильный атеросклероз, гиперлипидемия, последствия эмболии мозговых сосудов.

Применение
Эти капсулы имеют относительно хороший эффект при лечении указанных выше болезней, также помогают предотвращать и лечить рак.

Примеры
120 случаев коронарного атеросклероза и гиперлипидемии (возраст 45–62 года, длительность болезни два–десять лет) лечились с помощью этой формулы. Результат: клинические симптомы в основном исчезли в 47 случаях, значительное улучшение в 26, улучшение в 42, отсутствие изменений в пяти случаях. Общий уровень эффективности 94,5% (*Material of Ling Zhi Yi Shou Jiao Nang, 1997, (1): 1*).

3.2.17. Ju Hua Jiao Nang, Chrysanthemum Capsules
菊花胶囊, цзюй хуа цзяо нан

Источник
«Перечень разрешенных к применению лекарственных средств», Сычуань.

Ингредиенты

Ju Hua (菊花, цзюй хуа, Flos Chrysanthemi Morifolii)

Действие

Изгоняет Ветер и очищает от Жара, успокаивает Ветер Печени.

Показания

Относительно небольшие расстройства, связанные с Ветром-Жаром и нарушением в виде Ветра Печени.

Применение

ИБС, гипертония, гиперлипидемия, мигрень и атеросклероз. Эти капсулы также можно использовать при инфекции верхних дыхательных путей, таких как тонзиллит и острый бронхит.

Примеры

Эта формула применялась для лечения 61 случая ИБС. Общий уровень эффективности для уменьшения стенокардии 80%, при этом значительное улучшение в 43,3%. Улучшение на ЭКГ в 45,9% случаев, из них в 18,8% наблюдалось значительное улучшение. Две трети пациентов испытали облегчение или исчезновение стенокардии не позднее 20 дней. Остальные симптомы, такие как чувство сдавленности в груди, сердцебиение и одышка, также уменьшились *(Collective Edition of Clinical Material, 1999, (1): 1–3)*.

В 30 случаях ИБС в сочетании с гипертонией, лечившихся с помощью этой формулы, давление уменьшилось в 19 случаях *(Collective Edition of Clinical Material, 1999, (1): 1–3)*.

164 случая ИБС лечились с помощью этой формулы. После одного–двух курсов общий уровень эффективности со стороны симптомов составил 86,5%, из них уровень значительного улучшения 35,6%. Один курс длился два месяца. Общий уровень улучшения ЭКГ 45,3%, из них 14,3% показали значительное улучшение *(Collective Edition of Clinical Material, 1999, (1): 4)*.

Сообщается о лечении инфекции верхних дыхательных путей с помощью этой формулы. Общий уровень эффективности 80% *(Collective Edition of Clinical Material, 1999, (1): 4)*.

3.2.18. Tian Qi Hua Jing, Notoginseng Raising Tablets

田七花精, тянь ци хуа цзин

Источник

«Перечень разрешенных к применению лекарственных средств», Юньнань.

Ингредиенты

Tian Qi Hua (田七花, тянь ци хуа, Flos Notoginseng)

Действие

Очищает от Жара и остужает Кровь, успокаивает Ян Печени.

Показания

Беспокойство, сердцебиение, головокружение, головная боль, бессонница, связанная с Жаром Печени, местные высыпания или отеки в связи с Жаром Крови.

Применение

Гипертония, синдром Меньера.

Примеры

107 случаев синдрома Меньера наблюдались во время терапии с помощью этой формулы. Результат: заметное улучшение в 40 (37,38%) случаях, улучшение в 46 (42,99%). Общий уровень эффективности 80,37% *(Practical Handbook of Chinese Patent Herbal Medicine, 1993, (1): 184).*

3.2.19. Tian Qi Ren Shen Cha, Notoginseng Tea
田七人参茶, тянь ци жэнь шэнь ча

Источник

«Перечень разрешенных к применению лекарственных средств», Гуанси.

Ингредиенты

Tian Qi (田七, тянь ци, Radix Notoginseng)
Ren Shen (人参, жэнь шэнь, Radix Ginseng)
Cha (茶, ча, Thea)

Действие

Осушает мутность с целью сокращения липидов, успокаивает чрезмерный Ян Печени.

Показания

Гиперлипидемия и гипертензия.

Применение

Гиперлипидемия и гипертензия.

Примеры

31 случай гипертензии наблюдался при лечении с помощью этой формулы. Результат: значительное улучшение в пяти случаях, улучшение в 23. Общий уровень эффективности 90,3%.

33 случая гиперлипидемии (24 с высоким холестерином, 19 с высокими показателями триглицеридов, 24 с высокими значениями липопротеина (а)) лечились с помощью этой формулы. Результат: общий уровень эффективности 95,82% в случаях с повышенным холестерином, 100% в случаях с высокими триглицеридами, 95,82% в случаях с высоким липопротеином (а) *(Practical Handbook of Chinese Patent Herbal Medicine, 1993, (1): 184).*

3.2.20. Pu Er Cha, Pu-Erh Tea

普洱茶, пу эр ча

Источник

«Перечень китайских лечебных чаев».

Ингредиенты

Yun Nan Pu Er Cha (云南普洱茶, юнь нань пу эр ча, Yunnan Pu-Erh Tea)

Действие

Улучшает пищеварение и способствует рассасыванию Флегмы, удаляет Жар Желудка и мутные субстанции.

Показания

Этот чай обладает определенным эффектом предупреждать и лечить простое ожирение, гиперлипидемию и атеросклероз. Также он эффективен в случае бактериальной дизентерии.

Примеры

Из больницы Св. Антония (Париж) сообщили, что пациенты, употреблявшие этот чай, более чем в 40% случаев испытали потерю веса (те, у кого возраст составлял 40–50 лет, показали наилучший результат). Уровень липидов крови снизился на 44% в течение одного месяца у тех, кто пил чай ежедневно. Клинические исследования в Медицинском институте Куньмина также доказали, что чай имеет доказанный эффект при лечении гиперлипидемии: значительное снижение липидов крови наблюдалось в 55 случаях гиперлипидемии *(Selective Edition of Healthcare Drink, 1996, (1): 1).*

Глава 3.3. Формулы, регулирующие нервную систему

3.3.1. Pian Tong Chong Ji, Migro Form

偏痛冲剂, пянь тун чун цзи

Источник

«Записки о различении симптомов» (辨证录, Bian Zheng Lu, бянь чжэн лу), 1687 г.

Ингредиенты

Chuan Xiong (川芎, чуань сюн, Rhizoma Ligustici Chuanxiong)
Chai Hu (柴胡, чай ху, Radix Bupleuri)
Xiang Fu (香附, сян фу, Rhizoma Cyperi Rotundi)
Bai Zhi (白芷, бай чжи, Radix Angelicae Dahuricae)
Bai Jie Zi (白芥子, бай цзе цзы, Semen Sinapis Albae)
Bai Shao (白芍, бай шао, Radix Albus Paeoniae Lactiflorae)
Yu Li Ren (郁李仁, юй ли жэнь, Semen Pruni)
Gan Cao (甘草, гань цао, Radix Glycyrrhizae Uralensis)

Действие

Способствует циркуляции Ци и активирует Кровь, освобождает Сознание и избавляет от головной боли.

Показания

Головная боль, связанная с застоем Ци и Крови.

Применение

Головная боль сосудистого генеза, мигрень, головная боль, связанная с простудой или гипертонией.

Примеры

150 случаев головной боли сосудистого генеза (55 мужчин и 95 женщин, возраст 16–62 лет) лечились с помощью этой формулы. Результат: значительное

улучшение в течение двух–трех дней в 45 (30%) случаях, то есть мигрень исчезла и рецидивы отсутствовали в течение полугода. Улучшение в 81 (54%) случае, то есть от головной боли удалось освободиться в течение двух–трех дней, но она вернулась в течение шести месяцев. Неудача в 24 (16%) случаях. Общий уровень эффективности 84% *(Journal of TCM, 1984, 25 (9): 603)*.

3.3.2. Zhen He Ling Pian, Diversion Form

珍合灵片, чжэнь хэ лин пянь

Источник

«Перечень разрешенных к применению лекарственных средств», Шанхай.

Ингредиенты

Zhen Zhu Fen (珍珠粉, чжэнь чжу фэнь, Concha Margaritiferae)
Wu Ling Zhi (五灵脂, у лин чжи, Excrementum Trogopteri seu Pteromi)
Gan Cao (甘草, гань цао, Radix Glycyrrhizae Uralensis)

Действие

Успокаивает Ян Печени, питает Сердце и умиротворяет Сознание.

Показания

Синдром, связанный с гиперактивностью Ян Печени и разгоранием Жара Сердца, характеризующийся головной болью, головокружением, бессонницей.

Применение

Болезни с вышеперечисленными симптомами: неврастения, гипертония, аритмия. Эти таблетки также обладают достаточно хорошим эффектом при лечении бессонницы, возникшей из-за разгорания Жара Сердца.

Примеры

58 случаев бессонницы (28 мужчин и 30 женщин, возраст 16–75 лет, длительность болезни 1–16 лет) лечились с помощью этой формулы. Результат: выздоровление в 41 случае, улучшение в десяти, неудача в семи. Общий уровень эффективности 88% *(Sichuan Journal of TCM, 1987, 5 (4): 29)*.

40 случаев желудочковой экстрасистолии (28 мужчин и 12 женщин, возраст 20–45 лет, длительность болезни от двух месяцев до трех лет) лечились с помощью этой формулы (три–четыре таблетки за прием три раза в день, 15 дней на один курс). Результат: выздоровление в 12 случаях, улучшение в 20, неудача в восьми случаях. Общий уровень эффективности 80% *(Selective Edition of Clinical Material, 1st Hospital of Zhejiang Medical University, 1989, (2): 46)*.

3.3.3. An Shen Bu Xin Wan, Peace Form

安神补心片, ань шэнь бу синь вань

Источник

«Фармакопея Китайской Народной Республики» (中华人民共和国药典, Zhong Hua Ren Min Gong He Guo Yao Dian, чжун хуа жэнь минь гун хэ го яо дянь).

Ингредиенты

Dan Shen (丹参, дань шэнь, Radix Salviae Miltiorrhizae)
Wu Wei Zi (五味子, у вэй цзы, Fructus Schisandrae Chinensis)
Shi Chang Pu (石菖蒲, ши чан пу, Rhizoma Acori Tatarinowii)
He Huan Pi (合欢皮, хэ хуань пи, Cortex Albiziae Julibrissin)
Han Lian Cao (旱莲草, хань лянь цао, Herba Ecliptae Prostratae)
Nü Zhen Zi (女贞子, нюй чжэнь цзы, Fructus Ligustri Lucidi)
Shou Wu Teng (何首藤, шоу у тэн, Caulis Polygoni Multiflori)
Sheng Di Huang (生地黄, шэн ди хуан, Radix Rehmanniae Glutinosae)
Zhen Zhu Mu (珍珠母, чжэнь чжу му, Concha Margaritiferae Usta)
Tu Si Zi (菟丝子, ту сы цзы, Semen Cuscutae Chinensis)

Действие

Питает Сердце и успокаивает Сознание, питает Инь Почки и успокаивает Печень.

Показания

Синдром, связанный с Дефицитом Инь Почки и Крови Сердца, характеризующийся сердцебиением, бессонницей, головокружением или звоном в ушах.

Применение

Болезни с указанными выше симптомами: неврастения, невроз, шизофрения.

Примеры

294 случая неврастении (120 мужчин и 174 женщины, возраст 20–58 лет, длительность болезни от трех месяцев до 30 лет) лечились с помощью этой формулы. Результат: выздоровление в семи случаях, то есть все симптомы исчезли, значительное улучшение в 80, то есть симптомы в основном исчезли, улучшение в 158, неудача в 49 случаях. Общий уровень эффективности 83,3% *(Shanxi Journal of TCM, 1988, 9, (7): 298)*.

3.3.4. Yang Xue An Shen Tang Jiang, Restful Form
养血安神糖浆, ян сюэ ань шэнь тан цзян

Источник

«Перечень разрешенных к применению лекарственных средств», Шанхай.

Ингредиенты

Xian He Cao (仙鹤草, сянь хэ цао, Herba Agrimoniae Pilosae)
Han Lian Cao (旱莲草, хань лянь цао, Herba Ecliptae Prostratae)
Shou Wu Teng (何首藤, шоу у тэн, Caulis Polygoni Multiflori)
He Huan Pi (合欢皮, хэ хуань пи, Cortex Albiziae Julibrissin)
Shu Di Huang (熟地黄, шу ди хуан, Radix Rehmanniae Glutinosae Praeparata)
Sheng Di Huang (生地黄, шэн ди хуан, Radix Rehmanniae Glutinosae)
Ji Xue Teng (鸡血藤, цзи сюэ тэн, Radix et Caulis Jixueteng)

Действие

Укрепляет Ци и питает Инь и Кровь, питает Сердце и успокаивает Сознание.

Показания

Синдром Дефицита Инь и Крови, характеризующийся бессонницей, забывчивостью, головокружением и болезненными ощущениями в спине.

Применение

Этот сироп часто используют при неврастении, а также при аритмии, связанной с вирусным миокардитом.

Примеры

100 случаев бессонницы (68 мужчин и 32 женщины, возраст 45–57 лет, длительность болезни от двух месяцев до трех лет) лечились с помощью этой формулы. Результат: выздоровление в 26 случаях, улучшение в 68, неудача в шести случаях. Общий уровень эффективности 94% *(Shanxi Journal of TCM, 1990, 10 (6): 305).*

35 случаев аритмии (экстрасистолии), связанной с вирусным миокардитом (возраст 24–36 лет, длительность болезни от трех месяцев до одного года), лечились с помощью этой формулы в течение одного месяца. Результат: значительное улучшение в 14 случаях, улучшение в 12, неудача в девяти случаях. Общий уровень эффективности 74,28% *(Selective Edition of Clinical Material, 1989, (1): 264).*

3.3.5. Zhen Zhu Fen Jiao Nang, Pearl Powder Capsules

珍珠粉胶囊, чжэнь чжу фэнь цзяо нан

Источник
«Фармакопея Китайской Народной Республики» (中华人民共和国药典, Zhong Hua Ren Min Gong He Guo Yao Dian, чжун хуа жэнь минь гун хэ го яо дянь).

Ингредиенты
Zhen Zhu Fen (珍珠粉, чжэнь чжу фэнь, Concha Margaritiferae)

Действие
Расслабляет Сознание, очищает от Жара в Сердце и питает кожу лица.

Показания
Синдром, связанный с нарушением сообщения между Сердцем и Почкой и задержкой токсической Влаги, характеризующийся головокружением, неясным зрением, бессонницей, забывчивостью, чувствительностью и болями в спине, плохим аппетитом, сперматореей.

Применение
Болезни с вышеперечисленными симптомами: стоматит, хронический гастрит, язва двенадцатиперстной кишки, гепатит, колит, неврастения, синдром менопаузы, цервицит, хлоазма (очаговая гиперпигментация кожи, чаще всего на лице). Также применяется как лечебное средство от признаков старения и для питания кожи лица.

Примеры
30 случаев стоматита лечились с помощью этой формулы применением наружно два–три раза в течение дня. После пяти–семи дней излечение наблюдалось в 21 случае, улучшение в четырех, неудача в двух, в трех случаях лечение не доведено до конца. Общий уровень эффективности 80% (Sichuan Journal of TCM, 1989, 7 (3): 43).

64 случая эрозии шейки матки, из них 22 первого уровня эрозии, 20 второго и 22 третьего, лечились с помощью этой формулы путем местного орошения. Один курс покрывал десять дней, после двух курсов значительное улучшение в 80% случаев, улучшение в 17%, неудача в 3% случаев. Общий уровень эффективности 97% (Edition of Actions of Concha Margaritiferae, 1997, 5).

3.3.6. Wu Jia Shen Pian, Acanthopanacis Tablets
五加参片, у цзя шэнь пянь

Источник

«Перечень разрешенных к применению лекарственных средств», Хэйлунцзян.

Ингредиенты

Ci Wu Jia [刺五加, цы у цзя, Cortex Acanthopanacis Gracilistylus Radicis)

Действие

Укрепляет Ци и Селезенку, укрепляет Почку и расслабляет Сознание.

Показания

Бессонница, забывчивость, утомленность.

Применение

Эти таблетки используются в качестве тоника при неврастении, утомляемости, плохом аппетите, ИБС.

Примеры

160 случаев неврастении (57 мужчин и 103 женщины) лечились с помощью этой формулы. Результат: значительное улучшение в 57 случаях, то есть время сна увеличилось минимум на три часа, улучшение в 88, неудача в 15 случаях. Общий уровень эффективности 90,6% *(Collective Edition of Clinical Material, Zhejiang, 1988, 1: 48).*

123 случая хронического ревматического артрита (16 мужчин и 107 женщин, возраст 20–59 лет, длительность болезни 1–30 лет) лечились с помощью этой формулы. Результат: выздоровление в 35 случаях, значительное улучшение в 44, улучшение в 23, неудача в 21 случае. Общий уровень эффективности 82,92% *(Chinese Materia Medica And Formula Research Dictionary, 1996, (1): 769).*

3.3.7. Nao Ling Ye, Brain Form
脑灵液, нао лин е

Источник

«Перечень разрешенных к применению лекарственных средств», Хэйлунцзян.

Ингредиенты

Ci Wu Jia [刺五加, цы у цзя, Cortex Acanthopanacis Gracilistylus Radicis)
Wu Wei Zi [五味子, у вэй цзы, Fructus Schisandrae Chinensis)

Действие
Укрепляет Селезенку и Почку, охлаждает Сердце и Сознание.

Показания
Синдром Дефицита Сердца и Селезенки, Дефицита Печени и Почки, проявляющийся бессонницей, утомленностью и плохим аппетитом.

Применение
Эта жидкость для перорального применения относительно эффективна при неврастении.

Примеры
Эта формула использовалась в 293 случаях при бессоннице (121 мужчина и 172 женщины, возраст 20–61 год, 165 с длительностью болезни один–шесть месяцев, 66 – 7–12 месяцев, 33 – 13–18 месяцев, 29 – 19 месяцев). После лечения в течение трех курсов (один курс составил десять дней) в 59,7%, 29,2% и 3,4% случаев пациенты смогли заснуть в пределах одного, двух и трех часов соответственно, при этом до лечения это число составляло 32,1%, 34,6% и 17,1% соответственно. Таким образом, разница оказалась статистически значимой. При этом симптомы в виде усталости и апатии значительно уменьшились. В 141 (48,1%) случае они полностью нормализовались, а в 90 (30,7%) заметно улучшились *(Selective Edition of Clinical Observation of Nao Ling Ye, 1994, (1): 6)*.

Глава 3.4. Формулы, регулирующие пищеварительную систему

3.4.1. Li Dan Pian, Belly Form
理胆片, ли дань пянь

Источник

«Фармакопея Китайской Народной Республики» (中华人民共和国药典, Zhong Hua Ren Min Gong He Guo Yao Dian, чжун хуа жэнь минь гун хэ го яо дянь).

Ингредиенты

Jin Qian Cao (金钱草, цзинь цянь цао, Herba Lysimachiae)
Che Qian Zi (车前子, чэ цянь цзы, Semen Plantaginis)
Jin Yin Hua (金银花, цзинь инь хуа, Flos Lonicerae Japonicae)
Yin Chen Hao (茵陈蒿, инь чэнь хао, Herba Artemisiae Scopariae)
Chai Hu (柴胡, чай ху, Radix Bupleuri)
Da Huang (大簧, да хуан, Radix et Rhizoma Rhei)
Da Qing Ye (大青叶, да цин е, Folium Isatidis)

Действие

Расслабляет Печень и нормализует функцию желчного пузыря, очищает от Влаги-Жара и выводит камни.

Показания

Синдром расстройства желчного пузыря, связанный с Влагой-Жаром, характеризующийся болями в животе, запором, желтухой, рвотой, несварением желудка, темной мочой, лихорадкой.

Применение

Болезни с вышеперечисленными симптомами: камни в желчном пузыре, холецистит.

Примеры

124 случая холангита (25 мужчин и 89 женщин, возраст 17–76 лет) лечились с помощью этой формулы. После лечения в течение 10–15 дней выздоровление наблюдалось в 32 случаях, улучшение в 90, неудача в двух случаях. Общий уровень эффективности 98,03% *(Journal of Guiyang University of TCM, 1988, (4): 27)*.

31 случай билиарного аскаридоза (12 мужчин и 19 женщин, возраст 3–51 год, в среднем 21,5 года) лечились с помощью этой формулы в течение 2–13 дней. После в среднем 5,6 дней выздоровление наблюдалось во всех случаях, боли в животе и желтуха исчезли, температура тела и лейкоциты нормализовались *(Chinese Journal of Integrated Traditional And Western Medicine, 1991, (4): 388)*.

3.4.2. Yi Dan Pian, Itan Form
益胆片, и дань пянь

Источник

«Перечень разрешенных к применению лекарственных средств», Аньхой.

Ингредиенты

Yu Jin (郁金, юй цзинь, Tuber Curcumae)
Jin Yin Hua (金银花, цзинь инь хуа, Flos Lonicerae Japonicae)
Xuan Shen (玄参, сюань шэнь, Radix Scrophulariae Ningpoensis)
Mang Xiao (芒硝, ман сяо, Natrium Sulfuricum)
Gan Cao (甘草, гань цао, Radix Glycyrrhizae Uralensis)

Действие

Активирует поток Ци и размягчает твердое, очищает от Жара и способствует мочевыделению.

Показания

Камни в желчном пузыре, камни в мочевом тракте, обструктивная желтуха и нефрит.

Применение

Эти таблетки часто применяются для лечения желчных камней, камней в почках, мочевом пузыре, также они эффективны при холецистите и нефрите.

Примеры

Эта формула использовалась в 130 случаях холецистита (31 острый случай и 99 хронических) с желчными камнями (45 мужчин и 85 женщин, средний возраст 46,8 лет). Результат: из 31 случая острого холецистита и 99 хронического выздоровление в восьми (25,8%) и 38 (38,4%) случаях соответственно, значительное улучшение в 16 (51,6%) и 42 (42,4%), улучшение в ни одном (0%) и 15 (15,2%), неудача в двух (6,5%) и четырех (4%) случаях соответственно. Общий уровень эффективности 96% и 80,8% соответственно. Общий уровень эффективности в случаях, сопровождавшихся камнями в желчном пузыре, 93,83%, уровень выздоровления 56,79% *(Clinical And Laboratory Research of Yi Dan Pian, 1995, (1): 5)*.

3.4.3. Qiang Gan Pian, Tonity Form
强肝片, цян гань пянь

Источник
Исследовательский институт традиционной китайской медицины, Шаньси.

Ингредиенты
Huang Qi (黄芪, хуан ци, Radix Astragali Membranacei)
Dang Gui (当归, дан гуй, Radix Angelicae Sinensis)
Sheng Di Huang (生地黄, шэн ди хуан, Radix Rehmanniae Glutinosae)
Bai Shao (白芍, бай шао, Radix Albus Paeoniae Lactiflorae)
Dang Shen (党参, дан шэнь, Radix Codonopsis Pilosulae)
Dan Shen (丹参, дань шэнь, Radix Salviae Miltiorrhizae)
Yu Jin (郁金, юй цзинь, Tuber Curcumae)
Huang Jing (黄精, хуан цзин, Rhizoma Polygonati)
Shan Yao (山药, шань яо, Radix Dioscoreae Oppositae)
Yin Chen Hao (茵陈蒿, инь чэнь хао, Herba Artemisiae Scopariae)
Ban Lan (板蓝, бань лань, Rhizoma et Radix Baphicacanthis)
Qin Jiao (秦艽, цинь цзяо, Radix Gentianae Macrophyllae)
Ze Xie (泽泻, цзэ се, Rhizoma Alismatis)
Shan Zha (山楂, шань чжа, Fructus Crataegi)
Shen Qu (神曲, шэнь цюй, Massa Medicata Fermentata)
Gan Cao (甘草, гань цао, Radix Glycyrrhizae Uralensis)

Действие
Укрепляет Ци и Селезенку, обогащает и активирует Кровь, очищает от Жара и растворяет Влагу.

Показания
Синдром, связанный с Дефицитом как Ци, так и Крови, или застоем Печени и Дефицитом Селезенки, или Дефицитом Ци в сочетании с застоем Крови, ха-

рактеризующийся слабостью в конечностях, потерей аппетита, неоформленным стулом, болями в подреберье, бледным языком с небольшим налетом,
проволочным тонким или мягким пульсом.

Показания
Болезни с вышеперечисленными симптомами: хронический гепатит, жировое
перерождение печени, начальная стадия цирроза.

Примеры
34 случая гепатита Б (21 мужчина и 13 женщин, средний возраст 42,8 лет, средняя длительность болезни 11 месяцев) лечились с помощью этой формулы.
После лечения в течение одного–двух месяцев выздоровление наблюдалось в
24 случаях, то есть симптомы исчезли, функция печени нормализовалась.
Улучшение в восьми, неудача в двух случаях. Общий уровень эффективности
94,1% *(Practical Journal of Integrated TCM And Western Medicine, 1990, 3 (2): 75)*.
Эта формула применялась для лечения 358 случаев хронического гепатита, из
них 204 Дефицитного типа и 154 Избыточного (Влага-Жар). Результат: в 204 и
154 случаях уровень краткосрочного лечебного эффекта составил 86,3% и
79,9% соответственно. Общий уровень эффективности 96,6% и 91,6%, функции
печени нормализовались в 87,3% и 80,5%. Констатировано, что данная формула имеет хороший эффект в освобождении от симптомов и признаков заболевания, уменьшении увеличенной печени или селезенки и нормализации
функции печени. В большинстве случаев эффект проявился после приема 60–
80 доз *(Chinese Journal of Integrated Traditional And Western Medicine, 1986, 6
(9): 526)*.

3.4.4. Tian Qi Wei Tong Jiao Nang, Tummy Form
田七胃痛胶囊, тянь ци вэй тун цзяо нан

Источник
«Реестр китайских лекарственных фитопрепаратов», КНР.

Ингредиенты
Tian Qi (田七, тянь ци, Radix Notoginseng)
Yan Hu Suo (延胡索, янь ху со, Rhizoma Corydalis Yanhusuo)
Bai Shao (白芍, бай шао, Radix Albus Paeoniae Lactiflorae)
Bai Zhu (白术, бай чжу, Rhizoma Atractylodis Macrocephalae)
Wu Zhu Yu (吴茱萸, у чжу юй, Fructus Evodiae Rutaecarpae)
Xiang Fu (香附, сян фу, Rhizoma Cyperi Rotundi)
Gan Cao (甘草, гань цао, Radix Glycyrrhizae Uralensis)

Действие

Укрепляет Селезенку и согревает Средний Цзяо, уменьшает боли в желудке и нейтрализует повышенную секрецию соляной кислоты.

Показания

Дискомфорт в желудке, связанный с дисгармонией между Печенью и Желудком, или застоем Крови, или Дефицитом и Холодом в Селезенке и Желудке.

Применение

Хронический гастрит, гастродуоденальная язва.

Примеры

180 случаев поверхностного хронического гастрита (60 связаны с застоем Ци, 60 с Дефицитом и Холодом, 60 с застоем Крови) лечились с помощью этой формулы, принимавшейся три раза в день по четыре капсулы за один раз. После четырех недель лечения в группе с застоем Ци, в группе с Дефицитом и Холодом и в группе с застоем Крови выздоровление наблюдалось в 14 (23,3%), 15 (25%) и восьми (13,3%) случаях соответственно, значительное улучшение в 35 (58,3%), 29 (48,3%) и 39 (65%), улучшение в девяти (15%), 11 (18,3%) и 12 (20%), неудача в двух (3,3%), пяти (8,3%) и одном (1,7%) случаях соответственно. Общий уровень эффективности 95% (*Selective Clinical Edition of Tian Qi Wei Tong Jiao Nang, 1999, (1): 1*).

3.4.5. Xiao Er Xiao Shi Pian, Gastro Form
小儿消食片, сяо эр сяо ши пянь

Источник

«Реестр китайских лекарственных фитопрепаратов», КНР.

Ингредиенты

Shan Zha (山楂, шань чжа, Fructus Crataegi)
Mai Ya (麦芽, май я, Fructus Hordei Germinatus)
Ji Nei Jin (鸡内金, цзи нэй цзинь, Endothelium Corneum Gigeriae Galli)
Shen Qu (神曲, шэнь цюй, Massa Medicata Fermentata)
Bing Lang (槟榔, бин лан, Semen Arecae Catechu)
Chen Pi (陈皮, чэнь пи, Pericarpium Citri Reticulatae)

Действие

Укрепляет Селезенку и гармонизирует Желудок, регулирует поток Ци и способствует пищеварению.

Показания
Синдром дисгармонии между Селезенкой и Желудком, характеризующийся расстройством желудка, болями в желудке или вздутием, потерей аппетита.

Применение
Несварение желудка у детей.

Примеры
300 случаев несварения желудка у маленьких детей лечились с помощью этой формулы. Результат: уровень лечебного эффекта 49%, общий уровень эффективности 91%. В то же время в контрольной группе (100 случаев) уровень лечебного эффекта был 45%, общий уровень эффективности 84,7%. Формула также использовалась в 54 случаях несварения желудка у взрослых. Общий уровень эффективности 84,7% *(Selective Edition of Xiao Er Xiao Shi Pian, 1996, (1): 2)*.

3.4.6. Wei Te Ling Pian, Gastro Effective Form
胃特灵片, вэй тэ лин пянь

Источник
«Перечень разрешенных к применению лекарственных средств», Шаньдун.

Ингредиенты
Hai Piao Xiao (海螵蛸, хай пяо сяо, Os Sepiae)
Yan Hu Suo (延胡索, янь ху со, Rhizoma Corydalis Yanhusuo)
Feng Mi (蜂蜜, фэн ми, Mel)

Действие
Укрепляет Селезенку и регулирует функции желудка, уменьшает боль и вздутие живота.

Показания
Боли в желудке, повышенное выделение соляной кислоты, изжога, частая отрыжка, чувство вздутия в животе.

Применение
Болезни с вышеперечисленными симптомами: язва желудка, хронический гастрит, гастродуоденальная язва.

Примеры

56 случаев гастродуоденальной язвы (39 мужчин и 17 женщин, возраст 20–50 лет) лечились с помощью этой формулы в течение одного-двух месяцев. Результат: выздоровление в 12 случаях, значительное улучшение в 17, улучшение в 22 случаях. Общий уровень эффективности 87,93% *(Shandong Journal of TCM, 1993, 12 (3): 20)*.

122 случая хронического гастрита (88 мужчин и 34 женщины, средний возраст 41 год, длительность болезни от трех месяцев до семи лет), все подтверждены с помощью гастроскопии, лечились с помощью этой формулы в течение 15–30 дней. Результат: значительное улучшение в 80 (65,57%) случаях, улучшение в 31 (25,4%), неудача в 11 (5%) случаях. Общий уровень эффективности 91% *(Yunnan Journal of TCM, 1988, 9 (6): 15)*.

3.4.7. Hou Gu Jun Pian, Erinaca Form

猴菇菌片, хоу гу цзюнь пянь

Источник

«Перечень разрешенных к применению лекарственных средств», Чжэцзян.

Ингредиенты

Hou Tou Jun (猴头菌, хоу тоу цзюнь, Hericium Erinaceus)

Действие

Укрепляет Селезенку и гармонизирует Средний Цзяо, растворяет Влагу и усиливает Желудок.

Показания

Боли в желудке, чувство переполнения в области эпигастрия, дискомфорт в желудке с забросом кислым содержимым и отрыжкой.

Применение

Язва желудка, язва двенадцатиперстной кишки, хронический гастрит. Эта формула также используется как вспомогательная при раке желудка или пищевода.

Примеры

50 случаев атрофического гастрита (возраст 28–54 года, длительность болезни один-три года) лечились с помощью этой формулы. После лечения в течение трех месяцев боли в верхней части живота и вздутие уменьшились в 63%

и 47,6% соответственно, аппетит улучшился в 47,37%, наблюдаемое при гастроскопии исцеление местных тканей произошло в 39,2% случаев *(Handbook of Chinese Patent Herbal Medicine, 1993, (1): 644)*.

3.4.8. Huang Lian Su Pian, Coptidis Tablets
黄连素片, хуан лянь су пянь

Источник
«Практическое руководство по патентованной китайской фитомедицине».

Ингредиенты
Huang Lian (黄连, хуан лянь, Rhizoma Coptidis)

Действие
Очищает от Жара и удаляет Огонь, осушает Влагу и способствует детоксикации.

Показания
Острый и хронический энтерит, бактериальная дизентерия.

Применение
Эта формула особенно эффективна при остром и хроническом энтерите, диарее и бактериальной дизентерии, также используется для лечения тифа, легочного туберкулеза, абсцесса легких, язвенного колита, бруцеллеза, гипертонии, гинекологических воспалений, стоматита, карбункулов, язвенных высыпаний и отеков.

Примеры
42 случая бактериальной дизентерии (возраст 3–46 лет, длительность болезни три-пять дней) лечились с помощью этой формулы. Результат: лихорадка утихла в течение от 21 часа до 3,2 суток, боли в животе исчезли в течение 1,5–5,9 дней, анализ кала показал негативный результат в течение 3–5,8 дней. Формула показала уверенный лечебный эффект в излечении бактериальной дизентерии после применения в течение пяти-семи дней *(Chinese Materia Medica Dictionary, 1985, (2): 2027)*.
66 случаев гнойной инфекции (карбункулы, язвенные высыпания, отеки, острый мастит, вторичное воспаление после операции, острый лимфаденит) лечились применением десятипроцентного раствора этой формулы как в виде инъекции, так и наружно три-четыре раза в день. Результат: инфекция взята под контроль, количество гнойного секрета сократилось, раны затяну-

лись после 2,7-6 дней *(Grand Dictionary of Chinese Materia Medica, 1985, (2): 2028)*.

3.4.9. Wu Shi Cha, Afternoon Tea
午时茶, у ши ча

Источник
«Перечень китайских лечебных чаев».

Ингредиенты
Cang Zhu (苍术, цан чжу, Rhizoma Atractylodis)
Chai Hu (柴胡, чай ху, Radix Bupleuri)
Bai Zhi (白芷, бай чжи, Radix Angelicae Dahuricae)
Zi Su Geng (紫苏梗, цзы су гэн, Caulis Perillae)
Huo Xiang (藿香, хо сян, Herba Agastaches seu Pogostemi)
Shan Zha (山楂, шань чжа, Fructus Crataegi)
Qian Hu (前胡, цянь ху, Radix Peucedani)
Jie Geng (桔梗, цзе гэн, Radix Platycodi Grandiflori)
Fang Feng (防风, фан фэн, Radix Ledebouriellae Divaricatae)
Shen Qu (神曲, шэнь цюй, Massa Medicata Fermentata)
Hong Cha (红茶, хун ча, Thea Nigra)
Qiang Huo (羌活, цян хо, Rhizoma Notopterygii)

Действие
Устраняет Ветер и Холод, улучшает пищеварение и укрепляет Желудок.

Показания
Простуда, связанная с Ветром-Холодом, расстройство желудка, рвота, понос.

Показания
Этот чай часто употребляют для лечения инфекций верхних дыхательных путей в сочетании с несварением желудка, также он имеет хороший эффект при несварении желудка и гастрите.

Примеры
50 случаев простуды с расстройством пищеварения (возраст 14–60 лет, длительность болезни три-пять дней) лечились с помощью этой формулы по 7,5 г в день. Результат: после двух и пяти дней выздоровление в 30 и трех случаях соответственно, неудача в трех *(Selective Edition of Clinical Material, 1988, (1): 24)*.

3.4.10. Hua Zhi Wan, Sit Form
化滞丸, хуа чжи вань

Источник
«Перечень разрешенных к применению лекарственных средств», Гуандун.

Ингредиенты
Tian Qi (田七, тянь ци, Radix Notoginseng)
Bai Mao Gen (白茅根, бай мао гэнь, Rhizoma Imperatae Cylindricae)
Yan Fu Mu (盐肤木, янь фу му, Rhus Chinensis)
Le Xian Cai (簕苋菜, лэ сянь цай, Radix Amaranthi Spinosi)

Действие
Очищает от Жара в кишечнике и способствует детоксикации, освобождает от отеков и способствует рассасыванию геморроидальных узлов.

Показания
Наружные и внутренние геморроидальные узлы, пролапс прямой кишки.

Применение
Эти пилюли обладают более хорошим эффектом при лечении внутренних геморроидальных узлов.

Примеры
80 случаев кровавой рвоты, связанной с расширением и тромбозом поверхностных вен верхней части ЖКТ, лечились с помощью этой формулы (по 3 г три раза в день). Результат: после лечения в течение 15 дней значительное улучшение в 28,75% случаев, улучшение в 67,5%, неудача в 3,75% случаев *(Shanxi Journal of TCM, 1988, (4): 43)*.

3.4.11. San Huang Pian, Three Yellow Form
三黄片, сань хуан пянь

Источник
«Перечень исследованных средств патентованной китайской фитомедицины».

Ингредиенты
Huang Lian (黄连, хуан лянь, Rhizoma Coptidis)
Huang Qin (黄芩, хуан цинь, Radix Scutellariae Baicalensis)
Da Huang (大簧, да хуан, Radix et Rhizoma Rhei)

Действие

Очищает от Жара и удаляет Огонь с целью остановки диареи.

Показания

Синдром чрезмерного Жара в Тройном Обогревателе, характеризующийся диареей, болью в горле, зубной болью, стоматитом, головной болью, покрасневшими глазами.

Применение

Болезни с вышеперечисленными симптомами: острый или хронический энтерит, бактериальная дизентерия, тромбоз, воспаление и патологическое расширение поверхностных вен верхней части ЖКТ.

Примеры

65 случаев синдрома раздраженного кишечника (41 мужчина и 24 женщины, возраст 20–40 лет, длительность болезни от трех месяцев до двух лет) лечились с помощью этой формулы. После лечения в течение одного курса (14 дней) боли в животе уменьшились, стул нормализовался, сигмоскопия в сочетании с биопсией показали значительное улучшение в 42 случаях, улучшение в 16 и неудачу в семи случаях. Общий уровень эффективности 89,23% *(Journal of New TCM, 1991, (5): 29)*.

150 случаев хронического гастрита, связанного со спиробактерией в пилорическом отделе (83 мужчины и 67 женщин, возраст 18–56 лет, длительность болезни 3–32 месяца), лечились с помощью этой формулы. После лечения в течение 15 дней симптомы исчезли, анализ на наличие культуры спиробактерии в пилорическом отделе стал негативным, рецидивы отсутствовали в течение шести месяцев в 98 случаях. Значительное улучшение наблюдалось в 35 случаях, улучшение в 12, неудача в пяти случаях. Общий уровень эффективности 96,6% *(Practical Journal of TCM Internal Medicine, 1993, 7 (4): 150)*.

3.4.12. Huang Lian Shang Wan, Coptis Form

黄连上片, хуан лянь шан вань

Источник

«Перечень разрешенных к применению лекарственных средств», Тяньцзин.

Ингредиенты

Da Huang (大簧, да хуан, Radix et Rhizoma Rhei)
Ju Hua (菊花, цзюй хуа, Flos Chrysanthemi Morifolii)

Jie Geng (桔梗, цзе гэн, Radix Platycodi Grandiflori)
Man Jing Zi (蔓荆子, мань цзин цзы, Fructus Viticis)
Lian Qiao (连翘, лянь цяо, Fructus Forsythiae Suspensae)
Bai Zhi (白芷, бай чжи, Radix Angelicae Dahuricae)
Zhi Zi (栀子, чжи цзы, Fructus Gardeniae Jasminoidis)
Huang Qin (黄芩, хуан цинь, Radix Scutellariae Baicalensis)
Shi Gao (石膏, ши гао, Gypsum Fibrosum)
Huang Bai (黄栢, хуан бай, Cortex Phellodendri)
Fang Feng (防风, фан фэн, Radix Ledebouriellae Divaricatae)
Xuan Fu Hua (旋复花, сюань фу хуа, Flos Inulae)
Bo He (薄荷, бо хэ, Herba Menthae Haplocalycis)
Jing Jie (荆芥, цзин цзе, Herba seu Flos Schizonepetae Tenuifoliae)

Действие
Очищает от Жара и способствует детоксикации, открывает физиологические отверстия и освобождает от запора.

Применение
Эти таблетки весьма эффективны при инфекции верхних дыхательных путей, особенно при остром или хроническом тонзиллите, ларингите, фарингите и паротите, связанными с Ветром-Жаром, и гастрите или колите, связанными с Избыточным Жаром Желудка.

Примеры
100 случаев тонзиллита (59 мужчин и 41 женщина, возраст 6–28 лет, длительность болезни два-шесть дней) лечились с помощью этой формулы. Результат: выздоровление в 96 случаях, улучшение в трех, неудача в одном случае. Общий уровень эффективности 99%. Формула применялась также в 50 случаях хронического гастрита, связанного со спиробактерией (33 мужчины и 27 женщин, длительность болезни от трех до 30 месяцев). Результат: выздоровление в 29 случаях, улучшение в 18, неудача в трех случаях. Общий уровень эффективности 94% *(Grand Dictionary of Modern Research, 1996, (1): 50–60)*.

Глава 3.5. Формулы, регулирующие эндокринную систему

3.5.1. Zhen Qi Jiang Tang Jiao Nang, Glucolow Form

珍芪降糖胶囊, чжэнь ци цзян тан цзяо нан

Источник

Фармацевтическая компания «Тун и тан», Харбин.

Ингредиенты

Zhen Zhu Fen (珍珠粉, чжэнь чжу фэнь, Concha Margaritiferae)
Tu Si Zi (菟丝子, ту сы цзы, Semen Cuscutae Chinensis)
Huang Qi (黄芪, хуан ци, Radix Astragali Membranacei)
Ren Shen (人参, жэнь шэнь, Radix Ginseng)
Sheng Di Huang (生地黄, шэн ди хуан, Radix Rehmanniae Glutinosae)
Ze Xie (泽泻, цзэ се, Rhizoma Alismatis)
Ji Nei Jin (鸡内金, цзи нэй цзинь, Endothelium Corneum Gigeriae Galli)

Действие

Питает Инь и Почку, улучшает производство Жидкостей Тела и уменьшает сахар крови.

Показания

Диабет первого и второго типа.

Применение

Диабет первого и второго типа, профилактика осложнений диабета.

Примеры

165 случаев диабета (возраст 40,7–55,7 лет, длительность болезни 1–10,6 лет), лечились с помощью этой формулы приемом четырех–шести капсул три раза в день перед едой. После одного курса продолжительностью два месяца в 77

случаях глюкоза крови натощак снизилась до 6,66 ммоль/л и ниже, клинические симптомы исчезли; в 71 случае глюкоза крови натощак снизилась до 8,33 ммоль/л и ниже, уровень глюкозы в моче и клинические симптомы значительно уменьшились; неудача в 17 случаях. Общий уровень эффективности 89,66% *(China Journal of Medicine, 1990, 5 (2): 42; Chinese Journal of Integrated Traditional And Western Medicine, 1993, 13 (6): 296)*.

3.5.2. Tian Yan Jian Fei Cha, Swan Slim Tea
天雁减肥茶, тянь янь цзянь фэй ча

Источник
«Перечень разрешенных к применению лекарственных средств», Аньхой.

Ингредиенты
He Ye (荷叶, хэ е, Folium Nelumbinis Nuciferae)
Che Qian Cao (车前草, чэ цянь цао, Herba Plantaginis)
He Shou Wu (何首乌, хэ шоу у, Radix Polygoni Multiflori)
Cha (茶, ча, Thea)

Действие
Очищает от Жара и способствует мочеиспусканию, рассеивает Флегму и освобождает от запора.

Показания
Ожирение по причине переедания.

Применение
Этот чай часто используют для лечения ожирения по причине переедания и привычных запоров.

Примеры
107 случаев ожирения по причине переедания наблюдались во время лечения этой формулой по одной–две упаковки за один раз в 200 мл воды (принималась как чай до еды) по два-три раза в день, один курс длился 30 дней. Результат: значительное улучшение в 42 (40%) случаях, улучшение в 55 (54%), отсутствие улучшения в семи (6%) случаях. Общий уровень эффективности 94%. После лечения вес пациентов уменьшился с 59,36–82,26 кг до 59,38–78,98 кг. В среднем вес уменьшился на 0,17–2,89 кг *(Journal of Anhui University of TCM, 1989, 8 (2): 21)*.

3.5.3. Ning Hong Jian Fei Cha, Ning Hong Slimming Tea
寧红减肥茶, нин хун цзянь фэй ча

Источник
«Перечень разрешенных к применению лекарственных средств», Цзянси.

Ингредиенты
Ning Hong Cha (寧红茶, нин хун ча, Ning Hong Tea)
Shi Jue Ming (石决明, ши цзюэ мин, Concha Haliotidis)
Jin Yin Hua (金银花, цзинь инь хуа, Flos Lonicerae Japonicae)
He Ye (荷叶, хэ е, Folium Nelumbinis Nuciferae)

Действие
Очищает от Жара и рассеивает Влагу, уменьшает жировые отложения и способствует потере веса.

Показания
Ожирение по причине переедания.

Применение
Содержащий различные аминокислоты, витамины и фосфолипиды, этот чай обладает эффектом регулирования жирового обмена и способствует мочеиспусканию, что в результате приводит к снижению веса.

Примеры
Общий уровень эффективности достиг 95% из 1000 случаев ожирения, лечившихся с помощью этой формулы *(клинические отчеты нескольких больших больниц в Шанхае, Пекине и Гуанчжоу; Instruction Note of Ning Hong Jian Fei Cha).*

3.5.4. Xiao Pang Mei Pian, Slim-Beau Form
消胖美片, сяо пян мэй пянь

Источник
Четвертый военный медицинский институт.

Ингредиенты
Chai Hu (柴胡, чай ху, Radix Bupleuri)
Dang Shen (党参, дан шэнь, Radix Codonopsis Pilosulae)

Zhu Ling (猪苓, чжу лин, Sclerotium Polypori Umbellati)
Ze Xie (泽泻, цзэ се, Rhizoma Alismatis)
Fa Ban Xia (法半夏, фа бань ся, Rhizoma Pinelliae Ternatae)
Tu Fu Ling (土茯苓, ту фу лин, Rhizoma Smilacis Glabrae)
Huang Qin (黃芩, хуан цинь, Radix Scutellariae Baicalensis)
Shan Dou Gen (山豆根, шань доу гэнь, Radix Sophorae Tonkinensis)

Действие
Успокаивает Печень и регулирует Селезенку, растворяет Флегму и убирает Влагу, снижает вес.

Показания
Увеличение веса в связи с угнетением со стороны Влаги и Флегмы или их задержкой.

Применение
Ожирение, повышенное артериальное давление, гиперлипидемия.

Примеры
109 случаев ожирения по причине переедания (34 мужчины и 75 женщин, возраст свыше 20 лет, длительность болезни от шести месяцев до трех лет) лечились с помощью этой формулы. По прошествии одного курса (шесть таблеток на один прием три раза в день на протяжении двух месяцев) общий уровень эффективности 90,8% (*Collective Edition of Clinical Material, 4th Military Medical University, 1994*).

24 случая гипертонии лечились с помощью этой формулы в течение одного курса, общий уровень эффективности 91,4% (*Collective Edition of Clinical Material, 4th Military Medical University, 1994*).

28 случаев гиперлипидемии лечились с помощью этой формулы. После одного курса общий уровень эффективности 100% (*Collective Edition of Clinical Material, 4th Military Medical University, 1994*).

3.5.5. Jian Fei Jiang Zhi Ling Jiao Nang, Slimming Form
减肥降脂灵胶囊, цзянь фэй цзян чжи лин цзяо нан

Источник
«Перечень разрешенных к применению лекарственных средств», Цзилинь.

Ингредиенты
Ren Shen (人参, жэнь шэнь, Radix Ginseng)
Hu Zhang (虎杖, ху чжан, Radix et Rhizoma Polygoni Cuspidati)

Fan Xie Ye (番泻叶, фань се е, Folium Sennae)
Hai Zao (海藻, хай цзао, Herba Sargassii)

Действие
Вызывает похудение и снижает вес, ускоряет метаболизм.

Показания
Ожирение по причине переедания.

Применение
Эти капсулы часто используют для лечения ожирения в среднем возрасте и во время полового созревания.

Примеры
25 случаев ожирения по причине переедания, не сопровождавшегося другими органическими расстройствами, лечились с помощью этой формулы. После приема в течение десяти недель вес тела уменьшился во всех случаях в среднем на 5–6 кг, уровень К-АТП и липопротеинов высокой плотности (HDL) увеличился, триглицериды и холестерин уменьшились. Другой отчет показал общий уровень эффективности 91,5% в 328 случаях ожирения по причине переедания, лечившегося с помощью этой формулы *(Selective Edition of Jian Fei Jiang Zhi Ling, 1994, (1): 4)*.

3.5.6. Jiang Tang Cha, Low Sugar Tea
降糖茶, цзян тан ча

Источник
Шанхайская исследовательская ассоциация диетических средств TKM.

Ингредиенты
Shan Yao (山药, шань яо, Radix Dioscoreae Oppositae)
Bai Bian Dou (白扁豆, бай бянь доу, Semen Dolichoris Lablab Album)
Sang Ye (桑叶, сан е, Folium Mori Albae)
Bai Mao Gen (白茅根, бай мао гэнь, Rhizoma Imperatae Cylindricae)
Ning Hong Cha (宁红茶, нин хун ча, Ning Hong Tea)
Qing Qian Liu (青钱柳, цин цянь лю, Cacumen Tamaricis)

Действие
Питает Инь и укрепляет Почку, содействует производству Жидкостей Тела с целью снятия жажды.

Показания
Незначительный и умеренный (неинсулинозависимый) диабет.

Применение
Имеет некоторый лечебный эффект в отношении начального и умеренного диабета второго типа.

Примеры
100 случаев диабета второго типа лечились с помощью этой формулы. Результат: после 35 дней лечения средние показатели сахара крови на пустой желудок и глюкозы в моче уменьшились с 185,37 мг% до 121,23 мг% и с 25,64 мг/24 часа до 6,06 мг/24 часа соответственно. Уровень значительного эффекта от лечения 45% и 37% соответственно, уровень эффективности 32% и 44%. Наблюдалась значительная разница в анализе сахара крови и мочи до и после лечения *(Approval Applying Material of Jing Tang Cha, Part 4, 1996, (9): 1).*

3.5.7. Guo Shi Quan Ying Yang Su, Guo's Slimming Extract
国氏全营养素, го ши цюань ин ян су

Источник
«Перечень разрешенных к применению лекарственных средств», Пекин.

Ингредиенты
Xiao Mi (小米, сяо ми, Millium)
Yan Mai (燕麦, янь май, Avena)
Huang Dou (黄豆, хуан доу, Glycine Max)
Fu Xiao Mai (浮小麦, фу сяо май, Fructus Tritici Levis)
Can Dou (蚕豆, цань доу, Vicia Faba)
Hua Sheng (花生, хуа шэн, Arachis)
He Tao (核桃, хэ тао, Juglans)
Xiang Gu (香菇, сян гу, Lentinula Edodes)
Yin Er (银耳, инь эр, Fructificatio Tremellae Fuciformis)
Lian Zi (莲子, лянь цзы, Semen Nelumbinis Nuciferae)
Da Zao (大枣, да цзао, Fructus Ziziphi Jujubae)
Mu Li (牡蛎, му ли, Concha Ostreae)
Hai Zao (海藻, хай цзао, Herba Sargassii)
Dan Huang (蛋黄, дань хуан, Vitellus)

Действие

Укрепляет Селезенку и рассеивает Влагу, осушает мутность с целью потери веса.

Показания

Ожирение по причине переедания.

Применение

Этот продукт питания эффективен при ожирении по причине переедания.

Примеры

30 случаев ожирения наблюдались при лечении этой формулой. После ее приема на протяжении пяти недель вес и жировые накопления тела уменьшились в среднем на 4,04 кг и 2,17 кг соответственно, одновременно окружность талии и ягодиц уменьшились на 6,1 см и 3,1 см соответственно *(Hygiene Inspection Report of Guo Shi Quan Ying Yang Su, 1998, (1): 2–6)*.

3.5.8. Bao Jian Mei Jian Fei Cha, Beauty Slimming Tea
保健美减肥茶, бао цзянь мэй цзянь фэй ча

Источник

«Перечень разрешенных к применению лекарственных средств», Фуцзянь.

Ингредиенты

Shan Zha (山楂, шань чжа, Fructus Crataegi)
Mai Ya (麦芽, май я, Fructus Hordei Germinatus)
Chen Pi (陈皮, чэнь пи, Pericarpium Citri Reticulatae)
Fu Ling (茯苓, фу лин, Sclerotium Poriae Cocos)
Ze Xie (泽泻, цзэ се, Rhizoma Alismatis)
Shen Qu (神曲, шэнь цюй, Massa Medicata Fermentata)
Jue Ming Zi (决明子, цзюэ мин цзы, Semen Cassiae)
Chi Xiao Dou (赤小豆, чи сяо доу, Semen Phaseoli Calcarati)
Lai Fu Zi (莱菔子, лай фу цзы, Semen Raphani)
Xia Ku Cao (夏枯草, ся ку цао, Spica Prunellae Vulgaris)
Huo Xiang (藿香, хо сян, Herba Agastaches seu Pogostemi)
Bai Cha (白茶, бай ча, Thea Alba)

Действие

Укрепляет Селезенку и рассеивает Влагу, удаляет мутность с целью потери веса.

Показания
Ожирение по причине переедания.

Применение
Этот чай имеет относительно хороший эффект как средство для понижения веса. Он может использоваться как обычный чай без ограничения в приеме, ограничение в пище также не обязательно.

Примеры
Более 1000 случаев ожирения по причине переедания лечились с помощью этого чая. Во всех случаях вес в той или иной степени снизился *(Instruction Notes for Bao Jian Mei Jian Fei Cha, 1998: 1)*.

Глава 3.6. Формулы, регулирующие мочеполовую систему

3.6.1. Fu Shen Ning, Renal Form
复肾宁, фу шэнь нин

Источник
Пекинский медицинский институт.

Ингредиенты
Zhi Mu (知母, чжи му, Rhizoma Anemarrhenae Asphodeloidis)
Huang Bai (黄栢, хуан бай, Cortex Phellodendri)
Zhi Zi (栀子, чжи цзы, Fructus Gardeniae Jasminoidis)
Da Huang (大簧, да хуан, Radix et Rhizoma Rhei)
Chuan Mu Tong (川木通, чуань му тун, Caulis Clematidis Armandii)
Ze Xie (泽泻, цзэ се, Rhizoma Alismatis)
Che Qian Zi (车前子, чэ цянь цзы, Semen Plantaginis)

Действие
Очищает от Жара и способствует детоксикации и мочеиспусканию, рассеивает Влагу.

Показания
Синдром задержки Влаги-Жара в Нижнем Цзяо, проявляющийся расстройствами мочеиспускания.

Применение
Часто используется при острой инфекции мочевого тракта, пиелонефрите, мочекаменной болезни, хилурии.

Примеры
130 случаев воспаления мочеполового тракта (20 мужчин и 110 женщин, возраст 15–80 лет) лечились с помощью этой формулы. Результат: выздоровление

в 98 (75%) случаях, то есть симптомы исчезли и результат анализа мочи стал нормальным, значительное улучшение в 25 (19,2%) случаях, то есть симптомы исчезли и анализ мочи показал улучшение. Общий уровень эффективности 94,2%. Средняя продолжительность курса лечения 6,3 дня *(Dictionary of Modern Research on Chinese Herbal Formulae, 1996, (1): 1203)*.

178 случаев хилурии (116 мужчин и 62 женщины, возраст 21–62 года) лечились с помощью этой формулы. Результат: выздоровление в 143 случаях, значительное улучшение в 24. Общий уровень эффективности 93,4% *(Dictionary of Modern Research on Chinese Herbal Formulae, 1996, (1): 522)*.

3.6.2. Shi Lin Tong Pian, Stones Form
石淋通片, *ши линь тун пянь*

Источник
Институт традиционной китайской медицины, Гуанчжоу.

Ингредиенты
Jin Qian Cao (金钱草, цзинь цянь цао, Herba Lysimachiae)

Действие
Очищает от Жара и рассеивает Влагу, способствует мочеиспусканию и удалению камней.

Показания
Камни в мочевом тракте, пиелонефрит, холецистит.

Применение
Камни в мочевом тракте, пиелонефрит, холецистит.

Примеры
96 случаев камней в мочевом тракте (63 мужчины и 33 женщины, возраст 19–66 лет) лечились с помощью этой формулы. Результат: из 82 случаев камней в уретре они выведены в 52, сдвинулись вниз в 11, неудача в 14 случаях. Общий уровень эффективности 89,61%, уровень удаления камней 75,32%. Из 14 случаев камней в почках они удалены в четырех, сдвинулись вниз в двух, неудача в шести случаях. Уровень эффективности 50%, уровень удаления камней 33% *(Fujian Journal of TCM, 1991, 22 (6): 11)*.

52 случая холецистита (возраст 25–58 лет, длительность болезни от 15 дней до 12 лет) лечились с помощью этой формулы. Результат: выздоровление в 44

случаях, улучшение в шести, неудача в двух случаях. Общий уровень эффективности 96,15% *(Zhejiang Journal of TCM, 1990, (7): 297)*.

3.6.3. San Jin Pian, Triple Gold Form
三金片, сань цзинь пянь

Источник
«Реестр китайских лекарственных фитопрепаратов», КНР.

Ингредиенты
Jin Ying Zi (金樱子, цзинь ин цзы, Fructus Rosae Laevigatae)
Hai Jin Sha (海金沙, хай цзинь ша, Spora Lygodii Japonici)
Jin Gang Teng (金刚藤, цзинь ган тэн, Rhizoma Smilacis Chinae)
Mu Dan Pi (牡丹皮, му дань пи, Cortex Moutan Radicis)

Действие
Очищает от Жара и способствует детоксикации, стимулирует мочеиспускание с целью лечения затрудненного болезненного мочевыделения.

Показания
Синдром задержки Влаги и Жара в Нижнем Цзяо, характеризующийся частым, капающим и затрудненным мочеиспусканием с колющими болями.

Применение
Эти таблетки имеют диуретический, жаропонижающий и антибактериальный эффект. Они весьма эффективны при лечении острого и хронического пиелонефрита, острого цистита, инфекции мочевыводящих путей.

Примеры
Эта формула использовалась для лечения 1798 пациентов, из них 135 случаев острого пиелонефрита, 412 хронического пиелонефрита, 132 цистита, 132 простатита и другие инфекции мочевыделительного тракта. Формула применялась трижды в день по пять таблеток на один раз. После лечения в течение 15–30 дней выздоровление наблюдалось в 1262 (70,19%) случаях, значительное улучшение в 253, улучшение в 194, неудача в 89 случаях. Общий уровень эффективности 95,05%. 213 случаев вылечены при последующей терапии. Только в девяти случаях имел место рецидив в течение девяти месяцев, уровень рецидивов составил 4,23%. Основные симптомы обычно исчезали в течение трех–семи дней, результат стандартного анализа мочи нормализовывался на

третий–десятый день, посев мочи на бактериальную культуру возвращался к отрицательному за одну-две недели *(Selective Clinical Edition on San Jin Pian, 1998, (1): 5).*

3.6.4. Qian Lie Kang Pian, Brassica Camp Tablet

前列康片, цянь ли кан пянь

Источник
Исследовательский институт фармацевтической фабрики «Кан энь бай», Чжэ-цзян.

Ингредиенты
You Cai Hua Fen (油菜花粉, ю цай хуа фэнь, Pollen Brassicae Campestris)

Действие
Усиливает Почку и питает Эссенцию, укрепляет Селезенку.

Показания
Синдром Дефицита Почки и Селезенки, характеризующийся головокружением, звоном в ушах, усталостью, бессонницей, ночным потоотделением, сперматореей и преждевременной эякуляцией или же частым и вялым мочеиспусканием.

Применение
Болезни с указанными выше симптомами: простатит и увеличение простаты. Также эту формулу применяют как лекарство против признаков старения и усталости.

Примеры
199 случаев увеличения простаты лечились с помощью этой формулы. Результат: общий уровень эффективности 95% в сравнении с 20% в контрольной группе, разница была статистически значимой (P<0,01) *(New Medicine And Clinic, 1988, 1).*

300 случаев хронического простатита лечились с помощью этой формулы. После двух–пяти лечебных курсов выздоровление наблюдалось в 157 случаях, улучшение в 118. Общий уровень эффективности 91,8%.

40 случаев увеличения простаты и 20 случаев простатита лечились с помощью этой формулы. Результат: излечение за короткое время констатировано в 21 и 11 случаях, улучшение в 15 и шести случаях соответственно. Общий уро-

вень эффективности 90% и 85% соответственно *(Chinese Journal of Integrated Traditional And Western Medicine, 1998, 8 (12): 733).*

24 случая мужской сексуальной гипофункции, связанной со старостью, лечились с помощью этой формулы по три таблетки на один прием три раза в день. После лечения в течение двух–трех недель потенция явно улучшилась. Общий уровень эффективности 83%. В десяти случаях расстройства эрекции значительное улучшение и просто улучшение произошли в двух и пяти случаях соответственно. Общий уровень эффективности 79% *(Collection of Theses from The 2nd East China Academic Conference of TCM Andriatry, 1988).*

62 случая импотенции, вторичной к диабету второго типа, лечились с помощью этой формулы. Результат: уровень выздоровления 93,5% в сравнении с 76,6% в контрольной группе (30 случаев), разница статистически значима *(Collective Edition of Basic Research of Botanic Pollen, 1985–1995).*

3.6.5. Shen Bao, Super Potent Form

肾宝, шэнь бао

Источник

«Перечень разрешенных к применению лекарственных средств», Цзянси.

Ингредиенты

Dang Gui (当归, дан гуй, Radix Angelicae Sinensis)
Chuan Xiong (川芎, чуань сюн, Rhizoma Ligustici Chuanxiong)
Shu Di Huang (熟地黄, шу ди хуан, Radix Rehmanniae Glutinosae Praeparata)
Huang Qi (黄芪, хуан ци, Radix Astragali Membranacei)
Dang Shen (党参, дан шэнь, Radix Codonopsis Pilosulae)
Bai Zhu (白术, бай чжу, Rhizoma Atractylodis Macrocephalae)
Fu Ling (茯苓, фу лин, Sclerotium Poriae Cocos)
Zhi Gan Cao (炙甘草, чжи гань цао, Radix Glycyrrhizae Uralensis Praeparata)
Shan Yao (山药, шань яо, Radix Dioscoreae Oppositae)
Wu Wei Zi (五味子, у вэй цзы, Fructus Schisandrae Chinensis)
Gou Qi Zi (枸杞子, гоу ци цзы, Fructus Lycii)
Fu Pen Zi (覆盆子, фу пэнь цзы, Fructus Rubi Chingii)
Rou Cong Rong (肉苁蓉, жоу цун жун, Herba Cistanches Deserticolae)
Tu Si Zi (菟丝子, ту сы цзы, Semen Cuscutae Chinensis)
Yin Yang Huo (淫羊藿, инь ян хо, Herba Epimedii)
Hu Lu Ba (胡芦巴, ху лу ба, Semen Trigonellae Foeni-graeci)
She Chuang Zi (蛇床子, шэ чуан цзы, Fructus Cnidii Monnieri)
Che Qian Zi (车前子, чэ цянь цзы, Semen Plantaginis)

Jin Ying Zi (金樱子, цзинь ин цзы, Fructus Rosae Laevigatae)
Bu Gu Zhi (补骨脂, бу гу чжи, Fructus Psoraleae Corylifoliae)
He Shou Wu (何首乌, хэ шоу у, Radix Polygoni Multiflori)
Xiao Hui Xiang (小茴香, сяо хуэй сян, Fructus Foeniculi Vulgaris)

Действие
Согревает Ян и укрепляет Почку, успокаивает Сознание и консолидирует Эссенцию.

Показания
Синдром Дефицита Ян Почки, характеризующийся сексуальной гипофункцией, импотенцией, поллюциями, болезненностью и слабостью в пояснице и коленях.

Применение
Сексуальная гипофункция, диабет.

Примеры
Эта формула применялась в 224 случаях синдрома Дефицита Ян Почки (163 мужчины и 61 женщина, возраст 20–60 лет) одновременно с плацебо в 87 случаях (69 мужчин и 18 женщин) в качестве контрольной группы. Пациенты в обеих группах в основном имели проявления болезни в виде землистого цвета лица, болезненности и слабости в пояснице и коленях, усталости, частого ночного мочеиспускания, преждевременной эякуляции и импотенции (у мужчин), бессонницы или же маточных кровотечений, водянистых белей. Результат: значительное улучшение в 40 (17,85%) и одном (1,1%) случае соответственно, улучшение в 124 (55,4%) и 11 (12,6%), неудача в 60 (26,7%) и 75 (86,3%) случаях соответственно. P<0,001 *(Chinese Traditional Patent Medicine, 1987, (8): 19)*.

3.6.6. Qiang Shen Wang Jiao Nang, Potent Form
强肾王胶囊, цян шэнь ван цзяо нан

Источник
«Перечень разрешенных к применению лекарственных средств», Тяньцзин.

Ингредиенты
She Chuang Zi (蛇床子, шэ чуан цзы, Fructus Cnidii Monnieri)
Dong Chong Xia Cao (冬虫夏草, дун чун ся цао, Cordyceps Sinensis)

Rou Cong Rong (肉苁蓉, жоу цун жун, Herba Cistanches Deserticolae)
Tu Si Zi (菟丝子, ту сы цзы, Semen Cuscutae Chinensis)

Действие
Укрепляет Почку и Ян, укрепляет Легкие и питает Эссенцию.

Показания
Хронический нефрит, пониженная сексуальная активность, синдром менопаузы.

Применение
Эти капсулы обладают эффектом, подобным андрогенным гормонам, и применяются не только при вышеперечисленных расстройствах, но также и у пожилых и слабых пациентов.

Примеры
Пациенты, испытывавшие импотенцию в связи с Дефицитом Ян Почки, лечились с помощью этой формулы. После лечения в течение одного месяца уровень эффективности достиг 92,36%. 100 случаев синдрома менопаузы также лечились с помощью этой формулы с уровнем эффективности 73,92% (Practical Handbook of Chinese Herbal Patent Medicine, 1993, (1): 308).

3.6.7. Qiang Shen Pian, Renaforce Form
强肾片, цян шэнь пянь

Источник
«Реестр китайских лекарственных фитопрепаратов», КНР.

Ингредиенты
Shu Di Huang (熟地黄, шу ди хуан, Radix Rehmanniae Glutinosae Praeparata)
Shan Yao (山药, шань яо, Radix Dioscoreae Oppositae)
Gou Qi Zi (枸杞子, гоу ци цзы, Fructus Lycii)
Ren Shen (人参, жэнь шэнь, Radix Ginseng)
Mu Dan Pi (牡丹皮, му дань пи, Cortex Moutan Radicis)
Shan Zhu Yu (山茱萸, шань чжу юй, Fructus Corni Officinalis)
Du Zhong (杜仲, ду чжун, Cortex Eucommiae Ulmoides)
Fu Ling (茯苓, фу лин, Sclerotium Poriae Cocos)
Lu Rong (鹿茸, лу жун, Cornu Cervi Parvum)

Действие

Укрепляет Почку и питает Эссенцию, укрепляет Ци и Ян.

Показания

Синдром, связанный с Дефицитом Почки, характеризующийся отеками, болями в нижней части спины, поллюциями, импотенцией, преждевременной эякуляцией.

Применение

Хронический нефрит, хронический и упорный пиелонефрит.

Примеры

51 случай хронического нефрита (30 мужчин и 21 женщина, возраст 15–30 лет, длительность болезни в среднем 3,24 года) лечились с помощью этой формулы. Результат: выздоровление в девяти (17,7%) случаях, значительное улучшение в 22 (43,1%), улучшение в 17 (33,3%), неудача в трех (5,9%) случаях *(Dictionary of Modern Research on Chinese Herbal Formulae, 1996, (1): 1619).*

3.6.8. Nan Zi Han Cha, Super Hero Tea
男子汉茶, нань цзы хань ча

Источник

Шанхайская исследовательская ассоциация диетических средств ТКМ.

Ингредиенты

Hong Cha (红茶, хун ча, Thea Nigra)
Mu Li (牡蛎, му ли, Concha Ostreae)
Gou Qi Zi (枸杞子, гоу ци цзы, Fructus Lycii)
Long Yan Rou (龙眼肉, лун янь жоу, Arillus Longan)
Xiong Can E (雄蚕蛾, сюн цань э, Bombyx Mori L.)

Действие

Укрепляет Почку и сексуальную функцию, питает Инь и консолидирует Эссенцию.

Показания

Синдром Дефицита Ян Почки, характеризующийся болезненностью и слабостью в пояснице и коленях, отвращением к холоду, холодными конечностями, усталостью.

Применение

Сексуальная гипофункция.

Примеры

В 100 случаях сексуальной гипофункции, лечившихся с помощью этой формулы в течение 30 дней, практическое выздоровление наблюдалось в 39 случаях, значительное улучшение в 41. Общий уровень эффективности 80% *(Collection of Theses from The National Academic Conference of Actions of Healthcare Drugs And Food, 1997, 8)*.

218 случаев нефротического синдрома лечились с помощью этой формулы. В 82 случаях синдром проявлялся болезненностью и слабостью в пояснице и коленях, в 58 в основном холодными конечностями и отвращением к холоду, в 78 случаях в основном усталостью. После лечения в течение 30 дней из 82, 58 и 78 случаев выздоровление наблюдалось в 20, 16 и 22, значительное улучшение в 32, 19 и 32 случаях соответственно. Общий уровень эффективности 70,7%, 60,3%, и 69,2% соответственно *(Collection of Theses from The National Academic Conference of Actions of Healthcare Drugs And Food, 1997, 8)*.

Глава 3.7.   Гинекологические формулы

3.7.1.   Geng Nian An Pian, Menorest Form
更年安丸, гэн нянь ань пянь

Источник
«Фармакопея Китайской Народной Республики» (中华人民共和国药典, Zhong Hua Ren Min Gong He Guo Yao Dian, чжун хуа жэнь минь гун хэ го яо дянь).

Ингредиенты
Shu Di Huang (熟地黄, шу ди хуан, Radix Rehmanniae Glutinosae Praeparata)
He Shou Wu (何首乌, хэ шоу у, Radix Polygoni Multiflori)
Wu Wei Zi (五味子, у вэй цзы, Fructus Schisandrae Chinensis)
Fu Ling (茯苓, фу лин, Sclerotium Poriae Cocos)
Ze Xie (泽泻, цзэ се, Rhizoma Alismatis)
Fu Xiao Mai (浮小麦, фу сяо май, Fructus Tritici Levis)
Xuan Shen (玄参, сюань шэнь, Radix Scrophulariae Ningpoensis)
Zhen Zhu Mu (珍珠母, чжэнь чжу му, Concha Margaritiferae Usta)
Shou Wu Teng (何首藤, шоу у тэн, Caulis Polygoni Multiflori)

Действие
Питает Инь и очищает от Жара, уменьшает раздражение и расслабляет Сознание.

Показания
Синдром Дефицита Печени и Инь Почки, характеризующийся гектической лихорадкой, спонтанным потоотделением или ночным потом, бессонницей, беспокойством, головокружением и звоном в ушах.

Применение
Болезни с вышеперечисленными симптомами: климакс, ларингит у пожилых людей, остеопороз, кератодермия.

Примеры

411 случаев синдрома менопаузы (средний возраст 40–57 лет) лечились с помощью этой формулы. Результат: значительное улучшение в 216 (52,55%) случаях, то есть главные симптомы исчезли, или же показатели сыворотки крови E2 (эстрадиол) увеличились на 100 моль/л, а ФСГ (фолликулостимулирующий гормон) и ЛГ (лютеинизирующий гормон) снизились на 5 МЕ/л каждый при отсутствии рецидивов в течение четырех недель после лечения. Улучшение наблюдалось в 170 (41,36%) случаях, то есть симптомы в основном уменьшились, показатели сыворотки крови E2 (эстрадиол) увеличились на 50 моль/л, ФСГ или ЛГ уменьшились на 5 МЕ/л, рецидивы имели место в течение четырех недель. Неудача в 25 случаях. Общий уровень эффективности 93,91% *(Journal of TCM, 1987, (5): 353; Chinese Traditional Patent Medicine, 1989, (8): 1022).*

3.7.2. Fu Ke Tiao Jing Pian, Period Form
妇科调经片, фу кэ тяо цзин пянь

Источник
«Перечень разрешенных к применению лекарственных средств», Шанхай.

Ингредиенты
Dang Gui (当归, дан гуй, Radix Angelicae Sinensis)
Chuan Xiong (川芎, чуань сюн, Rhizoma Ligustici Chuanxiong)
Shu Di Huang (熟地黄, шу ди хуан, Radix Rehmanniae Glutinosae Praeparata)
Chi Shao (赤芍, чи шао, Radix Paeoniae Rubra)
Bai Shao (白芍, бай шао, Radix Albus Paeoniae Lactiflorae)
Da Zao (大枣, да цзао, Fructus Ziziphi Jujubae)
Gan Cao (甘草, гань цао, Radix Glycyrrhizae Uralensis)
Bai Zhu (白术, бай чжу, Rhizoma Atractylodis Macrocephalae)
Yan Hu Suo (延胡索, янь ху со, Rhizoma Corydalis Yanhusuo)
Xiang Fu (香附, сян фу, Rhizoma Cyperi Rotundi)

Действие
Питает Кровь и регулирует менструации, регулирует поток Ци с целью облегчения боли.

Показания
Нерегулярные менструации, болезненные менструации.

Применение
Эти таблетки имеют замечательный эффект в лечении нерегулярных менструаций и дисменореи (болезненных менструаций).

Примеры

44 случая дисменореи лечились с помощью этой формулы, принимавшейся в течение двух-трех дней до начала месячных и в первые два-три дня после их начала. Терапия проводилась в течение двух-семи циклов. Результат: выздоровление в 17 случаях, значительное улучшение в 17, улучшение в шести, неудача в четырех случаях. Лабораторные исследования в 31 случае показали, что состояние застоя в тазовой области улучшилось в сравнении с периодом до начала лечения, разница была статистически значимой (P<0,01) *(Shanghai Journal of TCM, 1988, (6): 16)*.

58 случаев нерегулярных месячных лечились с помощью этой формулы. После лечения в течение двух-пяти циклов менструации нормализовались в 32 случаях, значительное улучшение в 20, неудача в шести случаях. Общий уровень эффективности 89,5% *(Diagnosis And Treatment of Irregular Menstruation, 1987, (1): 28)*.

3.7.3. Wu Ji Bai Feng Wan, White Phoenix Form
乌鸡白凤丸, у цзи бай фэн вань

Источник

«Перечень лекарственных стандартов Министерства здравоохранения КНР».

Ингредиенты

Wu Ji (乌鸡, у цзи, Pullus cum Osse Nigro)
Dang Gui (当归, дан гуй, Radix Angelicae Sinensis)
Chuan Xiong (川芎, чуань сюн, Rhizoma Ligustici Chuanxiong)
Shu Di Huang (熟地黄, шу ди хуан, Radix Rehmanniae Glutinosae Praeparata)
Bai Shao (白芍, бай шао, Radix Albus Paeoniae Lactiflorae)
Huang Qi (黄芪, хуан ци, Radix Astragali Membranacei)
Dang Shen (党参, дан шэнь, Radix Codonopsis Pilosulae)
Qian Shi (芡实, цянь ши, Semen Euryales)
Zhi Gan Cao (炙甘草, чжи гань цао, Radix Glycyrrhizae Uralensis Praeparata)
Shan Yao (山药, шань яо, Radix Dioscoreae Oppositae)
Xiang Fu (香附, сян фу, Rhizoma Cyperi Rotundi)
Dan Shen (丹参, дань шэнь, Radix Salviae Miltiorrhizae)
Mu Li (牡蛎, му ли, Concha Ostreae)
Lu Jiao Jiao (鹿角胶, лу цзяо цзяо, Gelatinum Cornu Cervi)
Yin Chai Hu (银柴胡, инь чай ху, Radix Stellariae Dichotomae)
Sang Piao Xiao (桑螵蛸, сан пяо сяо, Ootheca Mantidis)
Tian Dong (天冬, тянь дун, Radix Asparagi)

Действие

Тонизирует Ци и питает Кровь, регулирует менструации и способствует прекращению лейкореи.

Показания

Дефицит как Ци, так и Крови, характеризующийся общей слабостью, ощущением усталости в пояснице и ногах, нерегулярными месячными, метростаксисом (небольшим, но продолжительным кровотечением слизистой оболочки матки)

Применение

Нерегулярные менструации, дисфункциональные маточные кровотечения, продолжительные лохии (послеродовые выделения из полости матки) и лейкорея; также используется при хроническом гепатите, тромбоцитопенической пурпуре, апластической анемии, латентном нефрите.

Примеры

90 случаев дисфункциональных маточных кровотечений и 57 случаев нерегулярных менструаций лечились с помощью этой формулы. Результат: общий уровень эффективности 78,8% и 75,1% соответственно *(Collection of Theses from The 3rd National Academic Conference of Pharmacology of Chinese Materia Medica, 1990: 24-82)*.

258 случаев хронического активного гепатита лечились с помощью этой формулы, принимаемой дважды в день по одной пилюле. Результат: значительное улучшение в 110 случаях, улучшение в 126. Общий уровень эффективности 91,4% *(Journal of TCM, 1984, 25 (8), 39; Chinese Materia Medica, 1983, (4): 40)*.

3.7.4. Bu Xue Dang Gui Jing, Angelica Potion

补血当归精, бу сюэ дан гуй цзин

Источник

«Практическое руководство по патентованной китайской фитомедицине».

Ингредиенты

Dang Gui (当归, дан гуй, Radix Angelicae Sinensis)
Chuan Xiong (川芎, чуань сюн, Rhizoma Ligustici Chuanxiong)
Shu Di Huang (熟地黄, шу ди хуан, Radix Rehmanniae Glutinosae Praeparata)
Bai Shao (白芍, бай шао, Radix Albus Paeoniae Lactiflorae)
Huang Qi (黄芪, хуан ци, Radix Astragali Membranacei)

Dang Shen (党参, дан шэнь, Radix Codonopsis Pilosulae)
Gan Cao (甘草, гань цао, Radix Glycyrrhizae Uralensis)

Действие
Укрепляет Ци и питает Кровь, усиливает Селезенку и Почку.

Показания
Синдром Дефицита Ци и Крови, характеризующийся общей слабостью или слабостью, связанной с продолжительной болезнью или родами, бледным лицом, сердцебиением, тошнотой или головокружением, звоном в ушах, нерегулярными месячными.

Применение
Болезни с вышеперечисленными симптомами: расстройства менструаций, различная анемия.

Примеры
76 случаев анемии у детей (возраст от шести месяцев до шести лет), связанной с недоеданием, лечились с помощью этой формулы. Результат: выздоровление в 61 случае, улучшение в 12, неудача в трех случаях после лечения в течение одного–двух месяцев. Общий уровень эффективности 96% *(Anhui Journal of TCM, 1989, (8): 44)*.
83 случая дисфункциональных маточных кровотечений лечились с помощью этой формулы приемом три раза в день по 10 мл за один раз в течение всего менструального цикла, один курс длился от трех до шести месяцев. Результат: выздоровление в 30 случаях, значительное улучшение в 26, улучшение в 18, неудача в семи случаях. Общий уровень эффективности 91,6% *(Dictionary of Modern Research on Chinese Herbal Formulae, 1996, (1): 533)*.

3.7.5. Bu Xue Chong Ji, Nourish Form
补血冲剂, бу сюэ чун цзи

Источник
«Перечень разрешенных к применению лекарственных средств», Хунань.

Ингредиенты
E Jiao (阿胶, э цзяо, Colla Corii Asini)
Huang Qi (黄芪, хуан ци, Radix Astragali Membranacei)
Dang Shen (党参, дан шэнь, Radix Codonopsis Pilosulae)
Dang Gui (当归, дан гуй, Radix Angelicae Sinensis)

Bai Zhu (白术, бай чжу, Rhizoma Atractylodis Macrocephalae)
Shu Di Huang (熟地黄, шу ди хуан, Radix Rehmanniae Glutinosae Praeparata)

Действие
Питает Инь и Кровь, тонизирует Ци и регулирует менструации.

Показания
Синдром Дефицита Крови в хроническом состоянии, потеря крови.

Применение
Все виды анемии, лейкопения, тромбоцитопения и расстройства менструаций. Эти гранулы также применяются как вспомогательное средство при лечении пациентов с опухолями во время радио- и химиотерапии.

Примеры
1183 случая анемии как последствия родов лечились с помощью этой формулы. После месяца лечения специфичный эффект получен в 104 (8,7%) случаях, моментальный эффект в 609 (51,5%), значительное улучшение в 215 (18,1%), успешный результат в 173 (14,6%), улучшение в 82 (4,9%) случаях *(Collective Edition of Bu Xue Chong Ji, 1996, (1): 10)*.
51 случай мегалобластической анемии лечились с помощью этой формулы. Общий уровень эффективности 52%.
30 случаев железодефицитной анемии (Дефицит Ци и Крови согласно представлениям TKM) и 30 случаев синдрома хронической усталости лечились с помощью этой формулы. Результат: уровень значительного улучшения составил 40% и 90% соответственно, общий уровень эффективности 63,3% и 93% соответственно *(Collective Edition of Bu Xue Chong Ji, 1996, (1): 10)*.

3.7.6.   Ru Pi Xiao Pian, Velvet Breast Form
乳癖消片, жу пи сяо пянь

Источник
«Реестр китайских лекарственных фитопрепаратов», КНР.

Ингредиенты
Lu Jiao (鹿角, лу цзяо, Cornus Cervi)
Pu Gong Ying (蒲公英, пу гун ин, Herba Taraxaci Mongolici cum Radice)
Kun Bu (昆布, кунь бу, Thallus Algae)
Hai Zao (海藻, хай цзао, Herba Sargassii)
Tian Qi (田七, тянь ци, Radix Notoginseng)

Xuan Shen (玄参, сюань шэнь, Radix Scrophulariae Ningpoensis)
Zhen Zhu Fen (珍珠粉, чжэнь чжу фэнь, Concha Margaritiferae)
Hong Cha (红茶, хун ча, Thea Nigra)
Mu Li (牡蛎, му ли, Concha Ostreae)
Ji Xue Teng (鸡血藤, цзи сюэ тэн, Radix et Caulis Jixueteng)
Bing Pian (冰片, бин пянь, Borneolum Syntheticum)
Hu Po (琥珀, ху по, Succinum)
Zhe Bei Mu (浙贝母, чжэ бэй му, Bulbus Fritillariae Thunbergii)

Действие
Смягчает твердость и способствует рассасыванию узлов, очищает от Жара и уменьшает боль.

Показания
Гиперплазия молочной железы и мастит в ранней стадии.

Применение
Гиперплазия молочной железы и мастит в ранней стадии.

Примеры
300 случаев гиперплазии молочной железы (возраст 20–40 лет, длительность болезни от одного месяца до 1,5 лет) лечились с помощью этой формулы. После двух-трех курсов из 15 дней каждый общий уровень эффективности 91% *(Collective Edition of Hen Ren Medical Material, 1984, 2 (1): 5).*

73 случая мастита, из них 34 ранняя стадия острого мастита, а 39 хронические (возраст 10–49 лет, длительность болезни от семи дней до 1,3 года), лечились с помощью этой формулы. После лечения в течение семи-десяти дней выздоровление наблюдалось в 25 случаях, значительное улучшение в 24, улучшение в 20 случаях. Общий уровень эффективности 94,5% *(Dictionary of Modern Research on Chinese Herbal Formulae, 1996, (1): 546).*

3.7.7. Ru Zeng Ning Pian, Breast Form
乳增宁片, жу цзэн нин пянь

Источник
«Реестр китайских лекарственных фитопрепаратов», КНР.

Ингредиенты
Chai Hu (柴胡, чай ху, Radix Bupleuri)
Chuan Lian Zi (川楝子, чуань лянь цзы, Fructus Meliae Toosendan)

Ai Ye (艾叶, ай е, Folium Artemisiae Argyi)
Yin Yang Huo (淫羊藿, инь ян хо, Herba Epimedii)
Tian Men Dong (天门冬, тянь мэнь дун, Tuber Asparagi Cochinchinensis)

Действие
Облегчает Ци Печени и уменьшает застой, регулирует каналы Чун и Жэнь.

Показания
Боли в груди, связанные с застоем Ци Печени и дисфункцией каналов Чун и Жэнь.

Применение
Гиперплазия молочных желез. В настоящее время эти таблетки являются первоочередным выбором при такой болезни.

Примеры
530 случаев гиперплазии молочных желез (возраст 20–57 лет) лечились с помощью этой формулы по три таблетки на один прием три раза в день, продолжительность курса 20 дней. После трех курсов выздоровление наблюдалось в 128 (24,15%) случаях, значительное улучшение в 177 (33,3%), неудача в 49 (9,25%) случаях. Общий уровень эффективности 90,76% *(Chinese Journal of Integrated Traditional And Western Medicine, 1987, 7 (5): 285)*.

3.7.8. Fu Yan Jing Jiao Nang, Fema Form
妇炎净胶囊, фу янь цзин цзяо нан

Источник
«Фармакопея Китайской Народной Республики» (中华人民共和国药典, Zhong Hua Ren Min Gong He Guo Yao Dian, чжун хуа жэнь минь гун хэ го яо дянь).

Ингредиенты
Ku Shen (苦参, ку шэнь, Radix Sophorae Flavescentis)
Xuan Shen (玄参, сюань шэнь, Radix Scrophulariae Ningpoensis)
Di Dan Cao (地胆草, ди дань цао, Herba Elephantopi)
Dang Gui (当归, дан гуй, Radix Angelicae Sinensis)
Ji Xue Teng (鸡血藤, цзи сюэ тэн, Radix et Caulis Jixueteng)
Liang Mian Zhen (两面针, лян мянь чжэнь, Radix Zanthoxyli)
Tu Fu Ling (土茯苓, ту фу лин, Rhizoma Smilacis Glabrae)

Действие

Очищает от Жара и удаляет Влагу, содействует движению потока Ци и уменьшает боль.

Показания

Синдром задержки Влаги-Жара в Нижнем Цзяо, характеризующийся выделением белей, нерегулярными менструациями.

Показания

Аднексит (воспаление придатков матки), воспаление в области малого таза, эндометрит.

Примеры

153 случая воспаления в области малого таза и 335 случаев воспаления придатков матки (возраст 20–47 лет, длительность болезни от трех дней до 15 лет) лечились с помощью этой формулы. У всех пациенток нерегулярные месячные, боли в нижней части живота, чувство распирания и болезненность в нижней части спины, обнаруженная при гинекологическом исследовании патология. Результат: выздоровление в 286 случаях, улучшение в 190, неудача в 12 случаях. Общий уровень эффективности 98%, в сравнении с контрольной группой (158 случаев) разница статистически значима (P<0,01) *(Chinese Traditional Patent Medicine, 1991, (3): 22)*.

3.7.9. Jin Gang Teng Jiao Nang, Smilax Caps

金刚藤胶囊, цзинь ган тэн цзяо нан

Источник

«Перечень растений КНР».

Ингредиенты

Jin Gang Teng (金刚藤, цзинь ган тэн, Rhizoma Smilacis Chinae)

Действие

Очищает от Жара и способствует детоксикации, активирует Кровь с целью удаления отеков.

Показания

Синдром задержки Жара и токсинов в Нижнем Цзяо, характеризующийся болями в животе, болью и чувством распирания в нижней части спины, профузными желтыми и вязкими белями, устойчиво слегка повышенной температурой, нерегулярными месячными.

Применение
Воспаление в области малого таза, воспаление придатков матки, воспалительные узлы, бесплодие в связи с воспалением. Также эта формула эффективна при ревматическом артрите, остром и хроническом энтерите, гастрите.

Примеры
142 случая воспаления в области малого таза и воспаления придатков матки лечились с помощью этой формулы. Результат: общий уровень эффективности 90% со значительным улучшением в 53,13%; в сравнении с контрольной группой, где лечение проводилось с помощью этой формулы в виде сиропа, значимая статистическая разница не обнаружена (P>0,05) *(Collective Edition of Jin Gang Teng, 1992, 8)*.

229 воспалительных узлов лечились с помощью этой формулы. Результат: уровень выздоровления 34,5%, значительного улучшения 33,62%, нормальный уровень эффективности 25,76% *(Curative Report of Jin Gang Teng Syrup, 1996, (1): 24)*.

3.7.10. Fu Ke Qian Jin Pian, 1001 Form
妇科千金片, фу кэ цянь цзинь пянь

Источник
«Перечень разрешенных к применению лекарственных средств», Хунань.

Ингредиенты
Qian Jin Ba (千斤拔, цянь цзинь ба, Radix Moghania)
Jin Ying Zi (金樱子, цзинь ин цзы, Fructus Rosae Laevigatae)
Dang Gui (当归, дан гуй, Radix Angelicae Sinensis)
Dang Shen (党参, дан шэнь, Radix Codonopsis Pilosulae)
Chuan Xin Lian (穿心莲, чуань синь лянь, Herba Andrographis Paniculata)

Действие
Очищает от Жара и способствует детоксикации, укрепляет поясницу и удаляет препятствия в коллатералях.

Показания
Боли в нижней части живота, сильнопахнущие бели, нерегулярные менструации, связанные с задержкой Жара и токсинов в Нижнем Цзяо.

Применение

Эти таблетки часто используют для лечения острого или хронического воспаления в области малого таза, эндометрита и воспаления шейки матки, также они обладают хорошим эффектом уменьшения перечисленных выше симптомов.

Примеры

Эта формула использовалась в лечении 280 случаев хронического воспаления в области малого таза (возраст 25–48 лет, длительность болезни от шести месяцев до 20 лет). После одного–четырех курсов (шесть таблеток за один прием три раза в день) общий уровень эффективности достиг 91,07%; в случаях эрозии шейки матки уровень эффективности 64,98%, неудача в 13,57% случаев.

330 случаев воспаления придатков матки лечились с помощью этой формулы. Результат: исчезновение или уменьшение болезненности придатков матки в 29,29% и 61,07% случаев соответственно; основные симптомы, такие как боль в нижней части живота, уменьшились в 91,07% случаев *(Collective Edition of Clinical Pharmaceutical Research on Fu Ke Qian Jin Pian, 1998, (1): 1–5)*.

3.7.11. Jin Fu Kang Jiao Nang, Golden Woman Form

金复康胶囊, цзинь фу кан цзяо нан

Источник

«Перечень разрешенных к применению лекарственных средств», Цзилинь.

Ингредиенты

Huang Qi (黄芪, хуан ци, Radix Astragali Membranacei)
Dang Shen (党参, дан шэнь, Radix Codonopsis Pilosulae)
Ji Xue Teng (鸡血藤, цзи сюэ тэн, Radix et Caulis Jixueteng)
Dang Gui (当归, дан гуй, Radix Angelicae Sinensis)
San Leng (三棱, сань лэн, Rhizoma Sparganii Stoloniferi)
E Zhu (莪术, э чжу, Rhizoma Curcumae Ezhu)
Dan Shen (丹参, дань шэнь, Radix Salviae Miltiorrhizae)
Chuan Lian Zi (川楝子, чуань лянь цзы, Fructus Meliae Toosendan)
Yan Hu Suo (延胡索, янь ху со, Rhizoma Corydalis Yanhusuo)
Bai Jiang Cao (败酱草, бай цзян цао, Herba cum Radice Patriniae)
Yu Xing Cao (鱼腥草, юй син цао, Herba cum Radice Houttuyniae Cordatae)
Qian Shi (芡实, цянь ши, Semen Euryales)
Bai Zhu (白术, бай чжу, Rhizoma Atractylodis Macrocephalae)

Shan Yao (山药, шань яо, Radix Dioscoreae Oppositae)
Rou Gui (肉桂, жоу гуй, Cortex Cinnamomi Cassiae)

Действие
Активизирует кровообращение и упорядочивает менструации, уменьшает воспаление и рассасывает узлы.

Показания
Нерегулярные менструации, болезненные менструации, аменорея, болезненное соитие, чувствительность и боль в пояснице, бесплодие.

Применение
Эти капсулы обладают хорошим эффектом при лечении хронического воспаления в области малого таза и вагинита с вышеперечисленными симптомами.

Примеры
300 случаев хронического воспаления в области малого таза (возраст 24–50 лет, длительность болезни от четырех месяцев до 13 лет) лечились с помощью этой формулы. В 88 случаях имела место небольшая инфекция, в 110 умеренная, в 102 случаях тяжелая. В большинстве случаев гинекологическое исследование показало чувствительность и ограничения движения матки, жесткость или чувствительность фаллопиевых труб. После 15 дней лечения выздоровление наблюдалось в 90 случаях, значительное улучшение в 84, улучшение в 102, неудача в 24 случаях. Общий уровень эффективности 92% (*Collective Edition of Clinical Pharmaceutical Research on Jin Fu Kang, 1996, (1): 3*).

3.7.12. Zhi Shen Yu Tai Wan, Fetal Care Form
滋肾育胎丸, чжи шэнь юй тай вань

Источник
«Реестр китайских лекарственных фитопрепаратов», КНР.

Ингредиенты
Dang Shen (党参, дан шэнь, Radix Codonopsis Pilosulae)
Bai Zhu (白术, бай чжу, Rhizoma Atractylodis Macrocephalae)
Shu Di Huang (熟地黄, шу ди хуан, Radix Rehmanniae Glutinosae Praeparata)
He Shou Wu (何首乌, хэ шоу у, Radix Polygoni Multiflori)
Gou Qi Zi (枸杞子, гоу ци цзы, Fructus Lycii)
Tu Si Zi (菟丝子, ту сы цзы, Semen Cuscutae Chinensis)

Ba Ji Tian (巴戟天, ба цзи тянь, Radix Morindae Officinalis)
Du Zhong (杜仲, ду чжун, Cortex Eucommiae Ulmoides)
Xu Duan (续断, сюй дуань, Radix Dipsaci Asperi)

Действие
Усиливает Почку и Селезенку, питает Кровь, успокаивая плод.

Показания
Угрожающий и привычный выкидыш.

Применение
Эти пилюли используются для предотвращения и лечения вышеперечисленных болезней, а также женского бесплодия, синдрома Дефицита Почки в старости, синдрома менопаузы.

Примеры
Эта формула использовалась для лечения 50 случаев (48 пациенток в возрасте 21–35 лет, две старше 35 лет) привычного и угрожающего выкидыша. 27 случаев имели один выкидыш, 18 – два, пять случаев имели больше трех выкидышей. Результат: выздоровление в 32 случаях, улучшение в 16, неудача в двух случаях. Общий уровень эффективности 98% *(Yunnan Journal of TCM, 1993, 14 (1): 43)*.
60 случаев синдрома Дефицита Почки (40 мужчин и 20 женщин, возраст 46–69 лет) лечились с помощью этой формулы. Результат: общий уровень эффективности 87,8%, при этом в контрольной группе, где пациенты получали витамин Е, общий уровень эффективности 63,3%. В сравнении с витамином Е формула показала лучший эффект при облегчении таких симптомов, как усталость, тошнота, головокружение, звон в ушах, болезненность и слабость в пояснице и коленях, частое ночное мочеиспускание, расплывчатое зрение, увядший цвет лица и так далее *(Journal of New TCM, 1992, 24 (1): 21)*.

Глава 3.8.   Дерматологические формулы

3.8.1. Fu Yang Chong Ji, Serene Skin Form
肤痒冲剂, фу ян чун цзи

Источник
«Перечень лекарственных стандартов Министерства здравоохранения КНР».

Ингредиенты
Cang Er Zi (苍耳子, цан эр цзы, Fructus Xanthii)
Di Fu Zi (地肤子, ди фу цзы, Fructus Kochiae Scopariae)
Chuan Xiong (川芎, чуань сюн, Rhizoma Ligustici Chuanxiong)
Hong Hua (红花, хун хуа, Flos Carthami Tinctorii)
Ba Ying (白英, ба ин, Herba Solani Lyrati)

Действие
Изгоняет Ветер и активизирует Кровь, удаляет Влагу и облегчает зуд.

Показания
Кожный зуд, экзема и крапивница.

Применение
Острая крапивница, кожный зуд, экзема, сухая кожа в старости.

Примеры
184 случая кожных болезней, из них 69 кожного зуда, 48 экземы, 49 крапивницы и 28 нейродермита, лечились с помощью этой формулы. Результат: выздоровление в 12, 3, 2 и ни одном, значительное улучшение в 14, 12, 13 и 12, улучшение в 24, 19, 28 и 10, неудача в 19, 14, шести и шести случаях соответственно. Общий уровень эффективности 72,46%, 70,83%, 88,75% и 78,57% соответственно (*Shanghai Journal of TCM, 1992, (5): 38*).

3.8.2. Jing Fu Zhi Yang Chong Ji, Stop Yang Form

荆肤止痒冲剂, цзин фу чжи ян чун цзи

Источник

«Перечень разрешенных к применению лекарственных средств», Министерство здравоохранения КНР.

Ингредиенты

Jing Jie (荆芥, цзин цзе, Herba seu Flos Schizonepetae Tenuifoliae)
Di Fu Zi (地肤子, ди фу цзы, Fructus Kochiae Scopariae)
Fang Feng (防风, фан фэн, Radix Ledebouriellae Divaricatae)
Ye Ju Hua (野菊花, е цзюй хуа, Flos Chrysanthemi Indici)
Yu Xing Cao (鱼腥草, юй син цао, Herba cum Radice Houttuyniae Cordatae)

Действие

Рассеивает Ветер и Влагу, очищает от Жара, способствует детоксикации.

Показания

Крапивница у детей, связанная с Ветром-Жаром и Влагой-Жаром.

Применение

Эти гранулы имеют замечательный эффект при лечении крапивницы у детей, также они эффективны при краснухе, герпетиформном импетиго, пузырчатке.

Примеры

374 случая крапивницы лечились с помощью этой формулы. Результат: выздоровление в 213 (57%) случаях, значительное улучшение в 73 (19,5%), улучшение в 34 (9%) случаях. Общий уровень эффективности 91%. В сравнении с контрольной группой А, где 163 случая лечили малеатом хлорфенирамина, и с контрольной группой Б, где 62 случая лечили с помощью Fang Feng Tong Sheng Wan (防风通圣丸, фан фэн тун шэн вань), разница была статистически значимой (P<0,01) *(1997 Instruction Notes of Jing Fu Zhi Yang Chong Ji, 1998, (1): 1).*

3.8.3. Huang Bai Jiao Nang, Phellodendri Capsules

黄栢胶囊, хуан бай цзяо нан

Источник

«Перечень разрешенных к применению лекарственных средств», Министерство здравоохранения КНР.

Ингредиенты

Huang Bai (黄栢, хуан бай, Cortex Phellodendri)

Действие

Очищает от Жара и осушает Влагу, посредством детоксикации лечит карбункулы.

Показания

Острый и хронический энтерит, экзема, дизентерия, кожные проблемы, инфекция мочевой системы и расстройства в виде белей, связанные с Влагой-Жаром.

Применение

Эти капсулы имеют относительно хороший эффект при лечении всех вышеперечисленных расстройств.

Примеры

Эта формула применялась для лечения следующих случаев. 79 случаев экземы, выздоровление в 21, значительное улучшение в 16, улучшение в 26 случаях, общий уровень эффективности 84%. 28 случаев нейродермита, выздоровление в 14, улучшение в семи случаях, общий уровень эффективности 87,5%. 363 случая опоясывающего лишая на руках и ногах, выздоровление в 345, улучшение в 16 случаях, общий уровень эффективности 99,5%. 40 случаев хронической дизентерии с выздоровлением во всех случаях (сигмоскопия показала выздоровление пораженной оболочки кишечника) *(Selective Edition of Huang Bai Jiao Nang, 1993, (1): 2)*.

3.8.4. Fu Fang Qing Dai Jiao Nang, Indigo Form

复方青黛胶囊, фу фан цин дай цзяо нан

Источник

«Реестр китайских лекарственных фитопрепаратов», КНР.

Ингредиенты

Dan Shen (丹参, дань шэнь, Radix Salviae Miltiorrhizae)
Qing Dai (青黛, цин дай, Indigo Pulverata Levis)
Tu Fu Ling (土茯苓, ту фу лин, Rhizoma Smilacis Glabrae)
Bai Zhi (白芷, бай чжи, Radix Angelicae Dahuricae)
Wu Wei Zi (五味子, у вэй цзы, Fructus Schisandrae Chinensis)

Wu Mei (乌梅, у мэй, Fructus Pruni Mume)
Bai Xian Pi (白鲜皮, бай сянь пи, Cortex Dictamni Dasycarpi Radicis)
Pu Gong Ying (蒲公英, пу гун ин, Herba Taraxaci Mongolici cum Radice)
Shen Qu (神曲, шэнь цюй, Massa Medicata Fermentata)

Действие
Очищает от Жара и способствует детоксикации, устраняет Ветер и осушает Влагу.

Показания
Болезни кожи, связанные с Жаром-Крови в сочетании с застоем или задержкой Избыточного Жара и интоксикацией.

Применение
Эти капсулы часто употребляются для лечения кожных болезней; они особенно эффективны при псориазе в прогрессирующей стадии, заболевании розовым лишаем и медикаментозной сыпи.

Примеры
300 случаев псориаза, из них 191 в активной стадии и 109 в неактивной, лечились с помощью этой формулы. Результат: излечение в 102 (53,4%) и 30 (27,5%) случаях соответственно, общий уровень эффективности 91% и 79,8%. Последующее обследование в 62 случаях выздоровления показало, что 40% из них не имели кожных проявлений максимум в течение восьми лет; большинство рецидивов произошли после одного–двух лет с симптомами меньшей силы и отреагировали на такое же лечение *(Yulin Selective Edition on Medicine, 1992, (1): 3)*.

3.8.5. Shi Du Qing Jiao Nang, Damp Clear Form
湿毒清胶囊, ши ду цин цзяо нан

Источник
«Реестр китайских лекарственных фитопрепаратов», КНР.

Ингредиенты
Bai Xian Pi (白鲜皮, бай сянь пи, Cortex Dictamni Dasycarpi Radicis)
Ku Shen (苦参, ку шэнь, Radix Sophorae Flavescentis)
Tu Fu Ling (土茯苓, ту фу лин, Rhizoma Smilacis Glabrae)
Dan Shen (丹参, дань шэнь, Radix Salviae Miltiorrhizae)

Zao Jiao Ci (皂角刺, цзао цзяо цы, Spina Gleditsiae)
Chan Tui (蝉蜕, чань туй, Periostracum Cicadae)

Действие
Питает Кровь и увлажняет Сухость, рассеивает Ветер и уменьшает зуд.

Показания
Зуд кожи, связанный с Ветром-Жаром, Ветром с Влагой-Жаром или Ветром и Сухостью как результатами Дефицита Крови.

Применение
Зуд кожи. Эти капсулы очень эффективны для уменьшения интенсивного и упорного зуда. Являются одним из общепризнанных патентованных травяных средств, используемых при кожных болезнях.

Примеры
160 случаев кожного зуда (94 мужчины и 66 женщин, возраст 20–65 лет, длительность болезни от 15 дней до десяти лет) лечились с помощью этой формулы, три-четыре капсулы на один прием три раза в день. Проводились один-два курса по 15 дней. Результат: общий уровень эффективности 98%, кожные высыпания и зуд исчезли, либо произошло значительное улучшение (*Clinical Selective Edition of Shi Du Qing, 1990, (1): 1*).

3.8.6. Yu Jin Yin Xie Pian, Soria Form
郁金银屑片, юй цзинь инь се пянь

Источник
«Перечень разрешенных к применению лекарственных средств», Шаньси.

Ингредиенты
Dang Gui (当归, дан гуй, Radix Angelicae Sinensis)
Tao Ren (桃仁, тао жэнь, Semen Persicae)
Hong Hua (红花, хун хуа, Flos Carthami Tinctorii)
E Zhu (莪术, э чжу, Rhizoma Curcumae Ezhu)
Zao Jiao Ci (皂角刺, цзао цзяо цы, Spina Gleditsiae)
Qing Dai (青黛, цин дай, Indigo Pulverata Levis)
Yu Jin (郁金, юй цзинь, Tuber Curcumae)
Xiang Fu (香附, сян фу, Rhizoma Cyperi Rotundi)
Huang Bai (黄栢, хуан бай, Cortex Phellodendri)

Da Huang (大黄, да хуан, Radix et Rhizoma Rhei)
Xuan Ming Fen (玄明粉, сюань мин фэнь, Mirabilitum Purum)
Qin Jiao (秦艽, цинь цзяо, Radix Gentianae Macrophyllae)
Shi Chang Pu (石菖蒲, ши чан пу, Rhizoma Acori Tatarinowii)

Действие
Очищает от Жара и осушает Влагу, размягчает скопления и рассасывает узлы.

Показания
Кожные расстройства, связанные с задержкой Влаги-Жара в сочетании с застоем крови.

Применение
Псориаз. Эти таблетки являются хорошим средством для очищения кожи от высыпаний и пигментации; также их используют как вспомогательное средство при раке желудка.

Примеры
313 случаев псориаза (20 мужчин и 112 женщин, возраст 30-60 лет, длительность болезни 6-20 лет) лечились с помощью этой формулы, два-три раза в день по три-шесть таблеток на прием, один курс длился 30 дней. Результат: клиническое выздоровление в 106 (33,9%) случаях, значительное улучшение в 107 (34,2%), улучшение в 70 (22,3%), неудача в 30 (9,6%) случаях. Обследование два года спустя в 245 случаях показало рецидивы в 27,4% *(Journal of TCM, 1987, (10): 761)*.

3.8.7. Wu She Zhi Yang Wan, Skin Form
乌蛇止痒丸, у шэ чжи ян вань

Источник
«Реестр китайских лекарственных фитопрепаратов», КНР.

Ингредиенты
Wu Shao She (乌梢蛇, у шао шэ, Zaocys Dhumnades)
Ku Shen (苦参, ку шэнь, Radix Sophorae Flavescentis)
Cang Zhu (苍术, цан чжу, Rhizoma Atractylodis)
Dang Gui (当归, дан гуй, Radix Angelicae Sinensis)
She Chuang Zi (蛇床子, шэ чуан цзы, Fructus Cnidii Monnieri)

Mu Dan Pi (牡丹皮, му дань пи, Cortex Moutan Radicis)
Fang Feng (防风, фан фэн, Radix Ledebouriellae Divaricatae)
Ren Gong Niu Huang (人工牛黄, жэнь гун ню хуан, Calculus Bovis Artifactus)

Действие
Питает Кровь и удаляет Ветер, удаляет Влагу и уменьшает зуд.

Показания
Зуд кожи, крапивница, зуд вагинальной области.

Применение
Эти пилюли часто используют при всех видах зуда кожи, экземе, крапивнице, зуде вагинальной области.

Примеры
126 случаев зуда кожи (73 мужчины и 53 женщины, возраст 21–46 лет, длительность болезни от одного месяца до 1,5 лет) лечились с помощью этой формулы, принимаемой трижды в день по 2,5 г в течение 15–20 дней. Результат: выздоровление в 46 случаях, значительное улучшение в 60, улучшение в 12, неудача в четырех случаях. Общий уровень эффективности 96,8% *(Selective Edition of Clinical Material, 1994, (2): 46)*.

3.8.8. Ban Tu Wan, Alopa Form
斑秃丸, бань ту вань

Источник
«Перечень разрешенных к применению лекарственных средств», Шаньси.

Ингредиенты
Dang Gui (当归, дан гуй, Radix Angelicae Sinensis)
Shu Di Huang (熟地黄, шу ди хуан, Radix Rehmanniae Glutinosae Praeparata)
Sheng Di Huang (生地黄, шэн ди хуан, Radix Rehmanniae Glutinosae)
Bai Shao (白芍, бай шао, Radix Albus Paeoniae Lactiflorae)
Dan Shen (丹参, дань шэнь, Radix Salviae Miltiorrhizae)
Wu Wei Zi (五味子, у вэй цзы, Fructus Schisandrae Chinensis)
He Shou Wu (何首乌, хэ шоу у, Radix Polygoni Multiflori)
Mu Gua (木瓜, му гуа, Fructus Chaenomelis)
Qiang Huo (羌活, цян хо, Rhizoma Notopterygii)

Действие

Укрепляет Почку и питает Кровь, питает волосы и останавливает выпадение волос.

Показания

Потеря волос после родов или продолжительная болезнь, связанная с Дефицитом Крови.

Применение

Эти пилюли часто используют при преждевременной алопеции (преждевременной потере волос), алопеции ареата (сегментарной потере волос), себорейной алопеции, связанной с общим ослаблением алопеции. Обычно значительный эффект возникает после одного–двух курсов лечения.

Примеры

345 случаев алопеции ареата (251 мужчина и 94 женщины, возраст 17–52 года, длительность болезни от трех месяцев до трех лет) принимали эту формулу по одной пилюле три раза в день, один курс длился месяц. После двух курсов выздоровление наблюдалось в 276 случаях, улучшение в 51, неудача в 18 случаях. Общий уровень эффективности 94,7% *(Dictionary of Modern Research on Chinese Herbal Formulae, 1996, (1): 384–385)*.

3.8.9. Shou Wu Pian, Polygon Tablets
首乌片, шоу у пянь

Источник

«Фармакопея Китайской Народной Республики» (中华人民共和国药典, Zhong Hua Ren Min Gong He Guo Yao Dian, чжун хуа жэнь минь гун хэ го яо дянь).

Ингредиенты

He Shou Wu (何首乌, хэ шоу у, Radix Polygoni Multiflori)

Действие

Укрепляет Печень и Почку, питает Кровь, способствуя росту волос.

Показания

Синдром Дефицита Печени и Почки, характеризующийся потерей волос, бессонницей, забывчивостью, головокружением.

Применение

Болезни с вышеперечисленными симптомами: неврастения, гиперлипидемия, диабет, коклюш, кожный зуд, потеря волос.

Примеры

88 случаев гиперлипидемии лечились с помощью этой формулы в течение одного-трех месяцев, по пять таблеток на один прием три раза в день. Результат: значительное улучшение в 78 случаях, улучшение в двух, неудача в восьми случаях. Общий уровень эффективности 90,09% *(Chinese Materia Medica Dictionary, 1985, (1): 1137).*

35 случаев коклюша лечились с помощью этой формулы, по три-пять таблеток трижды в день. Результат: выздоровление (кашель исчез) в 19 случаях, значительное улучшение (кашель в основном исчез) в восьми, улучшение в четырех, неудача в четырех случаях. Общий уровень эффективности 86,6% *(Chinese Materia Medica Dictionary, 1985, (1): 1138).*

3.8.10. Bai Dian Feng Wan, Vitili-Gone Form

白癜风丸, бай дянь фэн вань

Источник

«Перечень разрешенных к применению лекарственных средств», Шаньси.

Ингредиенты

Dang Gui (当归, дан гуй, Radix Angelicae Sinensis)
Tao Ren (桃仁, тао жэнь, Semen Persicae)
Hong Hua (红花, хун хуа, Flos Carthami Tinctorii)
Chuan Xiong (川芎, чуань сюн, Rhizoma Ligustici Chuanxiong)
Dan Shen (丹参, дань шэнь, Radix Salviae Miltiorrhizae)
Huang Qi (黄芪, хуан ци, Radix Astragali Membranacei)
Bai Xian Pi (白鲜皮, бай сянь пи, Cortex Dictamni Dasycarpi Radicis)
Bu Gu Zhi (补骨脂, бу гу чжи, Fructus Psoraleae Corylifoliae)
Zi Cao Gen (紫草根, цзы цао гэнь, Radix Arnebiae seu Lithospermi)
Shan Yao (山药, шань яо, Radix Dioscoreae Oppositae)
Long Dan Cao (龙胆草, лун дань цао, Radix Gentianae Longdancao)
Gan Jiang (干姜, гань цзян, Rhizoma Zingiberis)
Ci Ji Li (刺蒺藜, цы цзи ли, Fructus Tribuli Terrestris)
Wu Shao She (乌梢蛇, у шао шэ, Zaocys Dhumnades)
Xiang Fu (香附, сян фу, Rhizoma Cyperi Rotundi)

Действие

Восстанавливает циркуляцию крови и проводит детоксикацию, рассеивает Влагу и изгоняет Ветер с целью уменьшения зуда, тонизирует Ци и прекращает кровоизлияния.

Применение

Витилиго, псориаз.

Примеры

369 случаев витилиго (165 мужчин и 204 женщины, возраст 2–69 лет, длительность болезни от одной недели до 27 лет) лечились с помощью этой формулы, по шесть пилюль на один прием дважды в день в течение месяца. Результат: излечение в 111 случаях, то есть поврежденная кожа приобрела нормальный вид с восстановлением пигментации; значительное улучшение в 147 случаях, то есть 60% поврежденной кожи приобрело нормальный вид; улучшение в 103 случаях, то есть поврежденные участки минимализированы. Общий уровень эффективности 97,83% *(Shanxi Journal of TCM, 1992, 12 (6): 254)*.

3.8.11. Bai Shi Wan, White Away Form

白蚀丸, бай ши вань

Источник

«Перечень разрешенных к применению лекарственных средств», Гуандун.

Ингредиенты

Hong Hua (红花, хун хуа, Flos Carthami Tinctorii)
Mu Dan Pi (牡丹皮, му дань пи, Cortex Moutan Radicis)
Zi Cao Gen (紫草根, цзы цао гэнь, Radix Arnebiae seu Lithospermi)
Cang Zhu (苍术, цан чжу, Rhizoma Atractylodis)
Ci Ji Li (刺蒺藜, цы цзи ли, Fructus Tribuli Terrestris)
Long Dan Cao (龙胆草, лун дань цао, Radix Gentianae Longdancao)
Bu Gu Zhi (补骨脂, бу гу чжи, Fructus Psoraleae Corylifoliae)
He Shou Wu (何首乌, хэ шоу у, Radix Polygoni Multiflori)
Wu Ling Zhi (五灵脂, у лин чжи, Excrementum Trogopteri seu Pteromi)
Gan Cao (甘草, гань цао, Radix Glycyrrhizae Uralensis)

Действие

Питает Печень и Почку, питает Кровь и удаляет Ветер.

Показания

Витилиго, связанное с инвазией Ветра и Дефицитом Печени и Почки.

Применение

Витилиго. Эти пилюли более эффективны при локализованной форме болезни.

Примеры

458 случаев витилиго (277 мужчин и 181 женщина, возраст 15–51 лет, длительность болезни от трех месяцев до пяти лет) лечились с помощью этой формулы в течение двух–трех месяцев. Результат: значительное улучшение в 13,32%, улучшение в 57,64% случаях. Общий уровень эффективности 70,96% *(Practical Handbook of Chinese Patent Herbal Medicine, 1993, (1): 197).*

3.8.12. Qing Re An Chuang Pian, Puri-Face Form
清热暗疮片, цин жэ ань чуан пянь

Источник

«Перечень разрешенных к применению лекарственных средств», Гуандун.

Ингредиенты

Chuan Xin Lian (穿心莲, чуань синь лянь, Herba Andrographis Paniculata)
Zhi Zi (栀子, чжи цзы, Fructus Gardeniae Jasminoidis)
Jin Yin Hua (金银花, цзинь инь хуа, Flos Lonicerae Japonicae)
Pu Gong Ying (蒲公英, пу гун ин, Herba Taraxaci Mongolici cum Radice)
Da Huang (大簧, да хуан, Radix et Rhizoma Rhei)
Shan Dou Gen (山豆根, шань доу гэнь, Radix Sophorae Tonkinensis)
Gan Cao (甘草, гань цао, Radix Glycyrrhizae Uralensis)

Действие

Очищает от Жара и проводит детоксикацию, удаляет мутные субстанции и Флегму.

Показания

Акне, фолликулит, стоматит.

Применение

Акне, фолликулит, стоматит.

Примеры

Эта формула применялась для лечения 132 случаев акне (возраст 15–35 лет, длительность болезни от трех месяцев до 15 лет). После двух–четырех курсов выздоровление наблюдалось в 118 (89,39%) случаях, то есть очаги поражения на коже полностью исчезли или осталась небольшая пигментация, улучшение в 11 (8,33%), то есть очаги поражения кожи в основном исчезли, неудача в трех (2,27%) случаях. Общий уровень эффективности 97,73% *(Heilongjiang Journal of TCM, 1990, (6): 17).*

3.8.13. Shen Huang Shuang, Ginseng And Royal Jelly Cream

参皇霜, шэнь хуан шуан

Источник

«Перечень разрешенных к применению лекарственных средств», Хэйлунцзян.

Ингредиенты

Ren Shen (人参, жэнь шэнь, Radix Ginseng)
Feng Wang Jiang (蜂王浆, фэн ван цзян, Lac Regis Apis)

Действие

Питает кожу и обладает эффектом борьбы со старением.

Показания

Кератодермия, микротрещины на коже рук и ступней, ихтиоз и акне. Этот крем также используется в косметических целях для оздоровления кожи.

Применение

Указанные выше заболевания.

Примеры

154 пациента принимали эту формулу. Результат: для кератодермии, микротрещин рук и ступней, ихтиоза и акне уровень эффективности 94%, 93,1%, 100% и 73,3% соответственно *(Edition of Clinical Material of Jian Er Pharmaceutical Factory, Haerbin, 1988, (1): 1).*

3.8.14. Pi Fu Ping, Skin Care Cream
皮肤平, пи фу пин

Источник
Пекинский институт традиционной китайской медицины.

Ингредиенты
Wu Shao She (乌梢蛇, у шао шэ, Zaocys Dhumnades)
Zhen Zhu Fen (珍珠粉, чжэнь чжу фэнь, Concha Margaritiferae)
Fang Feng (防风, фан фэн, Radix Ledebouriellae Divaricatae)
Fan Shi Lin (凡士林, фань ши линь, Vaselinum)
Gan You (甘油, гань ю, Glycerinum)
Ying Zhi Suan (硬脂酸, ин чжи суань, Stearic Acid)

Действие
Питает Кровь и удаляет Ветер, питает кожу и уменьшает зуд.

Показания
Экзема у грудных детей, атопический дерматит.

Применение
Этот полностью натуральный продукт предназначен для наружного использования и очень часто применяется для лечения экземы у младенцев и атопического дерматита.

Примеры
30 случаев атопического дерматита лечились применением этой формулы наружно. Результат: 25 случаев выздоровления, четыре значительного улучшения. Общий уровень эффективности 96,6% (Journal of Beijing University of TCM, 1998, (6): 59).

3.8.15. Shi Zhen Gao, Exit Cream
湿疹膏, ши чжэнь гао

Источник
«Перечень разрешенных к применению лекарственных средств», Гуаньси.

Ингредиенты
Huang Lian (黄连, хуан лянь, Rhizoma Coptidis)
Ku Shen (苦参, ку шэнь, Radix Sophorae Flavescentis)

Cang Zhu (苍术, цан чжу, Rhizoma Atractylodis)
Zao Xiu (蚤休, цзао сю, Rhizoma Paridis)
Tian Qi (田七, тянь ци, Radix Notoginseng)
Bing Pian (冰片, бин пянь, Borneolum Syntheticum)

Действие
Очищает от Жара и осушает Влагу, активирует Кровь и высвобождает Ветер.

Показания
Экзема, связанная с задержкой Ветра-Жара, Влаги и токсинов.

Применение
Эта мазь для наружного использования особенно подходит для лечения экземы у младенцев и детей младшего возраста. Не содержит кортизона и не оставляет пигментации после использования.

Примеры
50 случаев экземы у младенцев лечились с помощью этой формулы наружно. Результат: выздоровление в 48 случаях после двух дней. Общий уровень эффективности 96% *(Collective Edition of Difficult Modern Diseases Treated by TCM, 1998, (1): 693).*

3.8.16. Shou Wu Xi Fa Jing, Polygon Shampoo
首乌洗髮精, шоу у си фа цзин

Источник
«Перечень разрешенных к применению лекарственных средств», Гуандун.

Ингредиенты
He Shou Wu (何首乌, хэ шоу у, Radix Polygoni Multiflori)
Dang Gui (当归, дан гуй, Radix Angelicae Sinensis)
Bai Zhi (白芷, бай чжи, Radix Angelicae Dahuricae)
Chuan Xiong (川芎, чуань сюн, Rhizoma Ligustici Chuanxiong)
Zeng Liu Shui (蒸馏水, цзэн лю шуй, Aqua Distillata)

Действие
Удаляет Ветер и Влагу, питает Почку, улучшая состояние волос.

Показания
Связанная с себореей потеря волос.

Применение

Связанная с себореей потеря волос.

Примеры

200 случаев потери волос в связи с себореей (163 мужчины и 37 женщин, возраст 21–56 лет) лечились с помощью этой формулы, которой мыли волосы. Результат: выздоровление в 29 (14,5%) случаях, заметное улучшение в 137 (68,5%), неудача в 34 (17%) случаях (*Dictionary of Modern Research on Chinese Herbal Formulae, 1996, (1): 1130*).

3.8.17. Qing Liang You, Muscle And Joint Balm
清凉油, цин лян ю

Источник

«Перечень разрешенных к применению лекарственных средств», Шанхай.

Ингредиенты

Bo He Nao (薄荷脑, бо хэ нао, Mentholum)
Zhang Nao (樟脑, чжан нао, Camphora)
Bo He You (薄荷油, бо хэ ю, Oleum Menthae)
An Ye You (桉叶油, ань е ю, Oleum Eucalyptus)
Zhang Nao You (樟脑油, чжан нао ю, Oleum Camphorae)
Gui Pi You (桂皮油, гуй пи ю, Oleum Corticis Cinnamomi)
Ding Xiang You (丁香油, дин сян ю, Oleum Caryophylli)
Fan Shi Lin (凡士林, фань ши линь, Vaselinum)

Действие

Проводит местное охлаждение и детоксикацию, освежает с целью снятия вялости.

Показания

Головная боль, заложенный нос, укусы комаров и других насекомых, укачивание (морская болезнь).

Применение

Головная боль, заложенный нос, укусы комаров и других насекомых, укачивание (морская болезнь).

Примеры

Эта мазь применяется в точке Тайян (太阳, tai yang, тай ян) на виске или непосредственно на участке пораженной кожи. При тепловом ударе может применяться перорально в небольшом количестве вместе с чаем или водой *(In-struction Note of Qing Liang You, 1999, (1): 1)*.

3.8.18. Shuang Jiao Xiang Shui, Smooth Feet Lotion
爽脚香水, шуан цзяо сян шуй

Источник
«Перечень разрешенных к применению косметических средств», Министерство здравоохранения КНР.

Ингредиенты
She Chuang Zi (蛇床子, шэ чуан цзы, Fructus Cnidii Monnieri)
Ai Ye (艾叶, ай е, Folium Artemisiae Argyi)
Ku Shen (苦参, ку шэнь, Radix Sophorae Flavescentis)

Действие
Очищает от Жара и осушает Влагу для лечения бери-бери.

Показания
Бери-бери, неприятный запах ног, зуд пальцев ног.

Применение
Этот лосьон имеет замечательный эффект при лечении бери-бери.

Примеры
Сообщается о более чем 10 тысячах пациентах, больных бери-бери, лечившихся с помощью этой формулы наружно и достигших хорошего результата. В большинстве случаев одного применения было достаточно, в тяжелых случаях второе проводилось через пять дней *(Application Instruction Note of Shuang Jiao Xiang Shui, 1998, (1): 1)*.

Глава 3.9. Формулы, регулирующие Пять Органов Чувств

3.9.1. Bi Yan Pian, Free Nose Form
鼻炎片, би янь пянь

Источник
«Фармакопея Китайской Народной Республики» (中华人民共和国药典, Zhong Hua Ren Min Gong He Guo Yao Dian, чжун хуа жэнь минь гун хэ го яо дянь).

Ингредиенты
Cang Er Zi (苍耳子, цан эр цзы, Fructus Xanthii)
Xin Yi Hua (辛夷花, синь и хуа, Flos Magnoliae Liliflorae)
Bai Zhi (白芷, бай чжи, Radix Angelicae Dahuricae)
Fang Feng (防风, фан фэн, Radix Ledebouriellae Divaricatae)
Lian Qiao (连翘, лянь цяо, Fructus Forsythiae Suspensae)
Jing Jie (荆芥, цзин цзе, Herba seu Flos Schizonepetae Tenuifoliae)
Zhi Mu (知母, чжи му, Rhizoma Anemarrhenae Asphodeloidis)
Huang Bai (黄栢, хуан бай, Cortex Phellodendri)
Ye Ju Hua (野菊花, е цзюй хуа, Flos Chrysanthemi Indici)
Jie Geng (桔梗, цзе гэн, Radix Platycodi Grandiflori)
Wu Wei Zi (五味子, у вэй цзы, Fructus Schisandrae Chinensis)
Gan Cao (甘草, гань цао, Radix Glycyrrhizae Uralensis)

Действие
Устраняет Ветер и рассеивает Ци Легких, очищает от Жара и уменьшает отечность с целью улучшения проходимости каналов носа.

Показания
Насморк и заложенный нос.

Применение

Эти таблетки являются одним из рекомендуемых препаратов для лечения острого и хронического ринита и сопутствующего синусита.

Примеры

382 случая ринита (206 мужчин и 176 женщин, возраст 15–60 лет, длительность болезни от трех дней до девяти лет) лечились с помощью этой формулы, две таблетки на один прием трижды в день. Результат: после лечения в течение 7–60 дней из 145 случаев острого и хронического ринита, 135 сопутствующего синусита и 54 аллергического ринита значительное улучшение наблюдалось в 65, 50 и 31 случае соответственно, улучшение в 73, 61 и 18, неудача в семи, 15 и пяти случаях. Из 49 случаев ринита, связанного с простудой, значительное улучшение наблюдалось в 29 случаях, улучшение в 19, неудача в одном случае. Общий уровень эффективности 94,1% *(Edition of Clinical Material of Bi Yan Pian, 1996, (1): 1)*.

3.9.2. Huo Dan Wan, Sine Form

霍胆丸, хо дань вань

Источник

«Перечень разрешенных к применению лекарственных средств», Гуандун.

Ингредиенты

Huo Xiang (藿香, хо сян, Herba Agastaches seu Pogostemi)
Zhu Dan Fen (猪胆粉, чжу дань фэнь, Fel Porcinum)

Действие

Удаляет Ветер и очищает от Жара, освобождает каналы носа.

Показания

Насморк и заложенный нос в связи с разгоранием Ветра-Жара.

Применение

Эти пилюли являются эффективным традиционным препаратом для лечения ринита, сопутствующего синусита и риносинусита.

Примеры

Эта формула применялась в 233 случаях хронического ринита (141 мужчина и 94 женщины, возраст 11–67 лет, длительность болезни от трех месяцев до пяти лет). После двух-трех курсов по десять дней выздоровление наблюдалось в 77,6% случаев, значительное улучшение в 16,4%, неудача в 6% случаев. Общий уровень эффективности 94% *(Dictionary of Modern Research on Chinese Herbal Formulae, 1996, (1): 625).*

3.9.3. Zhang Yan Ming Pian, Catara Form

障眼明片, чжан янь мин пянь

Источник

«Реестр китайских лекарственных фитопрепаратов», КНР.

Ингредиенты

Huang Qi (黄芪, хуан ци, Radix Astragali Membranacei)
Chuan Xiong (川芎, чуань сюн, Rhizoma Ligustici Chuanxiong)
Dang Shen (党参, дан шэнь, Radix Codonopsis Pilosulae)
Gou Qi Zi (枸杞子, гоу ци цзы, Fructus Lycii)
Ju Hua (菊花, цзюй хуа, Flos Chrysanthemi Morifolii)
Shan Zhu Yu (山茱萸, шань чжу юй, Fructus Corni Officinalis)
Rou Cong Rong (肉苁蓉, жоу цун жун, Herba Cistanches Deserticolae)
Sheng Ma (升麻, шэн ма, Rhizoma Cimicifugae)
Shi Chang Pu (石菖蒲, ши чан пу, Rhizoma Acori Tatarinowii)
Man Jing Zi (蔓荆子, мань цзин цзы, Fructus Viticis)
Mi Meng Hua (密蒙花, ми мэн хуа, Flos Buddleiae Officinalis Immaturus)
Rui Ren (蕤仁, жуй жэнь, Nux Prinsepiae)

Действие

Питает Печень и Почку, устраняет затуманенность с целью улучшения остроты зрения.

Показания

Катаракта, расплывчатое зрение, помутнение стекловидного тела, астенопия (быстрая зрительная утомляемость), связанная с Дефицитом Печени и Почки.

Применение

Старческая катаракта в ранней и средней стадии. Эти таблетки помогают уменьшить сопутствующие симптомы, такие как апатия, головокружение, болезненность в нижней части спины и плохая память.

Примеры

380 случаев (750 пострадавших глаз) старческой катаракты лечились приемом этой формулы в течение от трех месяцев до 1,5 лет. Результат: значитель-

ное улучшение остроты зрения на 132 глазах (17,6%), улучшение на 550 (73,33%), неудача на 68 (9,07%) глазах. Общий уровень эффективности 90,93% *(Dictionary of Modern Research on Chinese Herbal Formulae, 1996, (1): 1677).*

3.9.4. Kou Yan Ning Chong Ji, Peace Mouth Form
口炎宁冲剂, коу янь нин чун цзи

Источник
«Перечень разрешенных к применению лекарственных средств», Сычуань.

Ингредиенты
Shi Gao (石膏, ши гао, Gypsum Fibrosum)
Zhi Mu (知母, чжи му, Rhizoma Anemarrhenae Asphodeloidis)
Shu Di Huang (熟地黄, шу ди хуан, Radix Rehmanniae Glutinosae Praeparata)
Chuan Mu Tong (川木通, чуань му тун, Caulis Clematidis Armandii)
Dan Zhu Ye (淡竹叶, дань чжу е, Herba Lophatheri Gracilis)
Xuan Shen (玄参, сюань шэнь, Radix Scrophulariae Ningpoensis)
Lu Gen (芦根, лу гэнь, Rhizoma Phragmitis Communis)
Er Cha (儿茶, эр ча, Acacia seu Uncaria)

Действие
Очищает от Жара в Сердце и Желудке, способствует детоксикации и питает Инь.

Показания
Изъязвление ротовой полости, герпес ротовой полости.

Применение
Стоматит, опухание десен, афты (мелкие изъязвления слизистой оболочки), красный плоский лишай ротовой полости.

Примеры
100 случаев рецидивирующих афт (возраст 14–50 лет, длительность болезни один–десять лет) лечились с помощью этой формулы. После одного месяца лечения выздоровление наблюдалось в 82 случаях (изъязвления полости рта исчезли и рецидивы отсутствовали в течение года), улучшение в 16 случаях (после двух-трех курсов симптомы уменьшились, в течение года наблюдалось два-три рецидива), неудача в двух случаях. Общий уровень эффективности 98% *(Jiangsu Journal of TCM, 1993, (5): 33).*

3.9.5. Xi Gua Shuang Pen Wu Ji, Watermelon Frost Spray

西瓜霜喷雾剂, си гуа шуан пэнь у цзи

Источник

«Перечень разрешенных к применению лекарственных средств», Гуйлинь.

Ингредиенты

Xi Gua Shuang (西瓜霜, си гуа шуан, Citrullus Vulgaris Deglatinatum)
Huang Lian (黄连, хуан лянь, Rhizoma Coptidis)
Huang Qin (黄芩, хуан цинь, Radix Scutellariae Baicalensis)
Huang Bai (黄栢, хуан бай, Cortex Phellodendri)
Zhe Bei Mu (浙贝母, чжэ бэй му, Bulbus Fritillariae Thunbergii)
Shan Dou Gen (山豆根, шань доу гэнь, Radix Sophorae Tonkinensis)
Bai Mei Hua (白梅花, бай мэй хуа, Flos Pruni Mume)

Действие

Очищает от Жара и способствует детоксикации, действует как противовоспалительное средство, уменьшает боль.

Показания

Боли в горле, стоматит.

Применение

Этот аэрозоль эффективен не только при лечении дискомфорта в горле и стоматита, но и при воспалении среднего уха, укусах комаров, геморрое, сухости в горле, потере голоса, неприятном запахе изо рта из-за приема алкоголя, острой пищи или курения, усталости.

Примеры

100 случаев хронического ларингита (80 мужчин и 20 женщин, возраст 20–54 лет) лечились с помощью этой формулы, применяя ее по несколько раз в день. Результат: выздоровление в 26 случаях, значительное улучшение в 69. Общий уровень эффективности 95% *(Shanxi Collective Edition of Clinical Material, 1986, (1): 2)*.

43 случая молочницы рта у детей (19 мальчиков и 24 девочки, возраст от двух месяцев до трех лет, длительность болезни три–пять дней) лечились с помощью этой формулы. Результат: выздоровление во всех случаях *(Hubei Journal of TCM, 1989, (6): 34)*.

3.9.6. Xi Gua Shuang Run Hou Pian, Watermelon Frost Lozenges

西瓜霜润喉片, си гуа шуан жунь хоу пянь

Источник

«Перечень разрешенных к применению лекарственных средств», Гуйлинь.

Ингредиенты

Xi Gua Shuang (西瓜霜, си гуа шуан, Citrullus Vulgaris Deglatinatum)
Bai Mei Hua (白梅花, бай мэй хуа, Flos Pruni Mume)
Bo He Nao (薄荷脑, бо хэ нао, Mentholum)

Действие

Очищает от Жара и способствует детоксикации, уменьшает отеки и боль.

Показания

Боли в горле, потеря голоса, опухшие и болезненные десны, стоматит.

Применение

Эти таблетки следует рассасывать; они очень эффективны при лечении хронического фарингита и ларингита.

Примеры

Эта формула использовалась для лечения хронического фарингита и ларингита с общим уровнем эффективности 94,1%. Обычно боли в горле и стоматит уменьшались в течение трех дней. Она также эффективна при сухости в горле, неприятном запахе изо рта и потере голоса.

3.9.7. Zhen Zhu Ming Mu Di Yan Ye, Pearl Eye Drop

珍珠明目滴眼液, чжэнь чжу мин му ди янь е

Источник

Институт ихтиологии северных морей, Китай.

Ингредиенты

Zhen Zhu Fen (珍珠粉, чжэнь чжу фэнь, Concha Margaritiferae)
Bing Pian (冰片, бин пянь, Borneolum Syntheticum)

Действие

Очищает от Жара и улучшает зрение.

Показания

Напряжение, боли, сухость, зуд глаз.

Применение

Астенопия (быстрая утомляемость глаз), хроническое воспаление наружных частей глаза. Длительное применение этих капель помогает усилению метаболизма глаз. Они также используются для коррекции псевдомиопии.

Примеры

64 случая псевдомиопии (возраст 8–15 лет) лечились с помощью этой формулы. Результат: значительное улучшение зрения у 20 глаз, улучшение у 72. Общий уровень эффективности 71,9% (*Ophthalmology Chinese Journal of Integrated Traditional And Western Medicine, 1993, 11 (4): 218*).

101 случай (198 глаз) старческой катаракты (длительность болезни два–три года) лечились с помощью этой формулы. Результат: значительное улучшение у девяти глаз, улучшение у 133, неудача у 56 глаз. Общий уровень эффективности 71,72% (*Ophthalmology Chinese Journal of Integrated Traditional And Western Medicine, 1992, 10 (2): 90*).

3.9.8. Ming Mu Shang Qing Wan, Clear Eye Form

明目上清丸, мин му шан цин вань

Источник

«Перечень разрешенных к применению лекарственных средств», Тяньцзин.

Ингредиенты

Ju Hua (菊花, цзюй хуа, Flos Chrysanthemi Morifolii)
Jie Geng (桔梗, цзе гэн, Radix Platycodi Grandiflori)
Lian Qiao (连翘, лянь цяо, Fructus Forsythiae Suspensae)
Chen Pi (陈皮, чэнь пи, Pericarpium Citri Reticulatae)
Huang Lian (黄连, хуан лянь, Rhizoma Coptidis)
Zhi Zi (栀子, чжи цзы, Fructus Gardeniae Jasminoidis)
Huang Qin (黄芩, хуан цинь, Radix Scutellariae Baicalensis)
Shi Gao (石膏, ши гао, Gypsum Fibrosum)
Ci Ji Li (刺蒺藜, цы цзи ли, Fructus Tribuli Terrestris)
Bo He (薄荷, бо хэ, Herba Menthae Haplocalycis)

Jing Jie (荆芥, цзин цзе, Herba seu Flos Schizonepetae Tenuifoliae)
Che Qian Zi (车前子, чэ цянь цзы, Semen Plantaginis)
Chi Shao (赤芍, чи шао, Radix Paeoniae Rubra)
Dang Gui (当归, дан гуй, Radix Angelicae Sinensis)
Xuan Shen (玄参, сюань шэнь, Radix Scrophulariae Ningpoensis)
Mai Dong (麦冬, май дун, Radix Ophiopogonis Japonici)
Zhi Ke (枳壳, чжи кэ, Fructus Citri Aurantii)
Gan Cao (甘草, гань цао, Radix Glycyrrhizae Uralensis)

Действие
Очищает от Жара и проводит детоксикацию, успокаивает Печень и улучшает состояние глаз.

Показания
Заболевания глаз, инфекция верхних дыхательных путей по причине разгорания Огня Печени.

Применение
Кровоизлияния в конъюнктиву или сетчатку, конъюнктивит, глазной герпес, увеит (воспаление сосудистой оболочки глаза), инфекции верхних дыхательных путей.

Примеры
62 случая глазного герпеса (28 мужчин и 34 женщины, десять в возрасте от 19 до 34 лет, 34 от 40 до 59, 18 от 60 до 80 лет) лечились с помощью этой формулы. После лечения в течение одной-трех недель в 57 случаях констатировано фактическое выздоровление, в пяти случаях пациенты не испытали облегчения от боли в глазу. Общий уровень эффективности 93,5% *(Journal of New TCM, 1990, 8 (8): 18)*.

Глава 3.10. Формулы, применяемые в ортопедии

3.10.1. Shao Lin Zheng Gu Jing, Shaolin Bone Lotion
少林正骨精, шао линь чжэн гу цзин

Источник

«Перечень лекарственных стандартов Министерства здравоохранения КНР».

Ингредиенты

Dang Gui (当归, дан гуй, Radix Angelicae Sinensis)
Ci Wu Jia (刺五加, цы у цзя, Cortex Acanthopanacis Gracilistylus Radicis)
Xue Jie (血竭, сюэ цзе, Sanguis Draconis)
Du Huo (独活, ду хо, Radix Angelicae Pubescentis)
Ai Ye (艾叶, ай е, Folium Artemisiae Argyi)
Tu Bie Chong (土鳖虫, ту бе чун, Eupolyphaga seu Opisthoplatia)
Yan Hu Suo (延胡索, янь ху со, Rhizoma Corydalis Yanhusuo)
Hua Jiao (花椒, хуа цзяо, Pericarpium Zanthoxyli Bungeani)
Xun Gu Feng (寻骨风, сюнь гу фэн, Herba Aristolochiae Mollissimae)
Ru Xiang (乳香, жу сян, Gummi Olibanum)
Shen Jin Cao (伸筋草, шэнь цзинь цао, Herba Lycopodii)
Su Mu (苏木, су му, Lignum Sappan)
Cao Xue Jie (草血竭, цао сюэ цзе, Rhizoma Polygoni Paleacei)
Bo He (薄荷, бо хэ, Herba Menthae Haplocalycis)
Jie Gu Xian Tao Cao (接骨仙桃草, цзе гу сянь тао цао, Podophyllum Emodi Wall.)

Действие

Способствует циркуляции крови и удаляет застой крови, уменьшает отеки и удаляет Холод.

Показания
Ушибы, болезненные отеки, связанные с застоем крови, боли в конечностях или скованность, связанные с Ветром и Холодом.

Применение
Ушибы мягких тканей, травмы, ревматический артрит.

Примеры
48 случаев ушиба мягких тканей лечились с помощью этой формулы наружно, три–четыре раза в день, один курс – три дня. После одного курса выздоровление наблюдалось в 43 случаях, улучшение в пяти *(Selective Edition of Shao Lin Zhen Gu, 1998)*.

Эта формула применялась наружно в 54 случаях ревматического артрита (24 мужчины и 30 женщин, возраст 28-74 года, длительность болезни от трех недель до 11 лет). После 20 дней выздоровление наблюдалось в 18 случаях, значительное улучшение в 21, улучшение в девяти, неудача в шести случаях. Общий уровень эффективности 89% *(Selective Edition of Shao Lin Zhen Gu, 1998)*.

3.10.2. Feng Shi Han Tong Pian, Joint Form
风湿寒痛片, фэн ши хань тун пянь

Источник
«Перечень лекарственных стандартов Министерства здравоохранения КНР».

Ингредиенты
Huang Qin (黄芩, хуан цинь, Radix Scutellariae Baicalensis)
Gui Zhi (桂枝, гуй чжи, Ramulus Cinnamomi Cassiae)
Wei Ling Xian (威灵仙, вэй лин сянь, Radix Clematidis)
Zhi Fu Zi (制附子, чжи фу цзы, Radix Lateralis Aconiti Carmichaeli Praeparata)
Yi Yi Ren (薏苡仁, и и жэнь, Semen Coicis Lachryma-Jobi)
Dang Gui (当归, дан гуй, Radix Angelicae Sinensis)
Gou Qi Zi (枸杞子, гоу ци цзы, Fructus Lycii)
Chi Shao (赤芍, чи шао, Radix Paeoniae Rubra)
Huang Qi (黄芪, хуан ци, Radix Astragali Membranacei)
Lu Jiao Jiao (鹿角胶, лу цзяо цзяо, Gelatinum Cornu Cervi)
Qing Feng Teng (青风藤, цин фэн тэн, Caulis Sinomenii)

Действие
Удаляет Ветер, Влагу и Холод, расслабляет коллатерали, уменьшая боль.

Показания

Би-синдром Холода (болевой Би-синдром), характеризующийся чувствительностью и болью в пояснице, онемением конечностей.

Применение

Ревматический артрит. Препарат должен применяться с осторожностью у пациентов с высоким давлением.

Примеры

Эта формула применялась при лечении 181 случая ревматического артрита и 129 случаев ревматоидного артрита (возраст 6–71 год, из них 66,6% в возрасте 20–40 лет, длительность болезни от одного месяца до пяти лет). Результат: выздоровление в течение короткого времени в 86 (27,7%) случаях, значительное улучшение в 109 (35,2%), улучшение в 92 (29,7%), неудача в 23 (7,4%) случаях. Общий уровень эффективности 92,6% *(Chinese Journal of Integrated Traditional And Western Medicine, 1995, 5 (5): 284).*

3.10.3. Kang Gu Zeng Sheng Pian, Throsis Form
抗骨增生片, кан гу цзэн шэн пянь

Источник

«Фармакопея Китайской Народной Республики» (中华人民共和国药典, Zhong Hua Ren Min Gong He Guo Yao Dian, чжун хуа жэнь минь гун хэ го яо дянь).

Ингредиенты

Shu Di Huang (熟地黄, шу ди хуан, Radix Rehmanniae Glutinosae Praeparata)
Ji Xue Teng (鸡血藤, цзи сюэ тэн, Radix et Caulis Jixueteng)
Gu Sui Bu (骨碎补, гу суй бу, Rhizoma Drynariae)
Yin Yang Huo (淫羊藿, инь ян хо, Herba Epimedii)
Lai Fu Zi (莱菔子, лай фу цзы, Semen Raphani)

Действие

Укрепляет Почку и поясницу, активирует Кровь с целью снижения боли.

Показания

Гипертрофическая остеоартропатия, гипертрофический спондилит, болезни шейного отдела позвоночника, гиперпластический артрит, пяточная шпора.

Применение

В основном используется при гипертрофической остеоартропатии и гипертрофическом спондилите.

Примеры

187 случаев гиперостеогенеза (патологического разрастания костей) (123 мужчины и 64 женщины) лечились с помощью этой формулы. Результат: значительное улучшение в 62 (33,16%) случаях, то есть боли исчезли, как и ограничение движения в суставах, улучшение в 114 (60,96%), неудача в 11 (5,88%) случаях *(Inner Mongolia Journal of TCM, 1983, (3): 3; Chinese Materia Medica, 1993, (2): 58)*.

3.10.4. Tian Qi Pian, Notoginseng Tablets
田七片, тянь ци пянь

Источник

«Перечень разрешенных к применению лекарственных средств», Юньнань.

Ингредиенты

Tian Qi (田七, тянь ци, Radix Notoginseng)

Действие

Останавливает кровотечение и удаляет застой крови, уменьшает отеки и боль.

Показания

Все виды кровотечения и ушибы.

Применение

Ишемическая болезнь сердца, кровохарканье, связанное с туберкулезом, бронхоэктазами или абсцессом легких, кровотечение из верхней части пищеварительного тракта, ушибы, неспецифический язвенный колит.

Примеры

68 случаев ИБС лечились с помощью этой формулы. После одного–двух курсов по десять дней значительное улучшение наблюдалось в десяти случаях, улучшение в 49, неудача в девяти случаях. Общий уровень эффективности 86,76% *(Dictionary of Modern Research on Chinese Herbal Formulae, 1996, (1): 43–44)*.

80 случаев кровотечения из верхней части пищеварительного тракта (61 мужчина и 19 женщин, средний возраст 43 года, длительность болезни от двух месяцев до 21 года) лечились с помощью этой формулы. Результат: выздоровление в 48 случаях (60%), улучшение в 29 (36,25%), неудача в трех (3,75%) случаях. Общий уровень эффективности 96,25% *(Jiangsu Journal of TCM, 1991, (8): 10)*.

3.10.5. Yao Tong Ning Jiao Nang, Lumbar Form
腰痛宁胶囊, яо тун нин цзяо нан

Источник
Гонконгское управление здравоохранения.

Ингредиенты
Du Zhong (杜仲, ду чжун, Cortex Eucommiae Ulmoides)
Dang Gui (当归, дан гуй, Radix Angelicae Sinensis)
Hong Hua (红花, хун хуа, Flos Carthami Tinctorii)
Gan Cao (甘草, гань цао, Radix Glycyrrhizae Uralensis)
Zhi Cao Wu (制草乌, чжи цао у, Radix Aconiti Kusnezoffii Praeparata)
Gu Sui Bu (骨碎补, гу суй бу, Rhizoma Drynariae)
Ba Ji Tian (巴戟天, ба цзи тянь, Radix Morindae Officinalis)
Qin Jiao (秦艽, цинь цзяо, Radix Gentianae Macrophyllae)
Sang Ji Sheng (桑寄生, сан цзи шэн, Ramulus Sangjisheng)

Действие
Укрепляет поясницу и Почку, удаляет Ветер и Влагу.

Показания
Боль в пояснице и ногах, связанная с Дефицитом Печени и Почки.

Применение
Ишиас, растяжение мышц поясничного отдела, артрит, гипертрофический и гиперпластический спондилит, шейный спондилит, спондилез поясничного отдела, торакальный спондилез.

Примеры
90 случаев растяжения мышц поясничного отдела лечились с помощью этой формулы. Результат: после одного–двух курсов излечение в 11 случаях, значительное улучшение в 14, улучшение в 58, неудача в семи случаях. Общий уровень эффективности 92% *(Zhejiang Journal of TCM, 1983, (3): 35)*.

130 случаев гиперостеогении лечились с помощью этой формулы. Результат: значительное улучшение в 65 случаях, улучшение в 48, неудача в 17 случаях. Общий уровень эффективности 87% *(Dictionary of Modern Research on Chinese Herbal Formulae, 1996, (1): 1653)*.

3.10.6. Ye Mu Gua Pian, Wild Papaya Form
野木瓜片, е му гуа пянь

Источник
«Перечень разрешенных к применению лекарственных средств», Цзянси.

Ингредиенты
Mu Gua (木瓜, му гуа, Fructus Chaenomelis)

Действие
Удаляет Ветер и уменьшает боль, расслабляет сухожилия и активирует коллатерали.

Показания
Невралгия тройничного нерва (просопалгия), люмбаго, ишиас, головные боли невротического характера, ревматоидный артрит.

Применение
Невралгия тройничного нерва, люмбаго, ишиас, головные боли невротического характера, ревматоидный артрит.

Примеры
160 случаев просопалгии лечились приемом этой формулы трижды в день по шесть таблеток. После двух курсов значительное улучшение наблюдалось в 64 случаях, улучшение в 73. Общий уровень эффективности 85,63%. Отмечалось, что обезболивающий эффект также распространялся на периферические нервы *(Practical Handbook of Chinese Patent Herbal Medicine, 1996, (2): 580)*.

3.10.7. An Luo Pian, Marasin Tablets
安络片, ань ло пянь

Источник
«Перечень разрешенных к применению лекарственных средств», Шанхай.

Ингредиенты

An Luo Xiao Pi San (安络小皮伞, ань ло сяо пи сань, Marasmius Androsaceus Fr.)

Действие

Активирует Кровь и каналы, удаляет Ветер и облегчает боль.

Показания

Сосудистая невротическая головная боль, ишиас.

Применение

Сосудистая невротическая головная боль, ишиас. Также используется при мигрени, ревматических болях, растяжении мышц поясницы, невралгии тройничного нерва.

Примеры

110 случаев сосудистой невротической головной боли (48 мужчин и 62 женщины, возраст 15–50 лет, длительность болезни от десяти дней до десяти лет) лечились с помощью этой формулы. Результат: выздоровление зафиксировано в 64 случаях, значительное улучшение в 39, неудача в пяти случаях. Общий уровень эффективности 93,6% *(Hubei Journal of TCM, 1995, (2): 25)*.

92 случая ревматического артрита (36 мужчин и 56 женщин, возраст 14–73 года, длительность болезни от двух месяцев до 25 лет) лечились с помощью этой формулы. Результат: боль исчезла в 73% случаев *(Chinese Materia Medica, 1989, 10 (1): 35)*.

3.10.8. Si Teng Pian, Four Caulis Form

四藤片, сы тэн пянь

Источник

«Перечень разрешенных к применению лекарственных средств», Гуанчжоу.

Ингредиенты

Shi Nan Teng (石楠藤, ши нань тэн, Ramulus Piperis Wallichii)
Kuan Jin Teng (宽筋藤, куань цзинь тэн, Caulis Tinosporae Sinensis)
Hai Feng Teng (海风藤, хай фэн тэн, Caulis Piperis Futokadsurae)
Ren Dong Teng (忍冬疼, жэнь дун тэн, Caulis Lonicerae Japonicae)

Действие

Рассеивает Ветер и Влагу, уменьшает воспаление и облегчает боль.

Показания
Боли в суставах, местные отеки и ограничение движения.

Применение
Артрит.

Примеры
40 случаев артрита (26 мужчин и 14 женщин, из них 18 с длительностью болезни три-пять лет, 14 – пять-десять лет, восемь – более 10 лет) лечились с помощью этой формулы. Результат: после одного, двух и трех курсов выздоровление в 16, четырех и 15 случаях соответственно, улучшение в четырех, неудача в одном. Общий уровень эффективности 97,5% *(Jiangsu Journal of TCM, 1993, (14): 87)*.

3.10.9. Jing Fu Kang Chong Ji, Necover Form
颈复康冲剂, цзин фу кан чун цзи

Источник
Профессор Ми Вэйчжэн.

Ингредиенты
Dang Shen (党参, дан шэнь, Radix Codonopsis Pilosulae)
Huang Qi (黄芪, хуан ци, Radix Astragali Membranacei)
Hong Hua (红花, хун хуа, Flos Carthami Tinctorii)
Tao Ren (桃仁, тао жэнь, Semen Persicae)
Ru Xiang (乳香, жу сян, Gummi Olibanum)
Chuan Xiong (川芎, чуань сюн, Rhizoma Ligustici Chuanxiong)
Mo Yao (没药, мо яо, Myrrha)
Ge Gen (葛根, гэ гэнь, Radix Puerariae)
Dan Shen (丹参, дань шэнь, Radix Salviae Miltiorrhizae)
Sheng Di Huang (生地黄, шэн ди хуан, Radix Rehmanniae Glutinosae)
Di Long (地龙, ди лун, Lumbricus)
Shi Jue Ming (石决明, ши цзюэ мин, Concha Haliotidis)

Действие
Укрепляет Ци и Кровь, активирует циркуляцию крови и облегчает боль.

Показания
Головокружение, связанное с проблемами шеи, головная боль, тугоподвижность шеи, чувствительность и боль в плечах и спине, скованность в руках.

Применение

Болезни шейного отдела позвоночника.

Примеры

177 случаев болезни шейного отдела лечились с помощью этой формулы. Результат: общий уровень эффективности 92,7% *(Chinese Journal of Integrated Traditional And Western Medicine, 1987, (7): 3).*

50 случаев тугоподвижности шейных позвонков лечились с помощью этой формулы. Результат: общий уровень эффективности 94% *(Thesis Edition of The 2nd National Orthopedic Conference).*

162 случая болей в шее и 157 случаев болей в плечах лечились с помощью этой формулы. Результат: боль исчезла в 82 и 79 случаях соответственно, значительное уменьшение боли в 65 и 64 случаях. Общий уровень эффективности 90,7% и 91,1%.

3.10.10. Yi Wang Jiang, King Ants Jelly

蚁王浆, и ван цзян

Источник

«Перечень разрешенных к применению лекарственных средств», Шаньси.

Ингредиенты

Ma Yi (蚂蚁, ма и, Formica Nigra)
Ren Shen (人参, жэнь шэнь, Radix Ginseng)
Yin Yang Huo (淫羊藿, инь ян хо, Herba Epimedii)
Rou Cong Rong (肉苁蓉, жоу цун жун, Herba Cistanches Deserticolae)
Huang Qi (黄芪, хуан ци, Radix Astragali Membranacei)
Gou Qi Zi (枸杞子, гоу ци цзы, Fructus Lycii)
Ci Wu Jia (刺五加, цы у цзя, Cortex Acanthopanacis Gracilistylus Radicis)

Действие

Питает Почку и усиливает Ян, удаляет Ветер и снимает обструкцию.

Показания

Ревматический артрит, ревматоидный артрит, хроническая боль в пояснице и ногах, неврастения, хронические болезни печени, импотенция, гипофункция иммунной системы.

Применение

Эта жидкость для перорального применения часто употребляется для лечения вышеперечисленных болезней и имеет относительно хороший эффект.

Примеры

В отчетах о клинических исследованиях Медицинского института Шаньси сообщается, что общий эффект применения этой формулы составлял 94,44%, 88,11% и 74,19% при лечении ревматического артрита, ревматоидного артрита и импотенции соответственно. В то же время в контрольной группе, где применялась Wang Bi Chong Ji (尪痹冲剂, ван би чун цзи), общий уровень эффективности составил 78,88%, 63,88% и 68,33% соответственно *(Evaluation Report of Yi Wang Jiang Kou Fu Ye, 1997, (1): 1)*.

3.10.11. Zheng Gu Shui, Up-Right Bone Lotion

正骨水, чжэн гу шуй

Источник

«Перечень разрешенных к применению лекарственных средств», Гуанси.

Ингредиенты

Tian Qi (田七, тянь ци, Radix Notoginseng)
E Zhu (莪术, э чжу, Rhizoma Curcumae Ezhu)
Bai Zhi (白芷, бай чжи, Radix Angelicae Dahuricae)
Niu Bang Zi (牛旁子, ню бан цзы, Fructus Arctii Lappae)
Xi Xin (细辛, си синь, Herba cum Radice Asari)
Bo He Nao (薄荷脑, бо хэ нао, Mentholum)
Sui Gu Zi (碎骨子, суй гу цзы, Rhizoma Lophatheri Gracilis)
Zhang Nao (樟脑, чжан нао, Camphora)
Qian Jin Ba (千斤拔, цянь цзинь ба, Radix Moghania)

Действие

Восстанавливает циркуляцию крови и удаляет застой крови, уменьшает отеки и боль.

Показания

Переломы и ушибы.

Применение

Отеки и боль, связанные с ушибами, растяжениями и переломами.

Примеры

859 случаев ушибов лечились с помощью этой формулы наружно в течение примерно 10,5 дней. Результат: выздоровление в 555 случаях, значительное улучшение в 174, улучшение в 99, неудача в 31 случае. Общий уровень эффек-

тивности 96% *(Dictionary of Modern Research on Chinese Herbal Formulae, 1996, (1): 308).*

3.10.12. Jing Wan Hong, Golden Cream
京万红, цзин вань хун

Источник
«Перечень разрешенных к применению лекарственных средств», Тяньцзин.

Ингредиенты
Di Yu (地榆, ди юй, Radix Sanguisorbae Officinalis)
Zhi Zi (栀子, чжи цзы, Fructus Gardeniae Jasminoidis)
Zi Cao Gen (紫草根, цзы цао гэнь, Radix Arnebiae seu Lithospermi)
Mo Yao (没药, мо яо, Myrrha)
Ru Xiang (乳香, жу сян, Gummi Olibanum)

Действие
Уменьшает отеки и боль, удаляет некротические ткани и способствует грануляции.

Показания
Раны от ошпаривания и ожогов, целлюлит. Боль уменьшается сразу после нанесения на пораженную кожу.

Примеры
156 случаев ран от ошпаривания и ожогов, из них 35 первой степени, 109 второй и 12 случаев третьей (возраст от 10 месяцев до 65 лет), лечились с помощью этой формулы наружно. Результат: общий уровень эффективности 100%, 93,77% и 25% соответственно *(Gansu TCM, 1992, 5 (1): 31).*

Эта формула употреблялась наружно для лечения 39 случаев химических ожогов, из них 22 первой степени, десять второй и семь случаев третьей; было поражено 0,2–25% поверхности тела. Результат: выздоровление в 36 случаях, улучшение в трех в среднем за 17,7 дней *(Chinese Journal of Integrated Traditional And Western Medicine, 1986, 6 (5): 305).*

3.10.13. An Mo Ru, Massage Lotion
按摩乳, ань мо жу

Источник
«Реестр китайских лекарственных фитопрепаратов», КНР.

Ингредиенты

Ru Xiang (乳香, жу сян, Gummi Olibanum)
Mo Yao (没药, мо яо, Myrrha)
Zhang Nao (樟脑, чжан нао, Camphora)
Ding Xiang You (丁香油, дин сян ю, Oleum Caryophylli)

Действие

Активизирует циркуляцию крови и устраняет застой, расслабляет коллатерали с целью уменьшения боли.

Показания

Растяжение мышц, чувствительность и боль в мышцах, растяжения, ушибы (контузии), боль и отеки без определенной причины.

Применение

Этот лосьон применяется наружно во время массажа, помогая избавиться от боли, связанной с ушибами мягких тканей, или отеками, или ревматическим артритом. Если сочетать его с различными манипуляциями, он также помогает рассасыванию узлов в мягких тканях.

Примеры

450 случаев различных ушибов (шеи и плеч, спины, локтя, запястья и пальцев, ягодиц, лодыжки, колена) лечились с помощью этой формулы. После одной-двух процедур излечение наступило в 371 случае, значительное улучшение в 36, улучшение в 37, неудача в шести случаях. Общий уровень эффективности 98% *(Clinical Material of An Mo Ru, 1989, (1): 1–14)*.

3.10.14. Gu Tong Tie, Quick Relief Plaster

骨通贴, гу тун те

Источник

«Перечень новых лекарств, разрешенных к применению Министерством здравоохранения КНР».

Ингредиенты

Ding Gong Teng (丁公藤, дин гун тэн, Erycibe Obtusifolia)
Han Fang Ji (汉防己, хань фан цзи, Radix Stephaniae Tetrandrae)
Tian Qi (田七, тянь ци, Radix Notoginseng)
Dang Gui (当归, дан гуй, Radix Angelicae Sinensis)

Jiang Huang (姜黄, цзян хуан, Rhizoma Curcumae)
Zhang Nao (樟脑, чжан нао, Camphora)
Bo He Nao (薄荷脑, бо хэ нао, Mentholum)
Ru Xiang (乳香, жу сян, Gummi Olibanum)
La Jiao (辣椒, ла цзяо, Fructus Capsici)
Song Xiang (松香, сун сян, Resina Pini)
Fan Shi Lin (凡士林, фань ши линь, Vaselinum)
Xiang Jiao (橡胶, сян цзяо, Cummis)

Действие
Удаляет Ветер и рассеивает Холод, активирует Кровь и уменьшает боль.

Показания
Местная боль, отеки, тяжесть или скованность, ограничение движения в конечностях, связанные с обструкцией Холодом и Влагой.

Применение
Гиперостеогения, ушибы мягких тканей.

Примеры
459 случаев гиперостеогении и ушибов мягких тканей лечились этой формулой по одному пластырю в день, курс длился семь дней. Результат: значительное улучшение в 27,7% случаев, улучшение в 64,7%, неудача в 7,6% случаев *(Selective Edition of Tian He Ji Tong Tie, 1999, (1): 1)*.

355 случаев различных видов боли (186 мужчин и 170 женщин, средний возраст 51,5 год, длительность болезни от пяти дней до 12 лет) лечились с помощью этой формулы наружно. Результат: значительное улучшение в 111 (31,27%) случаях, улучшение в 216 (60,85%), неудача в 28 (7,88%) случаях. Общий уровень эффективности 92,12% *(Selective Edition of Tian He Ji Tong Tie, 1999, (1): 1)*.

3.10.15. Shang Shi Gao, Mentha Plaster
伤湿膏, шан ши гао

Источник
«Практическое руководство по патентованной китайской фитомедицине».

Ингредиенты
Ding Xiang You (丁香油, дин сян ю, Oleum Caryophylli)
Bing Pian (冰片, бин пянь, Borneolum Syntheticum)

Bo He Nao (薄荷脑, бо хэ нао, Mentholum)
Zhang Nao (樟脑, чжан нао, Camphora)
Yun Xiang (芸香, юнь сян, Herba Cymbopogonis)

Действие
Изгоняет Ветер и Влагу, активирует циркуляцию Крови и уменьшает боль.

Показания
Ревматический артрит и ушибы мягких тканей.

Применение
Этот пластырь для наружного применения часто употребляется при различных суставных болях, а также при ушибах.

Примеры
100 случаев ушибов мягких тканей и болей в спине лечились с помощью этой формулы наружно. Результат: излечение в 30 случаях, то есть локальные отеки и боль исчезли, значительное улучшение в 43, улучшение в 14, неудача в 13 случаях. Общий уровень эффективности 87% (*Jiangsu Selective Edition of Clinical Material, 1991, (1): 2*).

3.10.16. Dai Wen Jiu Gao, Warm Moxa Plaster
代温灸膏, дай вэнь цзю гао

Источник
«Фармакопея Китайской Народной Республики» (中华人民共和国药典, Zhong Hua Ren Min Gong He Guo Yao Dian, чжун хуа жэнь минь гун хэ го яо дянь).

Ингредиенты
Rou Gui (肉桂, жоу гуй, Cortex Cinnamomi Cassiae)
Chuan Xiong (川芎, чуань сюн, Rhizoma Ligustici Chuanxiong)
Tao Ren (桃仁, тао жэнь, Semen Persicae)
Hong Hua (红花, хун хуа, Flos Carthami Tinctorii)
Zhi Fu Zi (制附子, чжи фу цзы, Radix Lateralis Aconiti Carmichaeli Praeparata)
Gan Jiang (干姜, гань цзян, Rhizoma Zingiberis)
La Jiao (辣椒, ла цзяо, Fructus Capsici)

Действие
Согревает и активизирует каналы, рассеивает Холод и облегчает боль.

Показания

Простуда, связанная с Ветром-Холодом, гастроэнтерит по типу Дефицита-Холода, боль в суставах и предпочтение тепла, гиперостеогения и растяжение мышц поясницы.

Применение

Этот пластырь применяется наружно в точках акупунктуры или в локальных (болезненных) точках. Он имеет хороший эффект при боли, связанной с Холодом или Дефицитом.

Примеры

84 случая ушибов мягких тканей лечились местно с помощью этой формулы. Результат: выздоровление в 58 случаях, то есть местная боль и отеки исчезли; значительное улучшение в 23 случаях, боль и отеки в основном исчезли; неудача в одном случае. Общий уровень эффективности 98,8% *(Selective Edition of Clinical Material, 1991, (2): 30)*.

3.10.17. Huo Xue Zhi Tong Gao, Relief Plaster

活血止痛膏, хо сюэ чжи тун гао

Источник

«Перечень разрешенных к применению лекарственных средств», Шанхай.

Ингредиенты

Gan Jiang (干姜, гань цзян, Rhizoma Zingiberis)
La Jiao (辣椒, ла цзяо, Fructus Capsici)
Du Huo (独活, ду хо, Radix Angelicae Pubescentis)
Gan Song (干松, гань сун, Radix et Rhizoma Nardostachyos)
Chuan Wu (川乌, чуань у, Radix Lateralis Aconiti Carmichaeli)
Bing Pian (冰片, бин пянь, Borneolum Syntheticum)
Ding Xiang You (丁香油, дин сян ю, Oleum Caryophylli)
Zhang Nao (樟脑, чжан нао, Camphora)

Действие

Удаляет Ветер и Холод, активирует Кровь и уменьшает боль.

Показания

Ушибы и растяжения мягких тканей.

Применение

Этот пластырь для наружного использования весьма эффективен при ушибах, растяжениях и чувствительности и боли в спине.

Примеры

132 случая ушибов мягких тканей на конечностях и спине лечились с помощью этой формулы. Длительность болезни варьировалась от одного дня до двух месяцев. Результат: выздоровление в 98 случаях, улучшение в 30, неудача в четырех. Общий уровень эффективности 96,96% *(Chinese Journal of Integrated Traditional And Western Medicine, 1989, 5 (7): 420)*.

Глава 3.11. Формулы, применяемые при застое токсического Жара

3.11.1. Zhen Qi Fu Zheng Chong Ji, Endurance Form
贞芪扶正冲剂, чжэнь ци фу чжэн чун цзи

Источник
«Перечень разрешенных к применению лекарственных средств», Цзилинь.

Ингредиенты
Huang Qi (黄芪, хуан ци, Radix Astragali Membranacei)
Nü Zhen Zi (女贞子, нюй чжэнь цзы, Fructus Ligustri Lucidi)

Действие
Укрепляет Почку и Витальную Ци, препятствует старению.

Показания
Дефицит или состояние слабости.

Применение
Часто применяется как вспомогательная терапия в хирургии, радио- и химиотерапии. Также эффективна для предотвращения простуды и замедления старческих изменений.

Примеры
79 случаев рака в поздней стадии (34 рака легкого, 20 рака желудка, 15 рака шейки матки, десять рака простаты) лечились с помощью этой формулы во время химиотерапии. Результат: значительное улучшение у 80% пациентов (*Practical Handbook of Chinese Herbal Patent Medicine, 1996, (2): 212–265*).

3.11.2. Ping Xiao Pian, Equalizer Form
平消片, пин сяо пянь

Источник
Исследовательский институт фармацевтической фабрики «Чжэн да», Сиань.

Ингредиенты
Yu Jin (郁金, юй цзинь, Tuber Curcumae)
Wu Ling Zhi (五灵脂, у лин чжи, Excrementum Trogopteri seu Pteromi)
Zhi Ke (枳壳, чжи кэ, Fructus Citri Aurantii)
Xian He Cao (仙鹤草, сянь хэ цао, Herba Agrimoniae Pilosae)
Ma Qian Zi (马钱子, ма цянь цзы, Semen Strychni)

Действие
Очищает от Жара и рассасывает узлы, активизирует циркуляцию крови для уменьшения боли.

Показания
Опухоли.

Применение
Различные виды опухолей. Данная формула помогает ослабить симптомы, добиться угнетения роста рака, уменьшить опухоль, улучшить иммунитет с целью увеличения продолжительности жизни.

Примеры
Этой формула использовалась для лечения 180 злокачественных опухолей, из них 60 были раком легких, 35 раком печени, 37 раком пищевода, 36 раком желудка, 12 остеокарциномой. Результат: значительное улучшение в восьми (13,3%), четырех (11,3%), пяти (13,5%), шести (37,9%) и двух (16,7%) случаях соответственно, улучшение в 34 (56,7%), 16 (45,7%), 18 (48,6%), 16 (44,4%) и семи (58,3%), неудача в 18 (30%), 15 (43%), 14 (37,9%), 14 (39%) и трех (25,01%) случаях соответственно. Общий уровень эффективности 64,5% *(Shanxi Journal of TCM, 1994, 5 (6): 10)*.

3.11.3. Zeng Sheng Ping Pian, Even Form
增生平片, цзэн шэн пин пянь

Источник
«Перечень разрешенных к применению лекарственных средств», Министерство здравоохранения КНР.

Ингредиенты

Shan Dou Gen (山豆根, шань доу гэнь, Radix Sophorae Tonkinensis)
Quan Shen (拳参, цюань шэнь, Rhizoma Polygoni Bistortae)
Bai Jiang Cao (败酱草, бай цзян цао, Herba cum Radice Patriniae)
Bai Xian Pi (白鲜皮, бай сянь пи, Cortex Dictamni Dasycarpi Radicis)
Xia Ku Cao (夏枯草, ся ку цао, Spica Prunellae Vulgaris)
Huang Yao Zi (黄药子, хуан яо цзы, Tuber Dioscoreae Bulbiferae)

Действие

Очищает от Жара и способствует детоксикации, устраняет застой крови и застойные массы.

Показания

Рак пищевода и лейкоплакия (утолщение и ороговение слизистой оболочки) рта.

Применение

Эти таблетки обладают хорошим эффектом при раке пищевода и лейкоплакии рта, также используются для лечения назофарингеальной карциномы, рака прямой кишки, рака мочевого пузыря.

Примеры

С 1974 года Институт исследования рака Китайской академии наук дважды проводил исследование по применению этой формулы в Линьсяне провинции Хэнань, где наблюдалась большая заболеваемость раком пищевода. Результат показал значительное снижение уровня заболеваемости раком пищевода и опухолей кардиального отдела. 750 пациентов с раком пищевода в тяжелом состоянии лечились с помощью этой формулы в течение трех–пяти лет, и случаи рака пищевода в сравнении с контрольной группой (770 случаев) понизились до 50% *(Research on Zeng Sheng Ping Pian, 1997, (1): 1–3)*.

Эта формула использовалась для лечения 66 случаев лейкоплакии рта. Результат: уровень эффективности 75%, разница статистически значима (P<0,01) *(Research on Zeng Sheng Ping Pian, 1997, (1): 1–3)*.

3.11.4. Yun Zhi Tang Tai Jiao Nang, Reishi Resistance Form

云芝糖肽胶囊, юнь чжи тан тай цзяо нан

Источник

Биологический исследовательский институт Шанхайского педагогического института.

Ингредиенты
Yun Zhi (云芝, юнь чжи, Polystictus Versicolor)

Действие
Питает Эссенцию и Ци, укрепляет Селезенку и питает Сердце.

Показания
Различные виды опухолей.

Применение
Часто употребляется для лечения рака пищевода, желудка, печени и толстого кишечника, назофарингеальной карциномы, лейкемии.

Примеры
485 случаев различных видов опухолей (пищевода, желудка, легких) (351 мужчина и 134 женщины, средний возраст 59 лет) лечились с помощью этой формулы как вспомогательного средства для пациентов, проходивших радио- и химиотерапию. Результат: после двух курсов по одному месяцу значительное улучшение у 39,6% пациентов, улучшение у 42,4%, неудача у 18% пациентов. Общий уровень эффективности 82% *(Selective Edition of Pharmacology And Clinical Research, 1998, (1): 1–3).*

3.11.5. Jie Du Kang Jiao Nang, Slave Free Form
解毒抗胶囊, цзе ду кан цзяо нан

Источник
Военный фармацевтический центр, Ляонин.

Ингредиенты
Huang Qi (黄芪, хуан ци, Radix Astragali Membranacei)
Dang Shen (党参, дан шэнь, Radix Codonopsis Pilosulae)
Gou Qi Zi (枸杞子, гоу ци цзы, Fructus Lycii)
Dan Shen (丹参, дань шэнь, Radix Salviae Miltiorrhizae)
Da Zao (大枣, да цзао, Fructus Ziziphi Jujubae)
Zao Xiu (蚤休, цзао сю, Rhizoma Paridis)

Действие
Очищает от Жара и проводит детоксикацию, укрепляет Витальную Ци и успокаивает Сознание.

Показания

Морфинизм (зависимость от морфия).

Применение

Состояние лекарственной зависимости от наркотиков морфиновой группы.

Примеры

146 случаев морфинизма лечились с помощью этой формулы приемом четыре раза в день по шесть–восемь таблеток, один курс длился 15 дней. Результат: общий уровень эффективности 93%, заметный болеутоляющий эффект *(Report of Liaoning Provincial Military Pharmaceutical Center, 1998, (1): 1).*

3.11.6. Shuang Huang Lian Pian, Immuno Form

双黄连片, шуан хуан лянь пянь

Источник

«Перечень разрешенных к применению лекарственных средств», Хэйлунцзян.

Ингредиенты

Huang Lian (黄连, хуан лянь, Rhizoma Coptidis)
Huang Qin (黄芩, хуан цинь, Radix Scutellariae Baicalensis)
Jin Yin Hua (金银花, цзинь инь хуа, Flos Lonicerae Japonicae)
Lian Qiao (连翘, лянь цяо, Fructus Forsythiae Suspensae)

Действие

Проводит детоксикацию и очищает от Жара.

Показания

Инфекции верхних дыхательных путей, СПИД.

Применение

Эти таблетки обладают не только хорошим эффектом при инфекции верхних дыхательных путей, но также помогают уменьшить некоторые симптомы СПИДа, повышая иммунитет организма.

Примеры

62 случая острой инфекции верхних дыхательных путей (25 мужчин и 37 женщин, возраст 15–70 лет) лечились с помощью этой формулы в течение трех дней. Результат: выздоровление в 29 случаях, значительное улучшение в 20, улучшение в 12 случаях. Общий уровень эффективности 98% *(Dictionary of Modern Research on Chinese Herbal Formulae, 1996, (1): 288).*

3.11.7. Jie Yan Kang, Fast Smoke Stop

戒烟康, цзе янь кан

Источник
«Перечень разрешенных к использованию продуктов питания», Служба санитарно-эпидемического надзора Пекина.

Ингредиенты
Hong Hua (红花, хун хуа, Flos Carthami Tinctorii)
Huang Lian (黄连, хуан лянь, Rhizoma Coptidis)
Ju Hua (菊花, цзюй хуа, Flos Chrysanthemi Morifolii)
Jin Yin Hua (金银花, цзинь инь хуа, Flos Lonicerae Japonicae)
Pu Gong Ying (蒲公英, пу гун ин, Herba Taraxaci Mongolici cum Radice)
Bo He (薄荷, бо хэ, Herba Menthae Haplocalycis)
Bing Pian (冰片, бин пянь, Borneolum Syntheticum)
Gan Cao (甘草, гань цао, Radix Glycyrrhizae Uralensis)
Dang Gui (当归, дан гуй, Radix Angelicae Sinensis)
Tu Si Zi (菟丝子, ту сы цзы, Semen Cuscutae Chinensis)
Nü Zhen Zi (女贞子, нюй чжэнь цзы, Fructus Ligustri Lucidi)
Wu Wei Zi (五味子, у вэй цзы, Fructus Schisandrae Chinensis)
Dong Gua Zi (冬瓜子, дун гуа цзы, Semen Benincasae Hispidae)
Deng Xin Cao (灯心草, дэн синь цао, Medulla Junci Effusi)
Chai Hu (柴胡, чай ху, Radix Bupleuri)
Gan Lan (橄榄, гань лань, Oliva)
Jue Ming Zi (决明子, цзюэ мин цзы, Semen Cassiae)
Mai Dong (麦冬, май дун, Radix Ophiopogonis Japonici)
Rou Gui (肉桂, жоу гуй, Cortex Cinnamomi Cassiae)
Shan Zha (山楂, шань чжа, Fructus Crataegi)
Shan Zhu Yu (山茱萸, шань чжу юй, Fructus Corni Officinalis)
Mu Zei (木贼, му цзэй, Herba Equiseti Hiemalis)
Lai Fu Hua (莱菔花, лай фу хуа, Flos Raphani Sativi)
Dang Shen (党参, дан шэнь, Radix Codonopsis Pilosulae)
Luo Bo (萝卜, ло бо, Rhizoma Raphani Sativi)
Yue Ji Hua (月季花, юэ цзи хуа, Flos et Fructus Rosae Chinensis)
Mei Gui Hua (玫瑰花, мэй гуй хуа, Flos Rosae Rugosae)
Hua Jiao (花椒, хуа цзяо, Pericarpium Zanthoxyli Bungeani)
Bai Jiu (白酒, бай цзю, Spiritus Frumenti)
Suan Cheng (酸橙, суань чэн, Citrus Hystrix)

Действие
Освобождает отверстия и проводит детоксикацию, помогающую бросить курить.

Показания

Никотиновая зависимость.

Применение

Этот препарат прекрасно способствует прекращению курения.

Примеры

3 тысячи пациентов, добровольно отказавшихся от курения, принимали эту формулу. Результат: общий уровень эффективности 98% *(Selective Edition of Jie Yan Kang, 1988, (1): 1).*

3.11.8. An Kang Jiao Nang, Hopeful Star

安康胶囊, ань кан цзяо нан

Источник

«Перечень зарегистрированных товарных знаков», Гонконг.

Ингредиенты

Huang Qi (黄芪, хуан ци, Radix Astragali Membranacei)
Ren Shen (人参, жэнь шэнь, Radix Ginseng)
Shan Dou Gen (山豆根, шань доу гэнь, Radix Sophorae Tonkinensis)
Dan Shen (丹参, дань шэнь, Radix Salviae Miltiorrhizae)
Wu Ling Zhi (五灵脂, у лин чжи, Excrementum Trogopteri seu Pteromi)
Ji Xue Teng (鸡血藤, цзи сюэ тэн, Radix et Caulis Jixueteng)
Bu Gu Zhi (补骨脂, бу гу чжи, Fructus Psoraleae Corylifoliae)
Ban Zhi Lian (半枝莲, бань чжи лянь, Herba Scutellariae Barbatae)
Yin Yang Huo (淫羊藿, инь ян хо, Herba Epimedii)

Действие

Очищает от Жара и способствует детоксикации, размягчает затвердения и рассасывает застойные массы.

Показания

Опухоль пищевода, рак желудка, рак печени, опухоль легких, опухоль прямой кишки, назофарингеальная карцинома, рак молочной железы, рак шейки матки, злокачественная лимфома, лимфатическая лейкемия, внутричерепные опухоли.

Применение

Эти капсулы обладают выраженным эффектом при лечении рака желудка, прямой кишки, легких и молочных желез, также имеют хороший эффект при назофарингеальной карциноме, раке шейки матки, злокачественной лимфоме, лимфатической лейкемии.

Примеры

202 случая опухолей, из них 97 рак желудка, 97 прямой кишки, 48 легкого, 25 молочной железы, лечились с помощью этой формулы. Результат: улучшение в 138 случаях (68,31%), без изменения в 42 (20,79%), состояние опухоли ухудшилось в 22 (10,59%) случаях. Общий уровень эффективности 68,31%.

Другие 102 случая опухолей, из них 42 рак желудка, 18 прямой кишки, 28 легких, 14 молочной железы, находились в контрольной группе. Результат: улучшение в 31 (30,39%) случае, отсутствие изменений в 38 (37,26%), ухудшение состояния опухоли в 33 (32,35%) случаях. Разница в эффекте в двух группах статистически значима (P<0,01) *(Selective Edition of An Kang Jiao Nang, 1994, (1): 2).*

3.11.9. Xue Mei An Jiao Nang, Mian Form

血美安胶囊, сюэ мэй ань цзяо нан

Источник

«Перечень разрешенных к применению лекарственных средств», Министерство здравоохранения КНР.

Ингредиенты

Zhu Ti Jia (猪蹄甲, чжу ти цзя, Unguis Porcinus)
Sheng Di Huang (生地黄, шэн ди хуан, Radix Rehmanniae Glutinosae)
Chi Shao (赤芍, чи шао, Radix Paeoniae Rubra)

Действие

Очищает от Жара и питает Инь, охлаждает и активирует Кровь.

Показания

Первичная тромбоцитопеническая пурпура, лейкопения.

Применение

Эти капсулы часто используют при первичной тромбоцитопенической пурпуре, которая, согласно ТКМ, связана с Жаром Крови и Дефицитом Инь и характеризуется пурпуром (кровоизлияниями в кожу), кровоточивостью десен, обильными менструациями, раздражительностью, ночным потом.

Примеры

265 случаев первичной тромбоцитопении лечились с помощью этой формулы. После одного месяца значительное улучшение наблюдалось в 188 случаях, улучшение в 77, неудача в 44 случаях. Общий уровень эффективности 85,76%.

191 случай лейкопении лечился с помощью этой формулы, общий уровень эффективности 83,25% *(Instruction Note of Xue Mei An Jiao Nang, 1996, (1): 3).*

Глава 3.12. Тонизирующие формулы

3.12.1. Bei Jing Feng Wang Jiang, Beijing Royal Jelly
北京蜂王浆, бэй цзин фэн ван цзян

Источник
«Перечень разрешенных к применению лекарственных средств», Пекин.

Ингредиенты
Feng Wang Jiang [蜂王浆, фэн ван цзян, Lac Regis Apis]
Feng Mi [蜂蜜, фэн ми, Mel]
Wu Wei Zi [五味子, у вэй цзы, Fructus Schisandrae Chinensis]
Dang Shen [党参, дан шэнь, Radix Codonopsis Pilosulae]
Gou Qi Zi [枸杞子, гоу ци цзы, Fructus Lycii]

Действие
Укрепляет Почку и Витальную Ци.

Показания
Синдром Дефицита или слабость.

Применение
Эта жидкость для перорального применения используется как вспомогательное средство при различных хронических связанных с туберкулезом болезнях и общей гипофункции организма.

Примеры
100 случаев неврастении (48 мужчин и 52 женщины, возраст 30–47 лет, длительность болезни от трех месяцев до одного года) принимали эту формулу как вспомогательное средство. После одного месяца значительное улучшение наблюдалось в 19 случаях, улучшение в 72, неудача в девяти случаях. Общий уровень эффективности 91% *(China Journal of Medicine, 1988, (10): 989)*.
Эта формула использовалась для лечения 38 случаев синдрома менопаузы в течение одного–двух месяцев. Результат: выздоровление в 14 случаях, значи-

тельное улучшение в 15, улучшение в шести, неудача в двух. Общий уровень эффективности 96,5% *(Shanghai Journal of TCM, 1990, (5): 31)*.

3.12.2. Ren Shen Jing, Panax Ginseng Extractum
人参精, жэнь шэнь цзин

Источник
«Перечень разрешенных к применению лекарственных средств», Тяньцзин.

Ингредиенты
Ren Shen (人参, жэнь шэнь, Radix Ginseng)

Действие
Укрепляет Витальную Ци, вырабатывает Жидкости Тела и выводит из коллапса.

Показания
Дефицитное или слабое состояние.

Применение
Хронические или Дефицитные состояния, общая гипофункция организма; также употребляется при сердечно-сосудистых болезнях, диабете, неврастении, импотенции.

Примеры
Эта формула принималась в 30 случаях повышенной свертываемости крови у пожилых людей (14 мужчин и 16 женщин, возраст 57–81 год). Результат: индекс повышенной свертываемости (вязкость крови и объем осажденных эритроцитов) снизился, общий уровень эффективности 73,3% *(Shanghai Journal of TCM, 1988, (11): 20)*.

50 случаев хронического гастрита (38 мужчин и 12 женщин, возраст 28–47 лет) лечились этой формулой в течение двух–трех месяцев. Результат: значительное улучшение в 65%, улучшение в 20% случаев *(Zhejiang Selective Edition of Medical Papers, 1988, 11 (1): 2)*.

3.12.3. Ren Shen Wang Jiang, Ginseng Royal Jelly
人参王浆, жэнь шэнь ван цзян

Источник
«Перечень разрешенных к применению лекарственных средств», Хэйлунцзян.

Ингредиенты
Ren Shen (人参, жэнь шэнь, Radix Ginseng)
Feng Wang Jiang (蜂王浆, фэн ван цзян, Lac Regis Apis)

Действие
Укрепляет Ци, Почку и Селезенку.

Показания
Синдром Дефицита Ци и Крови, характеризующийся плохим аппетитом, бессонницей и неврастенией.

Применение
Как тонизирующее средство, этот гель часто употребляется при Дефицитных состояниях и хронических болезнях, таких как гепатит, ревматоидные состояния, послеродовая слабость. Он также используется как вспомогательное средство при лейкемии и раковых заболеваниях, потому что может уменьшать эффект подавления размножения здоровых клеток, связанный с радиотерапией или употреблением цитотоксических лекарств.

Примеры
Эта формула применялась в 22 случаях лейкопении, 18 тромбоцитопении, 15 апластической анемии. Результат: общее состояние во всех случаях улучшилось *(China Bee Product News, 1998, (4): 2)*.

3.12.4. Shen Rong Wang Jiang, Ginseng And Antler Royal Jelly
参茸王浆, шэнь жун ван цзян

Источник
«Перечень разрешенных к применению лекарственных средств», Цзилинь.

Ингредиенты
Ren Shen (人参, жэнь шэнь, Radix Ginseng)
Lu Rong (鹿茸, лу жун, Cornu Cervi Parvum)
Feng Wang Jiang (蜂王浆, фэн ван цзян, Lac Regis Apis)

Действие
Тонизирует Ци и питает Кровь, укрепляет Почку и пополняет Эссенцию.

Показания
Разнообразные состояния гипофункции.

Применение
Неврастения, усталость, сексуальная гипофункция, хронический гепатит, несварение желудка, анемия, недоедание. Также помогает нормализовать секреторную функцию желез.

Примеры
Эта формула принималась в следующих случаях: 21 тромбоцитопении, пять лейкопении, 14 гематопатии (изменения со стороны крови и кроветворных органов), вызванной хроническим отравлением. Результат: значительное улучшение в 11, ни одном и десяти случаях соответственно, улучшение в трех из пяти случаев лейкопении *(Grand Dictionary of Chinese Materia Medica, 1998, (2): 2234)*.

3.12.5. Gao Li Ren Shen Jing, Korean Ginseng Extract
高丽人参精, гао ли жэнь шэнь цзин

Источник
«Большая энциклопедия китайской фармацевтики».

Ингредиенты
Gao Li Ren Shen (高丽人参, гао ли жэнь шэнь, Radix Panax Ginseng)

Действие
Укрепляет Витальную Ци, пополняет Жидкости Тела и выводит из коллапса.

Показания
Стойкая общая слабость, любые Дефицитные синдромы.

Применение
Такие Дефицитные состояния, как перенапряжение (переутомление), характеризующиеся усталостью, апатичностью, плохим аппетитом или рвотой, жидким стулом или диареей, одышкой, спонтанным потоотделением, забывчивостью, головокружением, импотенцией, маточными кровотечениями, метростаксисом (небольшим, но продолжительным кровотечением слизистой оболочки матки).

Примеры

Эта формула использовалась при лечении 35 случаев Дефицитных состояний (28 мужчин и семь женщин, возраст 25–46 лет, с неврастенией, усталостью, головокружением, плохим аппетитом). После лечения в течение 15–30 дней у пациентов наблюдалось значительное улучшение общего состояния. Общий уровень эффективности 80%. Лабораторные исследования показали улучшение количества иммуноглобулинов, белков системы комплемента и Т-лимфоцитов (*Chinese Traditional Patent Medicine, 1985, (1): 22*).

3.12.6. Lu Wei Ba Jing, Deer-Tail Extract

鹿尾靶精, лу вэй ба цзин

Источник

«Перечень разрешенных к применению лекарственных средств», Цзилинь.

Ингредиенты

Lu Wei (鹿尾, лу вэй, Cauda Cervina)
Feng Wang Jiang (蜂王浆, фэн ван цзян, Lac Regis Apis)

Действие

Восполняет Эссенцию и укрепляет Почку, усиливает сексуальную функцию.

Показания

Синдром Дефицита Почки, характеризующийся болями в спине, частым мочеиспусканием, сексуальной гипофункцией, неврастенией, плохим аппетитом.

Применение

Болезни туберкулезного генеза, ревматический артрит, ревматоидные состояния, хронический гепатит, язва желудка, анемия. Как тонизирующее средство, этот раствор также используется при старческой или послеродовой слабости.

Примеры

Эта формула использовалась в следующих случаях: 21 тромбоцитопении, пять лейкопении, шесть апластической анемии. Результат: из 21 случая значительное улучшение (симптомы и лабораторные исследования) в 11. Из пяти случаев улучшение лабораторных анализов в трех и клиническое улучшение в двух. Из шести случаев улучшение наблюдалось клинически и лабораторно (*Grand Dictionary of Chinese Materia Medica, 1985, (2): 2235*).

3.12.7. Ren Shen Shou Wu Jing, Ginseng Polygoni Extract

人参首乌精, жэнь шэнь шоу у цзин

Источник

«Перечень разрешенных к применению лекарственных средств», Харбин.

Ингредиенты

Ren Shen (人参, жэнь шэнь, Radix Ginseng)
He Shou Wu (何首乌, хэ шоу у, Radix Polygoni Multiflori)

Действие

Питает Кровь и успокаивает Сознание, укрепляет Ци и борется с признаками старения.

Показания

Неврастения, связанная с Дефицитом Ци, Крови и Жидкостей Тела, характеризующаяся забывчивостью, бессонницей, усталостью, плохим аппетитом.

Применение

Состояние общей слабости и болезни туберкулезного генеза. Длительное применение этой жидкости также помогает укреплению костей, улучшает цвет лица и волосы.

Примеры

30 случаев синдрома повышенной вязкости (14 мужчин и 16 женщин, возраст 57–81 год) принимали эту формулу в течение двух месяцев. Результат: индексы вязкости во всех случаях снизились, в особенности вязкость крови и гематокрит. Общий уровень эффективности 73,3% [*Shanghai Journal of TCM, 1988, (11): 20*].

3.12.8. Ren Shen Mi, Ginseng Honey

人参蜜, жэнь шэнь ми

Источник

«Перечень разрешенных к применению лекарственных средств», Цзилинь.

Ингредиенты

Ren Shen (人参, жэнь шэнь, Radix Ginseng)
Feng Mi (蜂蜜, фэн ми, Mel)

Действие
Укрепляет Ци и питает Легкие, тонизирует Мозг и укрепляет тело.

Показания
Головокружение, усталость, неврастения по причине общей слабости.

Применение
Синдром общей гипофункции, хронический гастрит, хронический гепатит, синдром диспепсии, связанной с пептической язвой и переутомлением.

Примеры
Как вспомогательное средство, эта формула принималась в 100 случаях хронического атрофического гастрита (78 мужчин и 22 женщины, возраст 25–65 лет). После лечения в течение одного–двух месяцев заметное улучшение в 52 случаях, улучшение в 40, неудача в восьми случаях. Общий уровень эффективности 92% *(Zhejiang Selective Edition of Clinical Notes, 1989, (1): 240)*.

3.12.9. Ren Shen Jiao Nang, Ginseng Caps
人参胶囊, жэнь шэнь цзяо нан

Источник
«Перечень разрешенных к применению лекарственных средств», Цзилинь.

Ингредиенты
Ren Shen (人参, жэнь шэнь, Radix Ginseng)

Действие
Тонизирует Ци и способствует продукции Жидкостей Тела, выводит из коллапса и снимает психический стресс.

Показания
Синдром Дефицита Ци, Крови и Жидкостей Тела, характеризующийся усталостью, плохим аппетитом, жидким стулом или диареей, одышкой, профузным спонтанным потоотделением, шоком, сердцебиением, импотенцией, жаждой, маточным кровотечением и метростаксисом (небольшим, но продолжительным кровотечением слизистой оболочки матки).

Применение
Общая слабость, общая гипофункция с вышеперечисленными симптомами.

Примеры

Эта формула принималась в 111 случаях, из них 35 общей слабости, 26 повышенного давления, гиперлипидемии и ИБС, 15 хронического бронхита с легочной эмфиземой, пять неврастении, три хронического гепатита, четыре хронического нефрита, четыре нефротического синдрома, 19 случаев рака. Результат: улучшение в ментальном состоянии и в отношении общей слабости. Общий уровень эффективности 70%. Лабораторные исследования также показали улучшение в результатах анализа крови, ЭКГ, иммуноглобулинов, уровне трансформации Т-лимфоцитов *(Chinese Traditional Patent Medicine, 1985, (1): 22)*.

3.12.10. Su Rong Hong Zao Cha, Jujube Tea
速溶红枣茶, су жун хун цзао ча

Источник
«Перечень разрешенных к применению лекарственных средств и продуктов питания», Гуандун.

Ингредиенты
Huang Qi (黄芪, хуан ци, Radix Astragali Membranacei)
Da Zao (大枣, да цзао, Fructus Ziziphi Jujubae)
Pu Tao Tang (葡萄糖, пу тао тан, Glucosum)

Действие
Усиливает Селезенку и Ци, гармонизирует Средний Цзяо и Желудок.

Показания
Синдром диспепсии.

Применение
Синдром диспепсии (несварения), связанный с хроническим гастритом, пептической язвой. Также помогает при лечении лейкопении.

Примеры
50 случаев лейкопении (29 мужчин и 21 женщина) лечились приемом этой формулы. Все пациенты испытывали небольшую усталость, головокружение, лихорадку с температурой 37,5–38,2 °C, плохой аппетит, лейкоциты < 3500/мл. Результат: значительное улучшение в 28 (56%) случаях, улучшение в 12 (24%),

неудача в десяти (20%) случаях. Общий уровень эффективности 80% *(Journal of TCM, 1985, 26 (3): 193)*.

3.12.11. Su Rong Jiang Cha, Ginger Tea
速溶姜茶, су жун цзян ча

Источник
«Перечень разрешенных к применению лекарственных средств и продуктов питания», Гуандун.

Ингредиенты
Sheng Jiang (生姜, шэн цзян, Rhizoma Zingiberis Officinalis Recens)
Feng Mi (蜂蜜, фэн ми, Mel)

Действие
Согревает Средний Цзяо и рассеивает Холод, укрепляет Селезенку и Ци.

Показания
Синдром Дефицита и Холода в Среднем Цзяо.

Применение
Хронический гастрит, пептическая язва и несварение, связанные с Дефицитом и Холодом в Среднем Цзяо.

Примеры
20 случаев язвы двенадцатиперстной кишки лечились приемом этой формулы. Результат: язва исчезла в 15 случаях в среднем за 32 дня, боли в желудке исчезли в 18 случаях в среднем за 22,2 дня, в двух случаях пациенты испытали облегчение боли *(Grand Dictionary of Chinese Materia Medica, 1985, (2): 5171)*.

3.12.12. Xi Hong Hua Yang Yan Cha, Saffron Tea
西红花养颜茶, си хун хуа ян янь ча

Источник
«Перечень разрешенных к применению лекарственных средств», Сычуань.

Ингредиенты
Xi Hong Hua (西红花, си хун хуа, Stigma Croci Sativi)
Cha (茶, ча, Thea)

Действие
Питает Кровь и содействует циркуляции крови с целью питания лица.

Показания
Хлоазма (гиперпигментация кожи лица в виде желтовато-коричневых пятен), веснушки и морщины.

Применение
Этот чай обладает относительно хорошим косметическим эффектом при лечении потемнений или бледности кожи лица, веснушек или неровностей и обвислости кожи.

Примеры
318 случаев у женщин, разделенных на три группы: 121 в возрасте 25–35 лет, 109 – 36–45 лет, 88 старше 46 лет. Эта формула принималась в течение трех месяцев. Улучшение состояния и уменьшение симптомов были напрямую связаны с конституцией пациенток. В группе от 23 до 35 лет эффект наблюдался с десятого по 20-й день вплоть до 39-го дня. В группе старше 46 лет эффект наблюдался с 25-го дня по 45-й день. В этой же группе кроме улучшения состояния кожи в некоторых случаях также в той или иной степени улучшилось состояние сердечнососудистой системы, а работа мозга, память и функции печени в той или иной степени тоже улучшились *(Instruction Book of Xi Hong Hua Yang Yan Cha, 1999, (1): 2)*.

Приложения

I. Китайские научные журналы

Китайские научные журналы, упоминаемые в примерах клинического применения, для которых в сети Интернет можно найти рефераты статей – например, на сайте oversea.cnki.net.

Beijing Journal of TCM	北京中医药
Chinese Journal of Integrated Traditional And Western Medicine	中国中西医结合杂志
Chinese Traditional Patent Medicine	中成药
Forum on TCM	国医论坛
Fujian Journal of TCM	福建中医药
Guangdong Medical Journal	广东医学
Guangming Journal of TCM	光明中医
Guangxi Journal of TCM	广西中医药
Hebei Journal of TCM	河北中医
Heilongjiang Journal of TCM	黑龙江中医药
Henan TCM	河南中医
Hubei Journal of TCM	湖北中医杂志
Hunan Journal of TCM	湖南中医杂志
Inner Mongolia Journal of TCM	内蒙古中医药
Jiangsu Journal of TCM	江苏中医药
Jiangxi Journal of TCM	江西中医药
Jilin Journal of TCM	吉林中医药
Journal of Anhui University of TCM	安徽中医药大学学报
Journal of Beijing University of TCM	北京中医药大学学报
Journal of Chengdu University of TCM	成都中医药大学学报
Journal of Gansu University of TCM	甘肃中医药大学学报
Journal of Guiyang University of TCM	贵阳中医学院学报
Journal of Hebei University of TCM	河北中医药学报
Journal of Hunan University of TCM	湖南中医药大学学报
Journal of Nanjing University of TCM	南京中医药大学学报
Journal of New TCM	新中医

Journal of Shaanxi University of TCM	陕西中医药大学学报
Journal of Shandong University of TCM	山东中医药大学学报
Journal of TCM	中医杂志
Journal of Yunnan University of TCM	云南中医学院学报
Journal of Zhejiang University of TCM	浙江中医药大学学报
Liaoning Journal of TCM	辽宁中医杂志
Modern TCM	现代中医药
Shandong Journal of TCM	山东中医杂志
Shangai Journal of TCM	上海中医药杂志
Shanxi Journal of TCM	山西中医
Sichuan Journal of TCM	四川中医
TCM Research	中医研究
Tianjin Journal of TCM	天津中医药
Yunnan Journal of TCM And Pharmacy	云南中医中药杂志
Zhejiang Journal of TCM	浙江中医杂志

II. Заболевания и показанные для них формулы

абсцесс легких	3.4.8
абсцесс печени	2.4.9
акне	3.8.12, 3.8.13
аллергическая пурпура	2.6.11
аллергический дерматит	2.11.1, 2.13.6
аллергический колит	2.12.3
аллергический энтерит	2.3.7
алопеция	3.8.8
амебная дизентерия	2.4.9
ангиит	3.2.13
анемия	2.3.6, 2.6.2, 2.6.7, 2.6.8, 2.6.9, 2.6.10, 2.6.11, 2.10.9, 3.7.4, 3.7.5, 3.12.4, 3.12.6
апатия	3.9.3
апластическая анемия	2.5.5, 2.6.13, 3.7.3
аппендицит	2.2.1
аритмия	3.2.5, 3.3.2, 3.3.4
артрит	2.13.7, 3.10.5, 3.10.8
астенопия	3.9.7
астма	3.1.8, 3.1.11
атаксия	3.2.10
атеросклероз	3.2.1, 3.2.4, 3.2.11, 3.2.13, 3.2.14, 3.2.17
атопический дерматит	3.8.14
атрофический периодонтит	2.4.6
афты	3.9.4
бактериальная дизентерия	3.4.8, 3.4.11
бациллярная дизентерия	2.4.9
бели	3.8.3

воспаление яичек	2.3.8
воспалительные узлы	3.7.9
гастрит	2.3.2, 2.3.3, 2.3.5, 2.4.4, 2.4.6, 2.4.7, 2.5.1, 2.5.2, 2.6.1, 2.6.19, 2.9.1, 2.9.4, 2.14.1, 2.14.3, 3.3.5, 3.4.4, 3.4.6, 3.4.7, 3.4.12, 3.7.9, 3.12.8, 3.12.11
гастродуоденальная язва	2.4.7, 2.5.1, 2.5.3, 2.5.5, 2.6.1, 2.9.1, 2.9.4, 2.10.10, 2.14.2, 3.4.4, 3.4.6
гастроинтестинальный невроз	2.6.4
гастроневроз	2.9.1, 2.9.4
гастроптоз	2.5.1, 2.6.3, 2.8.2
гастроэнтерит	2.6.2, 2.6.4, 2.8.1, 2.8.2, 2.13.1, 2.13.4
гастрэктазия	2.5.1
гематохезия	2.10.7
гемипарез	3.2.1, 3.2.10, 3.2.11
гемиплегия	3.2.8
геморрагический инсульт	3.2.10
геморрой	2.10.7, 3.4.10, 3.9.5
гепатит	2.3.1, 2.3.2, 2.3.3, 2.4.1, 2.4.5, 2.4.7, 2.6.19, 2.9.1, 2.14.1, 3.1.2, 3.3.5, 3.7.3, 3.12.3, 3.12.4, 3.12.6, 3.12.8
герпетиформное импетиго	3.8.2
гиперлипидемия	3.2.8, 3.2.14, 3.2.15, 3.2.16, 3.2.17, 3.2.19, 3.5.4, 3.8.9
гиперостеогения	3.10.14
гиперплазия молочной железы	3.7.6, 3.7.7
гиперплазия простаты	2.3.3, 3.6.4
гиперпластический спондилит	3.10.3, 3.10.5
гипертония	2.4.1, 2.6.16, 2.6.17, 2.6.18, 2.6.19, 3.2.1, 3.2.5, 3.2.17, 3.2.18, 3.2.19, 3.3.2, 3.4.8
гипертрофическая остеоартропатия	3.10.3
гипотиреоз	2.5.6, 2.6.20
гипофункция иммунной системы	3.10.10
гистеромиома	2.10.5
гистероптоз	2.6.3
глазной герпес	3.9.8
глоссит	2.4.8
гнойный парапроктит	2.13.6

ишемический инсульт	3.2.6
ишиас	2.5.4, 2.13.7, 2.13.8, 3.10.5, 3.10.6, 3.10.7
камни в желчном пузыре	3.4.1
камни в мочевом тракте	3.6.2
камни в почках	3.4.2
карбункулы	2.6.11, 3.1.10, 3.4.8
кардиальный шок	2.6.6
катаракта	2.6.17
кашель	3.1.7, 3.1.8, 3.1.9, 3.1.11
кератодермия	3.7.1, 3.8.13
киста яичника	2.10.5
климакс	3.7.1
кожные проблемы	3.8.3
коклюш	2.14.6, 3.8.9
колит	2.2.2, 2.4.4, 2.7.2, 3.3.5, 3.4.12
кольпоптоз	2.6.3
конъюнктивит	2.1.3, 2.4.5, 2.4.9, 3.9.8
крапивница	2.6.21, 2.11.1, 3.8.1, 3.8.2, 3.8.7
краснуха	2.1.4, 3.8.2
красный плоский лишай ротовой полости	3.9.4
кровоизлияния в конъюнктиву	3.9.8
кровоизлияния в сетчатку	3.9.8
кровотечение верхней части пищеварительного тракта	3.10.4
кровотечение из гастродуоденальной язвы	2.10.6, 2.6.13
кровотечение из-за бронхоэктазов	2.10.6
кровотечение из-за легочного туберкулеза	2.10.6
кровотечение после аборта	2.6.7
кровохарканье	3.10.4
курение	3.11.7
ларингит	2.12.1, 2.14.4, 3.1.1, 3.1.2, 3.1.3, 3.1.10, 3.4.12, 3.7.1, 3.9.6
легочная эмфизема	2.14.2, 2.14.4, 2.14.5
лейкемия	2.6.8, 2.6.9, 3.11.4, 3.12.3
лейкопения	3.2.15, 3.7.5, 3.12.10
лейкоплакия рта	3.11.3
лейкорея	2.7.5, 3.7.3
лекарственный дерматит	2.11.1
лимфангит	2.4.2

неспецифический язвенный колит	3.10.4
нефрит	2.5.6, 2.6.2, 2.6.16, 2.6.18, 2.6.20, 2.7.1, 2.13.4, 3.4.2, 3.6.6, 3.6.7, 3.7.3
обвислость кожи	3.12.12
обморожение	2.1.1, 2.5.4
обструктивный сальпингит	3.2.4
общая гипофункция	2.14.2, 3.2.12, 3.3.6, 3.6.4, 3.9.5, 3.12.2, 3.12.4, 3.12.7, 3.12.8, 3.12.9
одышка	3.1.8
опоясывающий лишай	2.4.3, 2.4.5, 2.11.1, 3.1.2
опухание десен	3.9.4
остеопороз	3.7.1
отеки	2.3.6, 3.4.8
панкреатит	2.3.2, 2.4.10, 2.12.3
паралитическое косоглазие	2.6.3
паралич	2.1.1, 2.10.2
пародонтит	2.1.3
паротит	2.1.4, 2.4.3, 3.4.12
пептическая язва	2.9.3, 3.12.11
переутомление	3.12.5
периодонтит	2.4.6, 2.4.8, 2.6.16, 3.1.10
перитонит	2.5.5
пиелонефрит	3.6.1, 3.6.2, 3.6.3, 3.6.7
пиемия	2.4.1
плеврит	2.3.1, 2.3.2, 2.9.1, 2.10.1, 2.14.3
плечелопаточный периартрит	2.13.8
плохая память	3.9.3
плохой аппетит	3.3.6
пневмония	2.4.1
повышение уровня гормонов щитовидной железы	2.4.5
повышенное давление	2.4.5, 3.2.11, 3.5.4
подагра	3.1.2
полипы матки	2.10.5
поллюции	2.7.3
пониженное давление	2.10.9
последствия полиомиелита	2.10.2
последствия радиотерапии	3.2.12, 3.2.15, 3.7.5, 3.11.1
последствия сотрясения мозга	2.10.1, 3.2.4, 3.2.6

растяжение мышц поясницы	3.10.5, 3.10.7
рвота во время беременности	2.5.2
ревматизм сердца	2.10.1
ревматические боли	3.10.7
ревматический артрит	2.5.4, 2.10.10, 3.7.9, 3.10.1, 3.10.2, 3.10.10, 3.12.6
ревматоидные состояния	3.12.3, 3.12.6
ревматоидный артрит	2.13.8, 3.10.6, 3.10.10
ринит	2.1.2, 2.7.1, 3.9.1, 3.9.2
риносинусит	2.1.2, 3.9.1, 3.9.2
рожистое воспаление	2.4.2
розовый лишай	3.8.4
сальпингит	2.10.5
сексуальная гипофункция	3.6.5, 3.6.6, 3.6.8, 3.12.4
сенильное слабоумие	3.2.6
сенильный атеросклероз	3.2.16
сенная лихорадка	2.7.1, 3.1.13
септицемия	2.4.1
сердечная недостаточность	2.6.6
сердечнососудистые болезни	3.12.2
силикоз	2.14.4
синдром диспепсии	3.12.8
синдром менопаузы	2.3.8, 2.6.14, 3.3.5, 3.6.6, 3.7.12
синдром Меньера	2.5.2, 2.6.23, 3.2.18
СПИД	3.11.6
спондилез поясничного отдела	3.10.5
старческая катаракта	2.6.5, 3.9.3
старческая слабость	3.12.6
стенокардия	2.9.2, 3.2.3, 3.2.4, 3.2.5, 3.2.6, 3.2.8
стоматит	2.4.8, 2.6.21, 3.3.5, 3.4.8, 3.8.12, 3.9.4, 3.9.5
суставные боли	3.10.15
сухая кожа	3.8.1
сухость в горле	3.9.5
тепловой удар	2.6.6, 2.13.1, 3.1.3
тиф	3.4.8
тонзиллит	2.4.6, 3.1.1, 3.1.2, 3.1.3, 3.1.10, 3.2.17, 3.4.12
торакальный спондилез	3.10.5
травма	3.10.1

чувство общего холода	2.1.1
шейный спондилит	3.10.5
шизофрения	2.6.21, 2.6.22, 2.14.1, 3.3.3
экзема	2.1.1, 2.11.1, 3.8.1, 3.8.3, 3.8.7, 3.8.14, 3.8.15
эмболия мозговых сосудов	3.2.7, 3.2.13, 3.2.16
эндометрит	2.10.4, 3.1.10, 3.7.10
энтерит	2.3.7, 2.4.9, 2.5.1, 2.5.6, 2.7.2, 3.1.10, 3.4.8, 3.4.11, 3.7.9, 3.8.3
энурез	2.7.4
язва двенадцатиперстной кишки	3.3.5, 3.4.7
язва желудка	2.3.5, 2.4.6, 2.6.12, 2.6.19, 2.14.1, 3.4.6, 3.4.7, 3.12.6
язвенные высыпания	3.4.8
язвенный колит	3.4.8
язвы кожи	3.1.10
язвы слизистой оболочки рта	2.4.4, 2.4.11

III. Формулы, упорядоченные по китайской транскрипции

An Kang Jiao Nang	安康胶囊	Hopeful Star	3.11.8
An Luo Pian	安络片	Marasin Tablets	3.10.7
An Mo Ru	按摩乳	Massage Lotion	3.10.13
An Shen Bu Xin Wan	安神补心片	Peace Form	3.3.3
Ba Zhen Tang	八珍汤	Angel Eight Form	2.6.8
Ba Zheng San	八正散	Octo Form	2.13.3
Bai Dian Feng Wan	白癜风丸	Vitili-Gone Form	3.8.10
Bai He Gu Jin Tang	百合固金汤	Lily Form	2.12.2
Bai Shi Wan	白蚀丸	White Away Form	3.8.11
Bai Tou Weng Tang	白头翁汤	Pulsatilla Form	2.4.9
Bai Zi Ren Wan	柏子仁丸	Biota Form	2.6.22
Ban Lan Gen Pian	板蓝根片	Isatidis Granules	3.1.2
Ban Tu Wan	斑秃丸	Alopa Form	3.8.8
Ban Xia Xie Xin Tang	半夏泻心汤	Full Form	2.3.5
Bao He Wan	保和丸	Mild Form	2.8.1
Bao Jian Mei Jian Fei Cha	保健美减肥茶	Beauty Slimming Tea	3.5.8
Bei Jing Feng Wang Jiang	北京蜂王浆	Beijing Royal Jelly	3.12.1
Bei Mu Gua Lou San	贝母瓜蒌散	Friti Form	2.14.4
Bi Xie Fen Qing Yin	萆薢分清饮	Tokoro Form	2.13.5
Bi Xie Sheng Shi Tang	萆薢胜湿汤	Discorea Form	2.13.6
Bi Yan Pian	鼻炎片	Free Nose Form	3.9.1
Bu Xue Chong Ji	补血冲剂	Nourish Form	3.7.5
Bu Xue Dang Gui Jing	补血当归精	Angelica Potion	3.7.4
Bu Yang Huan Wu Tang	补阳还五汤	Ceres Form	2.10.2
Bu Zhong Yi Qi Tang	补中益气汤	Middle Form	2.6.3
Cang Er Zi San	苍耳子散	All-Clear Form	2.1.2
Chai Ge Jie Ji Tang	柴葛解肌汤	Pura Form	2.1.3
Chai Hu Shu Gan Pian	柴胡疏肝丸	Auranti Form	2.3.8

Chuan Bei Pi Pa Gao	川贝枇杷膏	Gold Voice Syrup	3.1.5
Chuan Bei Pi Pa Lu	川贝枇杷露	Gold Voice Elixir	3.1.6
Chuan Xin Lian Pian	穿心莲片	Andrographi Tablets	3.1.10
Chuan Xiong Cha Tiao San	川芎茶调散	Wallichi Form	2.1.7
Da Chai Hu Tang	大柴胡汤	Major Bupleurum Form	2.4.10
Da Huang Mu Dan Pi Tang	大黄牡丹皮汤	Rhubarb Form	2.2.1
Dai Wen Jiu Gao	代温灸膏	Warm Moxa Plaster	3.10.16
Dang Gui Bu Xue Tang	当归补血汤	Angelsine Form	2.6.11
Dang Gui Liu Huang Tang	当归六黄汤	No-Sweat Form	2.4.12
Dang Gui Pian	当归片	Angelica Form	2.10.9
Dang Gui Shao Yao San	当归芍药散	Angel Peony Form	2.3.6
Dang Gui Si Ni Tang	当归四逆汤	Jujube Form	2.5.4
Dao Chi San	导赤散	Scarlet Form	2.4.11
Du Huo Ji Sheng Wan	独活寄生囊	Mori Form	2.13.7
Er Chen Tang	二陈汤	Duo-Damp Form	2.14.2
Feng Shi Han Tong Pian	风湿寒痛片	Joint Form	3.10.2
Fu Fang Dan Shen Pian	复方丹参片	Miltio Form	3.2.4
Fu Fang Qing Dai Jiao Nang	复方青黛胶囊	Indigo Form	3.8.4
Fu Ke Qian Jin Pian	妇科千金片	1001 Form	3.7.10
Fu Ke Tiao Jing Pian	妇科调经片	Period Form	3.7.2
Fu Shen Ning	复肾宁	Renal Form	3.6.1
Fu Yan Jing Jiao Nang	妇炎净胶囊	Fema Form	3.7.8
Fu Yang Chong Ji	肤痒冲剂	Serene Skin Form	3.8.1
Gan Mai Da Zao Tang	甘麦大枣汤	Care Free Form	2.6.14
Gan Mao Chong Ji	感冒冲剂	Ice Free Form	3.1.1
Gao Li Ren Shen Jing	高丽人参精	Korean Ginseng Extract	3.12.5
Geng Nian An Pian	更年安丸	Menorest Form	3.7.1
Gu Ben Ke Chuan Pian	固本咳喘片	Root Secure Form	3.1.8
Gu Tong Tie	骨通贴	Quick Relief Plaster	3.10.14
Guan Mai Ning Pian	冠脉宁片	Pulso Form	3.2.3
Guan Xin Jiao Nang	冠心胶囊	Corazon Form	3.2.2
Gui Pi Tang	归脾汤	Restore The Spleen	2.6.13
Gui Zhi Fu Ling Wan	桂枝茯苓丸	Uter Form	2.10.5
Gui Zhi Jia Long Gu Mu Li Tang	桂枝加龙骨牡蛎汤	Graco Form	2.7.4

Gui Zhi Tang	桂枝汤	Cinnamon Form	2.1.1
Guo Shi Quan Ying Yang Su	国氏全营养素	Guo's Slimming Extract	3.5.7
Han Li Ting	鼾立停	Snore Free Form	3.1.12
Hou Gu Jun Pian	猴菇菌片	Erinaca Form	3.4.7
Hua Fen Qing Jiao Nang	花粉清胶囊	Pollen Relief Form	3.1.13
Hua Shan Shen Di Wan	华山参滴丸	Psysochlaina Pellets	3.1.11
Hua Zhi Wan	化滞丸	Sit Form	3.4.10
Huai Jiao Wan	槐角囊	Japan Fruit Form	2.10.7
Huang Bai Jiao Nang	黄栢胶囊	Phellodendri Capsules	3.8.3
Huang Lian Jie Du Tang	黄连解毒汤	Four Yellow Form	2.4.1
Huang Lian Shang Wan	黄连上片	Coptis Form	3.4.12
Huang Lian Su Pian	黄连素片	Coptidis Tablets	3.4.8
Huang Qi Jian Zhong Tang	黄耆建中汤	Astragali Form	2.5.5
Huang Qi Sheng Mai Yin	黄耆生脉饮	Astragal Pulse Potion	3.2.12
Huo Dan Wan	霍胆丸	Sine Form	3.9.2
Huo Xiang Zheng Qi Wan	藿香正气囊	Astachi Form	2.13.1
Huo Xue Zhi Tong Gao	活血止痛膏	Relief Plaster	3.10.17
Jia Wei Xiao Yao San	加味逍遥散	Easeplus Form	2.3.4
Jian Fei Jiang Zhi Ling Jiao Nang	减肥降脂灵胶囊	Slimming Form	3.5.5
Jiang Tang Cha	降糖茶	Low Sugar Tea	3.5.6
Jiao Ai Tang	胶艾汤	Artemi Form	2.10.8
Jie Du Chong Ji	解毒冲剂	Chill Free Form	3.1.3
Jie Du Kang Jiao Nang	解毒抗胶囊	Slave Free Form	3.11.5
Jie Geng Pian	桔梗片	Platyco Form	2.14.6
Jie Yan Kang	戒烟康	Fast Smoke Stop	3.11.7
Jin Fu Kang Jiao Nang	金复康胶囊	Golden Woman Form	3.7.11
Jin Gang Teng Jiao Nang	金刚藤胶囊	Smilax Caps	3.7.9
Jin Gui Shen Qi Wan	金匮肾气丸	Sexoton Form	2.6.20
Jin Ling Zi San	金铃子散	Toosendan Form	2.9.3
Jin Suo Gu Jing Wan	金锁固精丸	Golden Lock Form	2.7.3
Jing Fu Kang Chong Ji	颈复康冲剂	Necover Form	3.10.9
Jing Fu Zhi Yang Chong Ji	荆肤止痒冲剂	Stop Yang Form	3.8.2
Jing Wan Hong	京万红	Golden Cream	3.10.12

Ju Hua Jiao Nang	菊花胶囊	Chrysanthemum Capsules	3.2.17
Juan Bi Tang	蠲痹汤	Syno Form	2.13.8
Kang Gu Zeng Sheng Pian	抗骨增生片	Throsis Form	3.10.3
Kou Yan Ning Chong Ji	口炎宁冲剂	Peace Mouth Form	3.9.4
Ku Shen Wan	苦参丸	Sophora Form	2.13.9
Li Dan Pian	理胆片	Belly Form	3.4.1
Li Nao Xin Jiao Nang	力脑心胶囊	Brain Flow Form	3.2.8
Li Zhong Wan	李中丸	Midrif Form	2.5.1
Ling Zhi Jiao Nang	灵脂胶囊	Ganoderma Capsules	3.2.15
Ling Zhi Yi Shou Jiao Nang	灵芝益寿胶囊	Eternal Form	3.2.16
Liu Wei Di Huang Wan	六味地黄丸	Six Form	2.6.15
Long Dan Xie Gan Tang	龙胆泻肝汤	Gentiana Form	2.4.5
Lu Wei Ba Jing	鹿尾靶精	Deer-Tail Extract	3.12.6
Mai Guan Fu Kang Pian	脉管復康片	Varico Go Form	3.2.13
Mai Wei Di Huang Wan	麦味地黄丸	Pogonis Form	2.6.18
Ming Mu Shang Qing Wan	明目上清丸	Clear Eye Form	3.9.8
Nan Zi Han Cha	男子汉茶	Super Hero Tea	3.6.8
Nao Ling Ye	脑灵液	Brain Form	3.3.7
Nao Xin Shu Kou Fu Ye	脑心舒口服液	Yawacum Form	3.1.9
Nao Xue Kang Kou Fu Ye	脑血康口服液	Hirudo Form	3.2.10
Ning Hong Jian Fei Cha	宁红减肥茶	Ning Hong Slimming Tea	3.5.3
Pi Fu Ping	皮肤平	Skin Care Cream	3.8.14
Pian Tong Chong Ji	偏痛冲剂	Migro Form	3.3.1
Ping Xiao Pian	平消片	Equalizer Form	3.11.2
Pu Er Cha	普洱茶	Pu-Erh Tea	3.2.20
Qi Ju Di Huang Wan	杞菊地黄丸	Lyci Form	2.6.17
Qian Lie Kang Pian	前列康片	Brassica Camp Tablet	3.6.4
Qiang Gan Pian	强肝片	Tonity Form	3.4.3
Qiang Shen Pian	强肾片	Renaforce Form	3.6.7
Qiang Shen Wang Jiao Nang	强肾王胶囊	Potent Form	3.6.6
Qing Fei Jie Du Tang	清肺救肺汤	Lung-Cool Form	2.4.3
Qing Fei Yi Huo Pian	清肺抑火丸	Polar Form	2.4.4
Qing Liang You	清凉油	Muscle And Joint Balm	3.8.17
Qing Re An Chuang Pian	清热暗疮片	Puri-Face Form	3.8.12
Qing Wei Huang Lian Wan	清胃黄连丸	Trisant Form	2.4.6

Ren Shen Jian Pi Wan	人参健脾丸	Codon Form	2.8.2
Ren Shen Jiao Nang	人参胶囊	Ginseng Capsules	3.12.9
Ren Shen Jing	人参精	Panax Ginseng Extractum	3.12.2
Ren Shen Mi	人参蜜	Ginseng Honey	3.12.8
Ren Shen Shou Wu Jing	人参首乌精	Ginseng Polygoni Extract	3.12.7
Ren Shen Wang Jiang	人参王浆	Ginseng Royal Jelly	3.12.3
Ren Shen Yang Ying Wan	人参养营丸	Vital Form	2.6.10
Rong Shuan Jiao Nang	溶栓胶囊	Pheretima Capsules	3.2.11
Ru Pi Xiao Pian	乳癖消片	Velvet Breast Form	3.7.6
Ru Zeng Ning Pian	乳增宁片	Breast Form	3.7.7
Run Chang Wan	润肠丸	Regularity Form	2.2.2
San Huang Pian	三黄片	Three Yellow Form	3.4.11
San Jin Pian	三金片	Triple Gold Form	3.6.3
San Zi Yang Qin Tang	三子养亲汤	Tri-Kernel Form	2.14.5
Shang Shi Gao	伤湿膏	Mentha Plaster	3.10.15
Shao Lin Zheng Gu Jing	少林正骨精	Shaolin Bone Lotion	3.10.1
She Dan Chuan Bei Ye	蛇胆川贝液	Mucaway Liquid	3.1.7
Shen Bao	肾宝	Super Potent Form	3.6.5
Shen Huang Shuang	参皇霜	Ginseng And Royal Jelly Cream	3.8.13
Shen Ling Bai Zhu San	参苓白术散	Dolichos Form	2.6.2
Shen Rong Wang Jiang	参茸王浆	Ginseng And Antler Royal Jelly	3.12.4
Shen Su Yin	参苏饮	Resist Form	2.1.6
Sheng Hua Tang	生化汤	Post-Natal Form	2.10.4
Sheng Mai San	生脉散	Rhythmic Form	2.6.6
Shi Du Qing Jiao Nang	湿毒清胶囊	Damp Clear Form	3.8.5
Shi Hui San	十灰散	Ten Ash Form	2.10.6
Shi Lin Tong Pian	石淋通片	Stones Form	3.6.2
Shi Quan Da Bu Tang	十全大补汤	Ten Complete	2.6.9
Shi Zhen Gao	湿疹膏	Exit Cream	3.8.15
Shou Wu Pian	首乌片	Polygon Tablets	3.8.9
Shou Wu Xi Fa Jing	首乌洗髮精	Polygon Shampoo	3.8.16
Shuang Huang Lian Pian	双黄连片	Immuno Form	3.11.6
Shuang Jiao Xiang Shui	爽脚香水	Smooth Feet Lotion	3.8.18

Si Jun Zi Tang	四君子汤	Four Nobles	2.6.1
Si Ni San	四逆散	Angel Form	2.3.2
Si Shen Wan	四神丸	Four Miracles Form	2.7.2
Si Teng Pian	四藤片	Four Caulis Form	3.10.8
Si Wu Tang	四物汤	Four Substances	2.6.7
Su Rong Hong Zao Cha	速溶红枣茶	Jujube Tea	3.12.10
Su Rong Jiang Cha	速溶姜茶	Ginger Tea	3.12.11
Su Xiao Jiu Xin Wan	速效救心丸	Rhythm Form	3.2.5
Suan Zao Ren Tang	酸枣仁汤	Zizyphus Form	2.6.23
Tian Qi Hua Jing	田七花精	Notoginseng Raising Tablets	3.2.18
Tian Qi Pian	田七片	Notoginseng Tablets	3.10.4
Tian Qi Ren Shen Cha	田七人参茶	Notoginseng Tea	3.2.19
Tian Qi Wei Tong Jiao Nang	田七胃痛胶囊	Tummy Form	3.4.4
Tian Wang Bu Xin Pian	天王补心片	Cardiotonic Form	2.6.21
Tian Yan Jian Fei Cha	天雁减肥茶	Swan Slim Tea	3.5.2
Tong Xie Yao Fang	痛泻要方	Morning Form	2.3.7
Wan Dai Tang	完带汤	Planta Form	2.7.5
Wei Te Ling Pian	胃特灵片	Gastro Effective Form	3.4.6
Wen Dan Tang	温胆汤	Bambus Form	2.14.1
Wen Jing Tang	温经汤	Lunar Warmth	2.10.3
Wen Ya Ling Pian	稳压灵片	Low Form	3.2.1
Wu Ji Bai Feng Wan	乌鸡白凤丸	White Phoenix Form	3.7.3
Wu Jia Shen Pian	五加参片	Acanthopanacis Tablets	3.3.6
Wu Ling San	五苓散	Five Poria Form	2.13.4
Wu She Zhi Yang Wan	乌蛇止痒丸	Skin Form	3.8.7
Wu Shi Cha	午时茶	Afternoon Tea	3.4.9
Wu Wei Tong Shuan Kou Fu Ye	五味通栓口服液	Five Flow Potion	3.2.7
Wu Wei Xiao Du Yin	五味消毒饮	Five Form	2.4.2
Wu Zhu Yu Tang	吴茱萸汤	Evodia Form	2.5.2
Xi Gua Shuang Pen Wu Ji	西瓜霜喷雾剂	Watermelon Frost Spray	3.9.5
Xi Gua Shuang Run Hou Pian	西瓜霜润喉片	Watermelon Frost Lozenges	3.9.6
Xi Hong Hua Yang Yan Cha	西红花养颜茶	Saffron Tea	3.12.12

Xiang Sha Yang Wei Pian	香砂养胃片	Cypermon Form	2.6.4
Xiao Chai Hu Tang	小柴胡汤	Minor Bupleurum Form	2.3.1
Xiao Er Xiao Shi Pian	小儿消食片	Gastro Form	3.4.5
Xiao Feng San	消风散	Lay Wind Form	2.11.1
Xiao Jian Zhong Tang	小建中汤	Thermal Form	2.5.3
Xiao Pang Mei Pian	消胖美片	Slim-Beau Form	3.5.4
Xiao Xian Xiong Tang	小陷胸汤	Disperse Form	2.14.3
Xiao Yao San	逍遥散	Ease Form	2.3.3
Xin Nao Shu Tong Jiao Nang	心脑舒通胶囊	Brain Tonic Capsules	3.2.9
Xuan Fu Dai Zhe Tang	旋覆代赭汤	Qualm Form	2.9.4
Xue Fu Zhu Yu Tang	血府逐瘀汤	Vigor Form	2.10.1
Xue Mei An Jiao Nang	血美安胶囊	Mian Form	3.11.9
Yang Xue An Shen Tang Jiang	养血安神糖浆	Restful Form	3.3.4
Yang Yin Qing Fei Tang	养阴清肺汤	Moist Form	2.12.1
Yao Tong Ning Jiao Nang	腰痛宁胶囊	Lumbar Form	3.10.5
Ye Mu Gua Pian	野木瓜片	Wild Papaya Form	3.10.6
Yi Dan Pian	益胆片	Itan Form	3.4.2
Yi Guan Jian	一贯煎	Brew Form	2.6.19
Yi Qi Cong Ming Tang	益气聪明汤	Smart Form	2.6.5
Yi Wang Jiang	蚁王浆	King Ants Jelly	3.10.10
Yin Chen Hao Tang	茵陈蒿汤	Capillari Form	2.13.2
Yin Qiao San	银翘散	Silver Form	2.1.4
Yin Xing Ye Pian	银杏叶片	Gingko Leaves Tablets	3.2.6
Yu Jin Yin Xie Pian	郁金银屑片	Soria Form	3.8.6
Yu Nu Jian	玉女煎	Jade Woman	2.4.8
Yu Ping Feng San	玉屏风散	Jade Screen Form	2.7.1
Yuan Hu Pian	元胡片	Corydalis Form	2.10.10
Yue Jian Cao You Jiao Nang	月见草油胶囊	Primrose Oil	3.2.14
Yue Ju Wan	越鞠丸	Cyper Form	2.9.1
Yun Zhi Tang Tai Jiao Nang	云芝糖肽胶囊	Reishi Resistance Form	3.11.4
Zeng Sheng Ping Pian	增生平片	Even Form	3.11.3
Zeng Ye Tang	增液汤	Anti-Arid Form	2.12.3
Zhang Yan Ming Pian	障眼明片	Catara Form	3.9.3
Zhen He Ling Pian	珍合灵片	Diversion Form	3.3.2
Zhen Qi Fu Zheng Chong Ji	贞芪扶正冲剂	Endurance Form	3.11.1
Zhen Qi Jiang Tang Jiao Nang	珍芪降糖胶囊	Glucolow Form	3.5.1

Zhen Wu Tang	真武汤	Zingiberis Form	2.5.6
Zhen Zhu Fen Jiao Nang	珍珠粉胶囊	Pearl Powder Capsules	3.3.5
Zhen Zhu Ming Mu Di Yan Ye	珍珠明目滴眼液	Pearl Eye Drop	3.9.7
Zheng Chai Hu Yin	正柴胡饮	Corrective Form	2.1.5
Zheng Gu Shui	正骨水	Up-Right Bone Lotion	3.10.11
Zhi Bai Di Huang Wan	知柏地黄丸	Eight Form	2.6.16
Zhi Gan Cao Tang	炙甘草汤	Night Form	2.6.12
Zhi Shen Yu Tai Wan	滋肾育胎丸	Fetal Care Form	3.7.12
Zhi Shi Xie Bai Gui Zhi Tang	枳实薤白桂枝汤	Cordial Form	2.9.2
Zhong Gan Ling Pian	重感灵片	Extra Cold Free Form	3.1.4
Zuo Jin Wan	左金丸	Stomach Form	2.4.7

Для 37 формул, не описанных в книге, но упоминаемых в тексте, далее приводится название в транскрипции по системе пиньинь, иероглифами и в транскрипции по системе Палладия.

Ban Xia Bai Zhu Tian Ma Tang	半夏白朮天麻汤	бань ся бай чжу тянь ма тан
Da Cheng Qi Tang	大承气汤	да чэн ци тан
Da Huang Fu Zi Tang	大黄附子汤	да хуан фу цзы тан
Da Qing Long Tang	大青龙汤	да цин лун тан
E Jiao Ji Zi Huang Tang	阿胶鸡子黄汤	э цзяо цзи цзы хуан тан
Fang Feng Tong Sheng Wan	防风通圣丸	фан фэн тун шэн вань
Fu Yuan Huo Xue Tang	复原活血汤	фу юань хо сюэ тан
Huo Xiang Zheng Qi San	藿香正气散	хо сян чжэн ци сань
Jie Wei Qiang Huo Tang	九味羌活汤	цзе вэй цян хо тан
Ju Pi Zhu Ru Tang	橘皮竹茹汤	цзюй пи чжу жу тан
Li Zhong Tang	李中汤	ли чжун тан
Ling Gui Zhu Gan Tang	苓桂朮甘汤	лин гуй чжу гань тан
Luo Bu Ma Pian	罗布麻片	ло бу ма пянь
Ma Zi Ren Wan	麻子仁丸	ма цзы жэнь вань
Ping Wei San	平胃散	пин вэй сань
Pu Ji Xiao Du Yin	普济消毒饮	пу цзи сяо ду инь
Qing Shu Yi Qi Tang	清暑益气汤	цин шу и ци тан
Qing Wei San	清胃散	цин вэй сань
Sang Xing Tang	桑杏汤	сан син тан
Shi Xiao San	失笑散	ши сяо сань
Shi Zao Tang	十枣汤	ши цзао тан

Si Ni Tang	四逆汤	сы ни тан
Suo Quan Wan	缩泉丸	со цюань вань
Tong Mai Si Ni Tang	通脉四逆汤	тун май сы ни тан
Wang Bi Chong Ji	尪痹冲剂	ван би чун цзи
Wen Pi Tang	温脾汤	вэнь пи тан
Wu Ren Wan	五仁丸	у жэнь вань
Xiang Su San	香苏散	сян су сань
Xie Bai San	泻白散	се бай сань
Xing Su San	杏苏散	син су сань
Yang He Tang	阳和汤	ян хэ тан
You Gui Wan	右归丸	ю гуй вань
Zeng Ye Cheng Qi Tang	增液承气汤	цзэн е чэн ци тан
Zhen Gan Xi Feng Tang	镇肝熄风汤	чжэнь гань си фэн тан
Zhi Shi Xiao Pi Wan	枳实消痞丸	чжи ши сяо пи вань
Zhi Sou San	止嗽散	чжи соу сань
Zuo Gui Wan	左归丸	цзо гуй вань

IV. Формулы, упорядоченные по английскому названию

1001 Form	Fu Ke Qian Jin Pian	妇科千金片	3.7.10
Acanthopanacis Tablets	Wu Jia Shen Pian	五加参片	3.3.6
Afternoon Tea	Wu Shi Cha	午时茶	3.4.9
All-Clear Form	Cang Er Zi San	苍耳子散	2.1.2
Alopa Form	Ban Tu Wan	斑秃丸	3.8.8
Andrographi Tablets	Chuan Xin Lian Pian	穿心莲片	3.1.10
Angel Eight Form	Ba Zhen Tang	八珍汤	2.6.8
Angel Form	Si Ni San	四逆散	2.3.2
Angel Peony Form	Dang Gui Shao Yao San	当归芍药散	2.3.6
Angelica Form	Dang Gui Pian	当归片	2.10.9
Angelica Potion	Bu Xue Dang Gui Jing	补血当归精	3.7.4
Angelsine Form	Dang Gui Bu Xue Tang	当归补血汤	2.6.11
Anti-Arid Form	Zeng Ye Tang	增液汤	2.12.3
Artemi Form	Jiao Ai Tang	胶艾汤	2.10.8
Astachi Form	Huo Xiang Zheng Qi Wan	藿香正气囊	2.13.1
Astragal Pulse Potion	Huang Qi Sheng Mai Yin	黄耆生脉饮	3.2.12
Astragali Form	Huang Qi Jian Zhong Tang	黄耆建中汤	2.5.5
Auranti Form	Chai Hu Shu Gan Pian	柴胡疏肝丸	2.3.8
Bambus Form	Wen Dan Tang	温胆汤	2.14.1
Beauty Slimming Tea	Bao Jian Mei Jian Fei Cha	保健美减肥茶	3.5.8
Beijing Royal Jelly	Bei Jing Feng Wang Jiang	北京蜂王浆	3.12.1
Belly Form	Li Dan Pian	理胆片	3.4.1
Biota Form	Bai Zi Ren Wan	柏子仁丸	2.6.22
Brain Flow Form	Li Nao Xin Jiao Nang	力脑心胶囊	3.2.8
Brain Form	Nao Ling Ye	脑灵液	3.3.7

Brain Tonic Capsules	Xin Nao Shu Tong Jiao Nang	心脑舒通胶囊	3.2.9
Brassica Camp Tablet	Qian Lie Kang Pian	前列康片	3.6.4
Breast Form	Ru Zeng Ning Pian	乳增宁片	3.7.7
Brew Form	Yi Guan Jian	一贯煎	2.6.19
Capillari Form	Yin Chen Hao Tang	茵陈蒿汤	2.13.2
Cardiotonic Form	Tian Wang Bu Xin Pian	天王补心片	2.6.21
Care Free Form	Gan Mai Da Zao Tang	甘麦大枣汤	2.6.14
Catara Form	Zhang Yan Ming Pian	障眼明片	3.9.3
Ceres Form	Bu Yang Huan Wu Tang	补阳还五汤	2.10.2
Chill Free Form	Jie Du Chong Ji	解毒冲剂	3.1.3
Chrysanthemum Capsules	Ju Hua Jiao Nang	菊花胶囊	3.2.17
Cinnamon Form	Gui Zhi Tang	桂枝汤	2.1.1
Clear Eye Form	Ming Mu Shang Qing Wan	明目上清丸	3.9.8
Codon Form	Ren Shen Jian Pi Wan	人参健脾丸	2.8.2
Coptidis Tablets	Huang Lian Su Pian	黄连素片	3.4.8
Coptis Form	Huang Lian Shang Wan	黄连上片	3.4.12
Corazon Form	Guan Xin Jiao Nang	冠心胶囊	3.2.2
Cordial Form	Zhi Shi Xie Bai Gui Zhi Tang	枳实薤白桂枝汤	2.9.2
Corrective Form	Zheng Chai Hu Yin	正柴胡饮	2.1.5
Corydalis Form	Yuan Hu Pian	元胡片	2.10.10
Cyper Form	Yue Ju Wan	越鞠丸	2.9.1
Cypermon Form	Xiang Sha Yang Wei Pian	香砂养胃片	2.6.4
Damp Clear Form	Shi Du Qing Jiao Nang	湿毒清胶囊	3.8.5
Deer-Tail Extract	Lu Wei Ba Jing	鹿尾靶精	3.12.6
Discorea Form	Bi Xie Sheng Shi Tang	萆薢胜湿汤	2.13.6
Disperse Form	Xiao Xian Xiong Tang	小陷胸汤	2.14.3
Diversion Form	Zhen He Ling Pian	珍合灵片	3.3.2
Dolichos Form	Shen Ling Bai Zhu San	参苓白术散	2.6.2
Duo-Damp Form	Er Chen Tang	二陈汤	2.14.2
Ease Form	Xiao Yao San	逍遥散	2.3.3
Easeplus Form	Jia Wei Xiao Yao San	加味逍遥散	2.3.4
Eight Form	Zhi Bai Di Huang Wan	知柏地黄丸	2.6.16
Endurance Form	Zhen Qi Fu Zheng Chong Ji	贞芪扶正冲剂	3.11.1
Equalizer Form	Ping Xiao Pian	平消片	3.11.2
Erinaca Form	Hou Gu Jun Pian	猴菇菌片	3.4.7
Eternal Form	Ling Zhi Yi Shou Jiao Nang	灵芝益寿胶囊	3.2.16
Even Form	Zeng Sheng Ping Pian	增生平片	3.11.3

Evodia Form	Wu Zhu Yu Tang	吴茱萸汤	2.5.2
Exit Cream	Shi Zhen Gao	湿疹膏	3.8.15
Extra Cold Free Form	Zhong Gan Ling Pian	重感灵片	3.1.4
Fast Smoke Stop	Jie Yan Kang	戒烟康	3.11.7
Fema Form	Fu Yan Jing Jiao Nang	妇炎净胶囊	3.7.8
Fetal Care Form	Zhi Shen Yu Tai Wan	滋肾育胎丸	3.7.12
Five Flow Potion	Wu Wei Tong Shuan Kou Fu Ye	五味通栓口服液	3.2.7
Five Form	Wu Wei Xiao Du Yin	五味消毒饮	2.4.2
Five Poria Form	Wu Ling San	五苓散	2.13.4
Four Caulis Form	Si Teng Pian	四藤片	3.10.8
Four Miracles Form	Si Shen Wan	四神丸	2.7.2
Four Nobles	Si Jun Zi Tang	四君子汤	2.6.1
Four Substances	Si Wu Tang	四物汤	2.6.7
Four Yellow Form	Huang Lian Jie Du Tang	黄连解毒汤	2.4.1
Free Nose Form	Bi Yan Pian	鼻炎片	3.9.1
Friti Form	Bei Mu Gua Lou San	贝母瓜蒌散	2.14.4
Full Form	Ban Xia Xie Xin Tang	半夏泻心汤	2.3.5
Ganoderma Capsules	Ling Zhi Jiao Nang	灵脂胶囊	3.2.15
Gastro Effective Form	Wei Te Ling Pian	胃特灵片	3.4.6
Gastro Form	Xiao Er Xiao Shi Pian	小儿消食片	3.4.5
Gentiana Form	Long Dan Xie Gan Tang	龙胆泻肝汤	2.4.5
Ginger Tea	Su Rong Jiang Cha	速溶姜茶	3.12.11
Gingko Leaves Tablets	Yin Xing Ye Pian	银杏叶片	3.2.6
Ginseng And Antler Royal Jelly	Shen Rong Wang Jiang	参茸王浆	3.12.4
Ginseng And Royal Jelly Cream	Shen Huang Shuang	参皇霜	3.8.13
Ginseng Capsules	Ren Shen Jiao Nang	人参胶囊	3.12.9
Ginseng Honey	Ren Shen Mi	人参蜜	3.12.8
Ginseng Polygoni Extract	Ren Shen Shou Wu Jing	人参首乌精	3.12.7
Ginseng Royal Jelly	Ren Shen Wang Jiang	人参王浆	3.12.3
Glucolow Form	Zhen Qi Jiang Tang Jiao Nang	珍芪降糖胶囊	3.5.1
Gold Voice Elixir	Chuan Bei Pi Pa Lu	川贝枇杷露	3.1.6
Gold Voice Syrup	Chuan Bei Pi Pa Gao	川贝枇杷膏	3.1.5

Golden Cream	Jing Wan Hong	京万红	3.10.12
Golden Lock Form	Jin Suo Gu Jing Wan	金锁固精丸	2.7.3
Golden Woman Form	Jin Fu Kang Jiao Nang	金复康胶囊	3.7.11
Graco Form	Gui Zhi Jia Long Gu Mu Li Tang	桂枝加龙骨牡蛎汤	2.7.4
Guo's Slimming Extract	Guo Shi Quan Ying Yang Su	国氏全营养素	3.5.7
Hirudo Form	Nao Xue Kang Kou Fu Ye	脑血康口服液	3.2.10
Hopeful Star	An Kang Jiao Nang	安康胶囊	3.11.8
Ice Free Form	Gan Mao Chong Ji	感冒冲剂	3.1.1
Immuno Form	Shuang Huang Lian Pian	双黄连片	3.11.6
Indigo Form	Fu Fang Qing Dai Jiao Nang	复方青黛胶囊	3.8.4
Isatidis Granules	Ban Lan Gen Pian	板蓝根片	3.1.2
Itan Form	Yi Dan Pian	益胆片	3.4.2
Jade Screen Form	Yu Ping Feng San	玉屏风散	2.7.1
Jade Woman	Yu Nu Jian	玉女煎	2.4.8
Japan Fruit Form	Huai Jiao Wan	槐角囊	2.10.7
Joint Form	Feng Shi Han Tong Pian	风湿寒痛片	3.10.2
Jujube Form	Dang Gui Si Ni Tang	当归四逆汤	2.5.4
Jujube Tea	Su Rong Hong Zao Cha	速溶红枣茶	3.12.10
King Ants Jelly	Yi Wang Jiang	蚁王浆	3.10.10
Korean Ginseng Extract	Gao Li Ren Shen Jing	高丽人参精	3.12.5
Lay Wind Form	Xiao Feng San	消风散	2.11.1
Lily Form	Bai He Gu Jin Tang	百合固金汤	2.12.2
Low Form	Wen Ya Ling Pian	稳压灵片	3.2.1
Low Sugar Tea	Jiang Tang Cha	降糖茶	3.5.6
Lumbar Form	Yao Tong Ning Jiao Nang	腰痛宁胶囊	3.10.5
Lunar Warmth	Wen Jing Tang	温经汤	2.10.3
Lung-Cool Form	Qing Fei Jie Du Tang	清肺救肺汤	2.4.3
Lyci Form	Qi Ju Di Huang Wan	杞菊地黄丸	2.6.17
Major Bupleurum Form	Da Chai Hu Tang	大柴胡汤	2.4.10
Marasin Tablets	An Luo Pian	安络片	3.10.7
Massage Lotion	An Mo Ru	按摩乳	3.10.13
Menorest Form	Geng Nian An Pian	更年安丸	3.7.1
Mentha Plaster	Shang Shi Gao	伤湿膏	3.10.15
Mian Form	Xue Mei An Jiao Nang	血美安胶囊	3.11.9
Middle Form	Bu Zhong Yi Qi Tang	补中益气汤	2.6.3
Midrif Form	Li Zhong Wan	李中丸	2.5.1

Migro Form	Pian Tong Chong Ji	偏痛冲剂	3.3.1
Mild Form	Bao He Wan	保和丸	2.8.1
Miltio Form	Fu Fang Dan Shen Pian	复方丹参片	3.2.4
Minor Bupleurum Form	Xiao Chai Hu Tang	小柴胡汤	2.3.1
Moist Form	Yang Yin Qing Fei Tang	养阴清肺汤	2.12.1
Mori Form	Du Huo Ji Sheng Wan	独活寄生囊	2.13.7
Morning Form	Tong Xie Yao Fang	痛泻要方	2.3.7
Mucaway Liquid	She Dan Chuan Bei Ye	蛇胆川贝液	3.1.7
Muscle And Joint Balm	Qing Liang You	清凉油	3.8.17
Necover Form	Jing Fu Kang Chong Ji	颈复康冲剂	3.10.9
Night Form	Zhi Gan Cao Tang	炙甘草汤	2.6.12
Ning Hong Slimming Tea	Ning Hong Jian Fei Cha	宁红减肥茶	3.5.3
No-Sweat Form	Dang Gui Liu Huang Tang	当归六黄汤	2.4.12
Notoginseng Raising Tablets	Tian Qi Hua Jing	田七花精	3.2.18
Notoginseng Tablets	Tian Qi Pian	田七片	3.10.4
Notoginseng Tea	Tian Qi Ren Shen Cha	田七人参茶	3.2.19
Nourish Form	Bu Xue Chong Ji	补血冲剂	3.7.5
Octo Form	Ba Zheng San	八正散	2.13.3
Panax Ginseng Extractum	Ren Shen Jing	人参精	3.12.2
Peace Form	An Shen Bu Xin Wan	安神补心片	3.3.3
Peace Mouth Form	Kou Yan Ning Chong Ji	口炎宁冲剂	3.9.4
Pearl Eye Drop	Zhen Zhu Ming Mu Di Yan Ye	珍珠明目滴眼液	3.9.7
Pearl Powder Capsules	Zhen Zhu Fen Jiao Nang	珍珠粉胶囊	3.3.5
Period Form	Fu Ke Tiao Jing Pian	妇科调经片	3.7.2
Phellodendri Capsules	Huang Bai Jiao Nang	黄栢胶囊	3.8.3
Pheretima Capsules	Rong Shuan Jiao Nang	溶栓胶囊	3.2.11
Planta Form	Wan Dai Tang	完带汤	2.7.5
Platyco Form	Jie Geng Pian	桔梗片	2.14.6
Pogonis Form	Mai Wei Di Huang Wan	麦味地黄丸	2.6.18
Polar Form	Qing Fei Yi Huo Pian	清肺抑火丸	2.4.4

Pollen Relief Form	Hua Fen Qing Jiao Nang	花粉清胶囊	3.1.13
Polygon Shampoo	Shou Wu Xi Fa Jing	首乌洗髮精	3.8.16
Polygon Tablets	Shou Wu Pian	首乌片	3.8.9
Post-Natal Form	Sheng Hua Tang	生化汤	2.10.4
Potent Form	Qiang Shen Wang Jiao Nang	强肾王胶囊	3.6.6
Primrose Oil	Yue Jian Cao You Jiao Nang	月见草油胶囊	3.2.14
Psysochlaina Pellets	Hua Shan Shen Di Wan	华山参滴丸	3.1.11
Pu-Erh Tea	Pu Er Cha	普洱茶	3.2.20
Pulsatilla Form	Bai Tou Weng Tang	白头翁汤	2.4.9
Pulso Form	Guan Mai Ning Pian	冠脉宁片	3.2.3
Pura Form	Chai Ge Jie Ji Tang	柴葛解肌汤	2.1.3
Puri-Face Form	Qing Re An Chuang Pian	清热暗疮片	3.8.12
Qualm Form	Xuan Fu Dai Zhe Tang	旋覆代赭汤	2.9.4
Quick Relief Plaster	Gu Tong Tie	骨通贴	3.10.14
Regularity Form	Run Chang Wan	润肠丸	2.2.2
Reishi Resistance Form	Yun Zhi Tang Tai Jiao Nang	云芝糖肽胶囊	3.11.4
Relief Plaster	Huo Xue Zhi Tong Gao	活血止痛膏	3.10.17
Renaforce Form	Qiang Shen Pian	强肾片	3.6.7
Renal Form	Fu Shen Ning	复肾宁	3.6.1
Resist Form	Shen Su Yin	参苏饮	2.1.6
Restful Form	Yang Xue An Shen Tang Jiang	养血安神糖浆	3.3.4
Restore The Spleen	Gui Pi Tang	归脾汤	2.6.13
Rhubarb Form	Da Huang Mu Dan Pi Tang	大黄牡丹皮汤	2.2.1
Rhythm Form	Su Xiao Jiu Xin Wan	速效救心丸	3.2.5
Rhythmic Form	Sheng Mai San	生脉散	2.6.6
Root Secure Form	Gu Ben Ke Chuan Pian	固本咳喘片	3.1.8
Saffron Tea	Xi Hong Hua Yang Yan Cha	西红花养颜茶	3.12.12
Scarlet Form	Dao Chi San	导赤散	2.4.11
Serene Skin Form	Fu Yang Chong Ji	肤痒冲剂	3.8.1
Sexoton Form	Jin Gui Shen Qi Wan	金匮肾气丸	2.6.20
Shaolin Bone Lotion	Shao Lin Zheng Gu Jing	少林正骨精	3.10.1
Silver Form	Yin Qiao San	银翘散	2.1.4
Sine Form	Huo Dan Wan	霍胆丸	3.9.2
Sit Form	Hua Zhi Wan	化滞丸	3.4.10
Six Form	Liu Wei Di Huang Wan	六味地黄丸	2.6.15

Skin Care Cream	Pi Fu Ping	皮肤平	3.8.14
Skin Form	Wu She Zhi Yang Wan	乌蛇止痒丸	3.8.7
Slave Free Form	Jie Du Kang Jiao Nang	解毒抗胶囊	3.11.5
Slim-Beau Form	Xiao Pang Mei Pian	消胖美片	3.5.4
Slimming Form	Jian Fei Jiang Zhi Ling Jiao Nang	减肥降脂灵胶囊	3.5.5
Smart Form	Yi Qi Cong Ming Tang	益气聪明汤	2.6.5
Smilax Caps	Jin Gang Teng Jiao Nang	金刚藤胶囊	3.7.9
Smooth Feet Lotion	Shuang Jiao Xiang Shui	爽脚香水	3.8.18
Snore Free Form	Han Li Ting	鼾立停	3.1.12
Sophora Form	Ku Shen Wan	苦参丸	2.13.9
Soria Form	Yu Jin Yin Xie Pian	郁金银屑片	3.8.6
Stomach Form	Zuo Jin Wan	左金丸	2.4.7
Stones Form	Shi Lin Tong Pian	石淋通片	3.6.2
Stop Yang Form	Jing Fu Zhi Yang Chong Ji	荆肤止痒冲剂	3.8.2
Super Hero Tea	Nan Zi Han Cha	男子汉茶	3.6.8
Super Potent Form	Shen Bao	肾宝	3.6.5
Swan Slim Tea	Tian Yan Jian Fei Cha	天雁减肥茶	3.5.2
Syno Form	Juan Bi Tang	蠲痹汤	2.13.8
Ten Ash Form	Shi Hui San	十灰散	2.10.6
Ten Complete	Shi Quan Da Bu Tang	十全大补汤	2.6.9
Thermal Form	Xiao Jian Zhong Tang	小建中汤	2.5.3
Three Yellow Form	San Huang Pian	三黄片	3.4.11
Throsis Form	Kang Gu Zeng Sheng Pian	抗骨增生片	3.10.3
Tokoro Form	Bi Xie Fen Qing Yin	萆薢分清饮	2.13.5
Tonity Form	Qiang Gan Pian	强肝片	3.4.3
Toosendan Form	Jin Ling Zi San	金铃子散	2.9.3
Tri-Kernel Form	San Zi Yang Qin Tang	三子养亲汤	2.14.5
Triple Gold Form	San Jin Pian	三金片	3.6.3
Trisant Form	Qing Wei Huang Lian Wan	清胃黄连丸	2.4.6
Tummy Form	Tian Qi Wei Tong Jiao Nang	田七胃痛胶囊	3.4.4
Up-Right Bone Lotion	Zheng Gu Shui	正骨水	3.10.11
Uter Form	Gui Zhi Fu Ling Wan	桂枝茯苓丸	2.10.5
Varico Go Form	Mai Guan Fu Kang Pian	脉管復康片	3.2.13
Velvet Breast Form	Ru Pi Xiao Pian	乳癖消片	3.7.6
Vigor Form	Xue Fu Zhu Yu Tang	血府逐瘀汤	2.10.1

Vital Form	Ren Shen Yang Ying Wan	人参养营丸	2.6.10
Vitili-Gone Form	Bai Dian Feng Wan	白癜风丸	3.8.10
Wallichi Form	Chuan Xiong Cha Tiao San	川芎茶调散	2.1.7
Warm Moxa Plaster	Dai Wen Jiu Gao	代温灸膏	3.10.16
Watermelon Frost Lozenges	Xi Gua Shuang Run Hou Pian	西瓜霜润喉片	3.9.6
Watermelon Frost Spray	Xi Gua Shuang Pen Wu Ji	西瓜霜喷雾剂	3.9.5
White Away Form	Bai Shi Wan	白蚀丸	3.8.11
White Phoenix Form	Wu Ji Bai Feng Wan	乌鸡白凤丸	3.7.3
Wild Papaya Form	Ye Mu Gua Pian	野木瓜片	3.10.6
Yawacum Form	Nao Xin Shu Kou Fu Ye	脑心舒口服液	3.1.9
Zingiberis Form	Zhen Wu Tang	真武汤	2.5.6
Zizyphus Form	Suan Zao Ren Tang	酸枣仁汤	2.6.23

V. Ингредиенты, упорядоченные по китайской транскрипции

Ai Ye	艾叶	Folium Artemisiae Argyi
An Luo Xiao Pi San	安络小皮伞	Marasmius Androsaceus Fr.
An Ye You	桉叶油	Oleum Eucalyptus
Ba Ji Tian	巴戟天	Radix Morindae Officinalis
Ba Ying	白英	Herba Solani Lyrati
Bai Bian Dou	白扁豆	Semen Dolichoris Lablab Album
Bai Bu	百部	Radix Stemonae
Bai Cha	白茶	Thea Alba
Bai Dou Kou	白豆蔻	Fructus Amomi Kravanh
Bai He	百合	Bulbus Lilii
Bai Hua She She Cao	白花蛇舌草	Herba Oldenlandiae
Bai Jiang Cao	败酱草	Herba cum Radice Patriniae
Bai Jie Zi	白芥子	Semen Sinapis Albae
Bai Jiu	白酒	Spiritus Frumenti
Bai Mao Gen	白茅根	Rhizoma Imperatae Cylindricae
Bai Mei Hua	白梅花	Flos Pruni Mume
Bai Qian	白前	Rhizoma Cynanchi Stauntonii
Bai Shao	白芍	Radix Albus Paeoniae Lactiflorae
Bai Tou Weng	白头翁	Radix Pulsatillae Chinensis
Bai Xian Pi	白鲜皮	Cortex Dictamni Dasycarpi Radicis
Bai Zhi	白芷	Radix Angelicae Dahuricae
Bai Zhu	白术	Rhizoma Atractylodis Macrocephalae
Bai Zi Ren	柏子仁	Semen Platycladi
Ban Lan	板蓝	Rhizoma et Radix Baphicacanthis
Ban Lan Gen	板蓝根	Radix Isatidis seu Baphicacanthi
Ban Zhi Lian	半枝莲	Herba Scutellariae Barbatae
Bei Sha Shen	北沙参	Radix Glehniae
Bi Xie	萆解	Rhizoma Dioscoreae Hypoglaucae
Bing Lang	槟榔	Semen Arecae Catechu

Bing Pian	冰片	Borneolum Syntheticum
Bo He	薄荷	Herba Menthae Haplocalycis
Bo He Nao	薄荷脑	Mentholum
Bo He You	薄荷油	Oleum Menthae
Bu Gu Zhi	补骨脂	Fructus Psoraleae Corylifoliae
Can Dou	蚕豆	Vicia Faba
Cang Er Zi	苍耳子	Fructus Xanthii
Cang Zhu	苍术	Rhizoma Atractylodis
Cao Xue Jie	草血竭	Rhizoma Polygoni Paleacei
Ce Bai Ye	侧柏叶	Cacumen Platycladi
Cha	茶	Thea
Chai Hu	柴胡	Radix Bupleuri
Chan Tui	蝉蜕	Periostracum Cicadae
Che Qian Cao	车前草	Herba Plantaginis
Che Qian Zi	车前子	Semen Plantaginis
Chen Pi	陈皮	Pericarpium Citri Reticulatae
Chi Shao	赤芍	Radix Paeoniae Rubra
Chi Xiao Dou	赤小豆	Semen Phaseoli Calcarati
Chuan Bei Mu	川贝母	Bulbus Fritillariae Cirrhosae
Chuan Lian Zi	川楝子	Fructus Meliae Toosendan
Chuan Mu Tong	川木通	Caulis Clematidis Armandii
Chuan Wu	川乌	Radix Lateralis Aconiti Carmichaeli
Chuan Xin Lian	穿心莲	Herba Andrographis Paniculata
Chuan Xiong	川芎	Rhizoma Ligustici Chuanxiong
Ci Ji Li	刺蒺藜	Fructus Tribuli Terrestris
Ci Wu Jia	刺五加	Cortex Acanthopanacis Gracilistylus Radicis
Da Fu Pi	大腹皮	Pericarpium Arecae
Da Huang	大簧	Radix et Rhizoma Rhei
Da Ji	大蓟	Radix Cirsii Japonici
Da Qing Ye	大青叶	Folium Isatidis
Da Zao	大枣	Fructus Ziziphi Jujubae
Dai Zhe Shi	代赭石	Haematitum
Dan Dou Chi	淡豆豉	Semen Sojae Praeparata
Dan Huang	蛋黄	Vitellus
Dan Shen	丹参	Radix Salviae Miltiorrhizae
Dan Zhu Ye	淡竹叶	Herba Lophatheri Gracilis
Dang Gui	当归	Radix Angelicae Sinensis
Dang Shen	党参	Radix Codonopsis Pilosulae
Deng Xin Cao	灯心草	Medulla Junci Effusi

Di Dan Cao	地胆草	Herba Elephantopi
Di Fu Zi	地肤子	Fructus Kochiae Scopariae
Di Long	地龙	Lumbricus
Di Yu	地榆	Radix Sanguisorbae Officinalis
Ding Gong Teng	丁公藤	Erycibe Obtusifolia
Ding Xiang You	丁香油	Oleum Caryophylli
Dong Chong Xia Cao	冬虫夏草	Cordyceps Sinensis
Dong Gua Zi	冬瓜子	Semen Benincasae Hispidae
Du Huo	独活	Radix Angelicae Pubescentis
Du Zhong	杜仲	Cortex Eucommiae Ulmoides
Duan Mu Li	煅牡蛎	Concha Ostreae Calcine
E Jiao	阿胶	Colla Corii Asini
E Zhu	莪术	Rhizoma Curcumae Ezhu
Er Cha	儿茶	Acacia seu Uncaria
Fa Ban Xia	法半夏	Rhizoma Pinelliae Ternatae
Fan Shi Lin	凡士林	Vaselinum
Fan Xie Ye	番泻叶	Folium Sennae
Fang Feng	防风	Radix Ledebouriellae Divaricatae
Feng Mi	蜂蜜	Mel
Feng Wang Jiang	蜂王浆	Lac Regis Apis
Fu Ling	茯苓	Sclerotium Poriae Cocos
Fu Pen Zi	覆盆子	Fructus Rubi Chingii
Fu Shen	茯神	Sclerotium Poriae Cocos cum Ligno Hospite
Fu Xiao Mai	浮小麦	Fructus Tritici Levis
Gan Cao	甘草	Radix Glycyrrhizae Uralensis
Gan Jiang	干姜	Rhizoma Zingiberis
Gan Lan	橄榄	Oliva
Gan Song	干松	Radix et Rhizoma Nardostachyos
Gan You	甘油	Glycerinum
Gang Mei	岗梅	Radix Ilicis Asprellae
Gao Ben	蒿本	Rhizoma et Radix Ligustici
Gao Li Ren Shen	高丽人参	Radix Panax Ginseng
Ge Gen	葛根	Radix Puerariae
Gou Qi Zi	枸杞子	Fructus Lycii
Gu Sui Bu	骨碎补	Rhizoma Drynariae
Gua Lou	栝楼	Fructus Trichosanthis Kirilowii
Gua Lou Pi	栝蒌皮	Pericarpium Trichosanthis Kirilowii
Gua Lou Ren	栝蒌仁	Semen Trichosanthis Kirilowii
Guan Zhong	贯众	Rhizoma Dryopteris

Gui Pi You	桂皮油	Oleum Corticis Cinnamomi
Gui Zhi	桂枝	Ramulus Cinnamomi Cassiae
Hai Feng Teng	海风藤	Caulis Piperis Futokadsurae
Hai Jin Sha	海金沙	Spora Lygodii Japonici
Hai Piao Xiao	海螵蛸	Os Sepiae
Hai Zao	海藻	Herba Sargassii
Han Fang Ji	汉防己	Radix Stephaniae Tetrandrae
Han Lian Cao	旱莲草	Herba Ecliptae Prostratae
He Huan Pi	合欢皮	Cortex Albiziae Julibrissin
He Shou Wu	何首乌	Radix Polygoni Multiflori
He Tao	核桃	Juglans
He Ye	荷叶	Folium Nelumbinis Nuciferae
Hong Cha	红茶	Thea Nigra
Hong Hua	红花	Flos Carthami Tinctorii
Hou Po	厚朴	Cortex Magnoliae Officinalis
Hou Tou Jun	猴头菌	Hericium Erinaceus
Hu Lu Ba	胡芦巴	Semen Trigonellae Foeni-graeci
Hu Po	琥珀	Succinum
Hu Zhang	虎杖	Radix et Rhizoma Polygoni Cuspidati
Hua Jiao	花椒	Pericarpium Zanthoxyli Bungeani
Hua Shan Shen	华山参	Radix Physochlainae
Hua Sheng	花生	Arachis
Hua Shi	滑石	Talcum
Huai Jiao	槐角	Fructus Sophorae
Huang Bai	黄栢	Cortex Phellodendri
Huang Dou	黄豆	Glycine Max
Huang Jing	黄精	Rhizoma Polygonati
Huang Lian	黄连	Rhizoma Coptidis
Huang Ni Cai	黄泥菜	Wedelia Biflora
Huang Qi	黄芪	Radix Astragali Membranacei
Huang Qin	黄芩	Radix Scutellariae Baicalensis
Huang Yao Zi	黄药子	Tuber Dioscoreae Bulbiferae
Huo Ma Ren	火麻仁	Semen Cannabis
Huo Xiang	藿香	Herba Agastaches seu Pogostemi
Ji Li Cao	蒺藜草	Herba Tribuli Terrestris
Ji Nei Jin	鸡内金	Endothelium Corneum Gigeriae Galli
Ji Xue Teng	鸡血藤	Radix et Caulis Jixueteng
Jiang Huang	姜黄	Rhizoma Curcumae
Jiang Xiang	降香	Lignum Dalbergiae Odoriferae
Jie Geng	桔梗	Radix Platycodi Grandiflori

Jie Gu Xian Tao Cao	接骨仙桃草	Podophyllum Emodi Wall.
Jin Gang Teng	金刚藤	Rhizoma Smilacis Chinae
Jin Qian Cao	金钱草	Herba Lysimachiae
Jin Yin Hua	金银花	Flos Lonicerae Japonicae
Jin Ying Zi	金樱子	Fructus Rosae Laevigatae
Jing Jie	荆芥	Herba seu Flos Schizonepetae Tenuifoliae
Ju Hua	菊花	Flos Chrysanthemi Morifolii
Jue Ming Zi	决明子	Semen Cassiae
Ku Shen	苦参	Radix Sophorae Flavescentis
Kuan Dong Hua	款冬花	Flos Tussilaginis Farfarae
Kuan Jin Teng	宽筋藤	Caulis Tinosporae Sinensis
Kun Bu	昆布	Thallus Algae
La Jiao	辣椒	Fructus Capsici
Lai Fu Hua	莱菔花	Flos Raphani Sativi
Lai Fu Zi	莱菔子	Semen Raphani
Le Xian Cai	竻苋菜	Radix Amaranthi Spinosi
Lian Qiao	连翘	Fructus Forsythiae Suspensae
Lian Zi	莲子	Semen Nelumbinis Nuciferae
Liang Mian Zhen	两面针	Radix Zanthoxyli
Long Dan Cao	龙胆草	Radix Gentianae Longdancao
Long Gu	龙骨	Os Draconis
Long Yan Rou	龙眼肉	Arillus Longan
Lu Gen	芦根	Rhizoma Phragmitis Communis
Lu Jiao	鹿角	Cornus Cervi
Lu Jiao Jiao	鹿角胶	Gelatinum Cornu Cervi
Lu Rong	鹿茸	Cornu Cervi Parvum
Lu Wei	鹿尾	Cauda Cervina
Luo Bo	萝卜	Rhizoma Raphani Sativi
Ma Qian Zi	马钱子	Semen Strychni
Ma Ren	麻仁	Fructus Cannabis
Ma Yi	蚂蚁	Formica Nigra
Mai Dong	麦冬	Radix Ophiopogonis Japonici
Mai Ya	麦芽	Fructus Hordei Germinatus
Man Jing Zi	蔓荆子	Fructus Viticis
Mang Xiao	芒硝	Natrium Sulfuricum
Mei Gui Hua	玫瑰花	Flos Rosae Rugosae
Mi Meng Hua	密蒙花	Flos Buddleiae Officinalis Immaturus
Mo Yao	没药	Myrrha
Mu Dan Pi	牡丹皮	Cortex Moutan Radicis
Mu Gua	木瓜	Fructus Chaenomelis

Mu Li	牡蛎	Concha Ostreae
Mu Zei	木贼	Herba Equiseti Hiemalis
Ning Hong Cha	宁红茶	Ning Hong Tea
Niu Bang Zi	牛旁子	Fructus Arctii Lappae
Niu Xi	牛膝	Radix Achyranthis Bidentatae
Nü Zhen Zi	女贞子	Fructus Ligustri Lucidi
Pi Pa Ye	枇杷叶	Folium Eriobotryae
Pu Gong Ying	蒲公英	Herba Taraxaci Mongolici cum Radice
Pu Tao Tang	葡萄糖	Glucosum
Qian Cao Gen	茜草根	Radix Rubiae
Qian Hu	前胡	Radix Peucedani
Qian Jin Ba	千斤拔	Radix Moghania
Qian Shi	芡实	Semen Euryales
Qiang Huo	羌活	Rhizoma Notopterygii
Qin Jiao	秦艽	Radix Gentianae Macrophyllae
Qin Pi	秦皮	Cortex Fraxini
Qing Dai	青黛	Indigo Pulverata Levis
Qing Feng Teng	青风藤	Caulis Sinomenii
Qing Qian Liu	青钱柳	Cacumen Tamaricis
Qu Mai	瞿麦	Herba Dianthi
Quan Shen	拳参	Rhizoma Polygoni Bistortae
Ren Dong Teng	忍冬疼	Caulis Lonicerae Japonicae
Ren Gong Niu Huang	人工牛黄	Calculus Bovis Artifactus
Ren Shen	人参	Radix Ginseng
Rou Cong Rong	肉苁蓉	Herba Cistanches Deserticolae
Rou Dou Kou	肉豆蔻	Semen Myristicae
Rou Gui	肉桂	Cortex Cinnamomi Cassiae
Ru Xiang	乳香	Gummi Olibanum
Rui Ren	蕤仁	Nux Prinsepiae
San Leng	三棱	Rhizoma Sparganii Stoloniferi
Sang Ji Sheng	桑寄生	Ramulus Sangjisheng
Sang Piao Xiao	桑螵蛸	Ootheca Mantidis
Sang Ye	桑叶	Folium Mori Albae
Sha Ren	砂仁	Fructus Amomi
Sha Shen	沙参	Radix Adenophorae seu Glehniae
Sha Yuan Ji Li	沙苑蒺藜	Semen Astragali Complanati
Shan Dou Gen	山豆根	Radix Sophorae Tonkinensis
Shan Yao	山药	Radix Dioscoreae Oppositae
Shan Zha	山楂	Fructus Crataegi
Shan Zhi Ma	山芝麻	Radix Helicterium Angustifoliae

Shan Zhu Yu	山茱萸	Fructus Corni Officinalis
She Chuang Zi	蛇床子	Fructus Cnidii Monnieri
She Dan	蛇丹	Fel Serpentis Bungarus Multicinctus
Shen Jin Cao	伸筋草	Herba Lycopodii
Shen Qu	神曲	Massa Medicata Fermentata
Sheng Di Huang	生地黄	Radix Rehmanniae Glutinosae
Sheng Jiang	生姜	Rhizoma Zingiberis Officinalis Recens
Sheng Ma	升麻	Rhizoma Cimicifugae
Shi Chang Pu	石菖蒲	Rhizoma Acori Tatarinowii
Shi Gao	石膏	Gypsum Fibrosum
Shi Jue Ming	石决明	Concha Haliotidis
Shi Nan Teng	石楠藤	Ramulus Piperis Wallichii
Shou Wu Teng	何首藤	Caulis Polygoni Multiflori
Shu Di Huang	熟地黄	Radix Rehmanniae Glutinosae Praeparata
Shui Zhi	水蛭	Hirudo seu Whitmania
Song Xiang	松香	Resina Pini
Su Mu	苏木	Lignum Sappan
Suan Cheng	酸橙	Citrus Hystrix
Suan Zao Ren	酸枣仁	Semen Ziziphi Spinosae
Sui Gu Zi	碎骨子	Rhizoma Lophatheri Gracilis
Tao Ren	桃仁	Semen Persicae
Tian Dong	天冬	Radix Asparagi
Tian Hua Fen	天花分	Radix Trichosanthis Kirilowii
Tian Men Dong	天门冬	Tuber Asparagi Cochinchinensis
Tian Qi	田七	Radix Notoginseng
Tian Qi Hua	田七花	Flos Notoginseng
Tong Cao	通草	Medulla Tetrapanacis Papyriferi
Tu Bie Chong	土鳖虫	Eupolyphaga seu Opisthoplatia
Tu Fu Ling	土茯苓	Rhizoma Smilacis Glabrae
Tu Si Zi	菟丝子	Semen Cuscutae Chinensis
Wei Ling Xian	威灵仙	Radix Clematidis
Wu Ji	乌鸡	Pullus cum Osse Nigro
Wu Ling Zhi	五灵脂	Excrementum Trogopteri seu Pteromi
Wu Mei	乌梅	Fructus Pruni Mume
Wu Shao She	乌梢蛇	Zaocys Dhumnades
Wu Wei Zi	五味子	Fructus Schisandrae Chinensis
Wu Yao	乌药	Radix Linderae Strychnifoliae
Wu Zhu Yu	吴茱萸	Fructus Evodiae Rutaecarpae
Xi Gua Shuang	西瓜霜	Citrullus Vulgaris Deglatinatum
Xi Hong Hua	西红花	Stigma Croci Sativi

Xi Xin	细辛	Herba cum Radice Asari
Xia Ku Cao	夏枯草	Spica Prunellae Vulgaris
Xian He Cao	仙鹤草	Herba Agrimoniae Pilosae
Xiang Fu	香附	Rhizoma Cyperi Rotundi
Xiang Gu	香菇	Lentinula Edodes
Xiang Jiao	橡胶	Cummis
Xiao Hui Xiang	小茴香	Fructus Foeniculi Vulgaris
Xiao Ji	小蓟	Herba Cirsii
Xiao Mi	小米	Millium
Xie Bai	薤白	Bulbus Allii Macrostemi
Xin Yi Hua	辛夷花	Flos Magnoliae Liliflorae
Xing Ren	杏仁	Semen Pruni Armeniacae
Xiong Can E	雄蚕蛾	Bombyx Mori L.
Xu Duan	续断	Radix Dipsaci Asperi
Xuan Fu Hua	旋复花	Flos Inulae
Xuan Ming Fen	玄明粉	Mirabilitum Purum
Xuan Shen	玄参	Radix Scrophulariae Ningpoensis
Xue Jie	血竭	Sanguis Draconis
Xun Gu Feng	寻骨风	Herba Aristolochiae Mollissimae
Yan Cao	延草	Dioscoreae Oppositae
Yan Fu Mu	盐肤木	Rhus Chinensis
Yan Hu Suo	延胡索	Rhizoma Corydalis Yanhusuo
Yan Mai	燕麦	Avena
Ye Ju Hua	野菊花	Flos Chrysanthemi Indici
Yi Tang	飴糖	Saccharum Granorum
Yi Yi Ren	薏苡仁	Semen Coicis Lachryma-Jobi
Yi Zhi Ren	益智仁	Fructus Alpiniae Oxyphyllae
Yin Chai Hu	银柴胡	Radix Stellariae Dichotomae
Yin Chen Hao	茵陈蒿	Herba Artemisiae Scopariae
Yin Er	银耳	Fructificatio Tremellae Fuciformis
Yin Xing Ye	银杏叶	Folium Ginkgo Biloba
Yin Yang Huo	淫羊藿	Herba Epimedii
Ying Zhi Suan	硬脂酸	Stearic Acid
You Cai Hua Fen	油菜花粉	Pollen Brassicae Campestris
Yu Jin	郁金	Tuber Curcumae
Yu Li Ren	郁李仁	Semen Pruni
Yu Xing Cao	鱼腥草	Herba cum Radice Houttuyniae Cordatae
Yu Ye Jin Hua	玉叶金花	Mussaenda Pubescens
Yuan Zhi	元志	Radix Polygalae
Yue Ji Hua	月季花	Flos et Fructus Rosae Chinensis

Yue Jian Cao	月见草	Semen Oenotherae Odoratae
Yun Nan Pu Er Cha	云南普洱茶	Yunnan Pu-Erh Tea
Yun Xiang	芸香	Herba Cymbopogonis
Yun Zhi	云芝	Polystictus Versicolor
Zao Jiao Ci	皂角刺	Spina Gleditsiae
Zao Xiu	蚤休	Rhizoma Paridis
Ze Xie	泽泻	Rhizoma Alismatis
Zeng Liu Shui	蒸馏水	Aqua Distillata
Zhang Nao	樟脑	Camphora
Zhang Nao You	樟脑油	Oleum Camphorae
Zhe Bei Mu	浙贝母	Bulbus Fritillariae Thunbergii
Zhe Tang	蔗糖	Saccharum
Zhen Zhu Fen	珍珠粉	Concha Margaritiferae
Zhen Zhu Mu	珍珠母	Concha Margaritiferae Usta
Zhi Ban Xia	制半夏	Rhizoma Pinelliae Ternatae Praeparata
Zhi Cao Wu	制草乌	Radix Aconiti Kusnezoffii Praeparata
Zhi Fu Zi	制附子	Radix Lateralis Aconiti Carmichaeli Praeparata
Zhi Gan Cao	炙甘草	Radix Glycyrrhizae Uralensis Praeparata
Zhi Ke	枳壳	Fructus Citri Aurantii
Zhi Mu	知母	Rhizoma Anemarrhenae Asphodeloidis
Zhi Shi	枳实	Fructus Immaturus Citri Aurantii
Zhi Zi	栀子	Fructus Gardeniae Jasminoidis
Zhu Dan Fen	猪胆粉	Fel Porcinum
Zhu Ling	猪苓	Sclerotium Polypori Umbellati
Zhu Ru	竹茹	Caulis Bambusae in Taeniam
Zhu Ti Jia	猪蹄甲	Unguis Porcinus
Zi Bei Tian Kui	紫背天葵	Herba Begoniae Fimbristipulatae
Zi Cao Gen	紫草根	Radix Arnebiae seu Lithospermi
Zi Hua Di Ding	紫花地丁	Herba cum Radice Violae Yedoensis
Zi Su Geng	紫苏梗	Caulis Perillae
Zi Su Ye	紫苏叶	Folium Perillae
Zi Su Zi	紫苏子	Fructus Perillae
Zi Wan	紫菀	Radix Asteris Tatarici
Zong Lu Pi	棕榈皮	Petiolus Trachycarpi

Ингредиенты, встречающиеся в тексте, но не в составе формул:

Ming Fan Ye	明矾液	Alumen
Mu Xiang	木香	Radix Aucklandiae

Оглавление

Оу Синлинь

Китайские традиционные лекарства в клинической практике

Справочник

Переводчик Марк Олейник

www.ingramcontent.com/pod-product-compliance
Lightning Source LLC
Chambersburg PA
CBHW071533200326
41519CB00021BB/6471